Martina Hiemetzberger, Irene Messner, Michaela Dorfmeister

Berufsethik und Berufskunde

Inhalt

Hinweise zum Gebrauch des Buches 9
Teil I: Berufsethik 11
Einleitung 13
1 Allgemeine Ethik 15
   1.1 Moral 15
   1.2 Werte und Normen 18
   1.3 Ethik 24
      1.3.1 Ziele und Aufgaben der Ethik 26
      1.3.2 Ebenen der Ethik 27
   1.4 Recht 29
2 Grundlegende Ansätze ethischer Urteilsbildung 33
   2.1 Kantische Ethik 34
   2.2 Utilitarismus 38
   2.3 Tugendethik (Strebensethik) 40
3 Angewandte Ethik 44
   3.1 Ethik in der Pflege 46
      3.1.1 Das Prinzip Verantwortung im
           pflegerischen Handeln 47
      3.1.2 Berufskodizes 51
   3.2 Ethik in der Medizin 54
   3.3 Principlism
      (Vier Prinzipien der Pflege- und Medizinethik) .. 55
   3.4 Care-Ethik (Fürsorgeethik) 59
4 Entscheidungsfindung 63
   4.1 Ethische Entscheidung 64
      4.1.1 Wann brechen ethische Fragen auf? 64
      4.1.2 Beeinflussende Faktoren in der
           Entscheidungsfindung 65
   4.2 Der Entscheidungsfindungsprozess 66
      4.2.1 Entscheidungsfindung nach der
           Strategie des Pflegeprozesses 67
      4.2.2 Ethische Fallbesprechung auf der Station .. 70
   4.3 Klinische Ethikberatung (Ethikkomitee) 70
5 Zusammenfassung und Schlussbetrachtungen 73
Literaturverzeichnis 74

Teil II: Geschichte der Pflege 77

1 Antike 79
   1.1 Gesundheit und Krankheit im antiken Griechenland und Rom 79
      1.1.1 Theurgisches Konzept 80
      1.1.2 Rational-wissenschaftliches Konzept 80
      1.1.3 Verfahren der Heilkunde und Krankenpflege 81
      1.1.4 Heilkundige der Antike 82
   1.2 Pflege und frühes Christentum 83

2 Mittelalter 87
   2.1 Geistliche Ordensgemeinschaften und Klöster 88
   2.2 Weltliche Ordensgemeinschaften 89
   2.3 Ritterorden und Hospitäler 91
   2.4 Entstehung bürgerlicher Krankenanstalten 91
   2.5 Weise Frauen und Hexenverfolgungen 92

3 16. bis 18. Jahrhundert 94
   3.1 Organisationsformen der Krankenversorgung im 16. und 17. Jahrhundert 95
   3.2 Die Arbeit Pflegender im Spital des 16. Jahrhunderts 96
   3.3 Die Entstehung der ersten Krankenhäuser 98
   3.4 Krankenversorgung im 18. Jahrhundert 99

4 19. Jahrhundert 102
   4.1 Der Ruf nach qualifizierter Ausbildung 102
      4.1.1 Theodor Fliedner 103
      4.1.2 Florence Nightingale 105
      4.1.3 Henry Dunant und das Rote Kreuz 107
   4.2 Die freiberuflichen Pflegenden 108
   4.3 Das Berufsbild zu Beginn des 20. Jahrhunderts 110
   4.4 Die Verweiblichung der Pflege 111

5 Das 20. Jahrhundert 113
   5.1 Erster Weltkrieg 114
   5.2 Die Zeit des Nationalsozialismus 115
      5.2.1 Krankenpflege und Nationalsozialismus 115
      5.2.2 Die Organisation der Krankenpflege in der Zeit von 1933 bis 1945 116
      5.2.3 Kriegskrankenpflege 118
      5.2.4 Beteiligung an der Euthanasie 119
      5.2.5 Die Aktion T4 120

	5.3 Entwicklung nach 1945 bis heute 122
6	Entwicklung der Krankenpflege in Österreich 125
	6.1 Die österreichischen Besonderheiten 125
	6.2 Reform- und Emanzipationsbestrebungen 127

Literaturverzeichnis 136
Historische Fotos 139

Teil III: Berufskunde **145**

1 Berufliche Sozialisation 147
   1.1 Berufspolitische Aspekte 147
   1.2 Rechtliche Grundlagen 149
   1.3 Gesellschaftlicher Kontext 151
   1.4 Berufsbild 153
   1.5 Rollenverständnis der Pflegenden 155
   1.6 Nationale und internationale Interessenvertretungen,
        Organisationen, Berufsverbände 157
        1.6.1 Nationale Interessenvertretungen 157
        1.6.2 Internationale Interessenvertretungen 158
   1.7 Aus-, Fort- und Weiterbildung 160
2 Berufs-, dienst- und haftungsrechtliche Grundlagen 163
   2.1 Organisation des Pflegedienstes 163
   2.2 Aufbauorganisation 164
   2.3 Ablauforganisation 168
3 Pflegequalität 174
   3.1 Stufen der Pflegequalität 176
   3.2 Patientensicherheit 178
   3.3 Pflegevisite 179
   3.4 Qualitätsmanagement 181
4 Öffentlichkeitsarbeit 184
   4.1 Marketing 189
   4.2 Sponsoring-Vereine (Stiftungen) 189
5 Pflegemanagement 190
   5.1 Grundlagen der Führung 190
   5.2 Führungsstile 191
   5.3 Führungskonzepte 193
   5.4 Leitbild 196
6 Personalmanagement 198

6.1 Ziele und Aufgaben des Personalwesens 199
6.2 Personalbedarfsplanung 200
      6.2.1 Arbeitszeitberechnung 200
      6.2.2 Pflegepersonalregelung (PPR) 201
      6.2.3 Arbeitsplatzberechnung 202
6.3 Personaleinsatzplanung 203
6.4 Skill- & Grade-Mix 205
6.5 Personalausstattungsplanung 206
6.6 Personalentwicklungsplanung 207

Literaturverzeichnis 211
Sachregister 213

Hinweise zum Gebrauch des Buches

Am Beginn jedes Kapitels sind **Lernziele** formuliert.

Wichtige Worte und **Textpassagen** sind **fett** gedruckt.

Lernziel

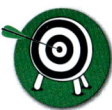

Im Text verwendete und den LesernInnen vielleicht *unbekannte Begriffe* sind grün gesetzt und in der Randspalte erklärt.

Unbekannte Begriffe
werden in der Randspalte erklärt.

In der Randspalte sind weiters Erläuterungen angeführt, die wichtig sind oder das Verstehen des Textes erleichtern, jedoch den fortlaufenden Haupttext zu sehr belasten würden.

> **Kernaussagen**
> sowie **Beispiele** sind grün unterlegt.

Kernaussage

Am Ende eines jeden Kapitels findet sich eine
„**Zusammenfassung**"

Zusammen-fassung

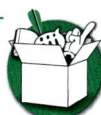

sowie Fragen „**Zum Üben**"

Zum Üben

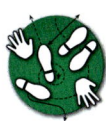

sowie Literaturtipps
„**Zum Nachlesen**"

Zum Nachlesen

Teil I   BERUFSETHIK

von Martina Hiemetzberger

Einleitung

Die Verantwortungsbereiche der Pflege haben sich mit dem Gesundheits- und Krankenpflegegesetz (1997) erweitert. Zudem befindet sich die Medizin in fortwährendem wissenschaftlichem und technischem Fortschritt, mit dessen Auswirkungen die Pflege Schritt halten muss. Auch der gesellschaftliche Wertepluralismus und der Wandel bestehender Werte und Normen (z. B. Verständnis von Gesundheit und Krankheit, Sinnvorstellungen des Lebens...) beeinflussen die Pflege als Dienst am Menschen. Pflegepersonen sind mit interdisziplinären Betreuungsfragen, die nicht einfach durch eine Abwägung von „richtig oder falsch" bzw. „gut oder schlecht" beantwortet werden können, konfrontiert. Nicht immer gelingt es, eine befriedigende Lösung für alle Beteiligten herbeizuführen.

Die ständige Erweiterung des beruflichen Tätigkeitsfeldes setzt hohe fachliche wie auch ethische Kompetenz voraus, um den wachsenden Anforderungen gerecht zu werden. Nicht immer ist das medizinisch und pflegerisch Machbare auch erstrebenswert für betroffene PatientInnen. Pflegende kommen oft schwer damit zurecht, wenn lebensverlängernde Maßnahmen für PatientInnen keine Lebensqualität mehr bringen und dennoch angewendet werden, wenn PatientInnen aus Überfürsorglichkeit nicht adäquat über ihre Krankheit aufgeklärt werden oder umgekehrt der Wunsch auf Nichtwissen nicht ernst genommen wird usw.

Nicht nur die reißerischen Themen wie Organtransplantation oder Gentechnik prägen unseren Pflegealltag, mehr noch sind es aktuelle und immer wiederkehrende Probleme durch körperliche und geistige Einschränkungen. Oft treten moralische Konflikte gerade bei alltäglichen Pflegesituationen auf: Ablehnung bzw. Verweigerung von Pflegemaßnahmen durch PatientInnen, Umgang mit Emotionen wie Ekel, Scham, Aggression etc.

Moralisch bedenkliche Situationen können sehr komplex sein und zu Unsicherheiten führen. In solchen Fällen kann das eigene Gewissen nicht mehr als alleinige Instanz für ethische Entscheidungen dienen. Zudem gibt es in unserer multikulturellen Gesellschaft mit pluralen Werte- bzw. Moralvorstellungen nicht *die* Ethik, sondern vielfältige Theorien und ethische Ansätze.

Die Sorge um pflegebedürftige Menschen zeigt sich im Kontext moralischen Handelns als asymmetrische Beziehungsstruktur. Professionelle Pflege erfordert nicht nur fachliches Wissen, sondern verlangt auch eine hohe ethische Kompetenz, um Probleme in komplexen Situationen erkennen, kommunizieren und Entscheidungen argumentativ vertreten zu können. Pflegende haben oft Hemmungen, in multiprofessionellen Teams ethische Belange anzusprechen, da es ihnen an ethischen Argumentationen fehlt. Zwar kann die Ethik keine Handlungsanweisungen für konkrete Situationen erteilen, doch kann sie Instrumente zur Reflexion ethischer Fragen bereitstellen. In moralischen Konfliktsituationen kann man nicht nach einem Rezept vorgehen, sondern jeder muss selbst eine ethische Kompetenz entwickeln und nach Wegen zur Bewältigung eines Konfliktes suchen.

Da ethische Themen in allen Fachbereichen pflegerischer Unterrichtsfächer beheimatet sind und bewusst oder unbewusst zum Tragen kommen, bedarf es eines ethischen Grundlagenwissens, um Probleme erkennen und bearbeiten zu können. Eine differenzierte Auseinandersetzung mit unterschiedlichen moralischen Konfliktfeldern würde den Rahmen dieses Abschnittes sprengen. Die Inhalte sollen einen Überblick über wesentliche Begrifflichkeiten der Ethik vermitteln, die Voraussetzung für die Diskussion relevanter Themen pflegerischer Praxis sind. Sie sollen zu einem grundlegenden Verständnis ethischer Urteilsbildung und zur Schaffung einer gemeinsamen Diskussionsgrundlage für Entscheidungen in schwierigen Situationen beitragen, denn ein erfolgreicher ethischer Diskurs muss über die Stufe subjektiver Wertvorstellungen hinausgehen und verlangt nach einer normativ-ethischen Grundorientierung als Argumentationsstütze.

Die folgenden Ausführungen haben nicht das Ziel, Antworten auf ethische Fragen vorzugeben, vielmehr sollen sie zu Fragen und zum eigenen Nachdenken anregen. Wenn die weiteren Kapitel dazu ermutigen, Konflikte in der Praxis anzusprechen, und dazu anregen, in einem Team nach fundierten Lösungen zu suchen, ist die Absicht, die diesem Teil des Buches zugrunde liegt, erfüllt.

In erster Linie ist diese Abhandlung für die Grundausbildung der Gesundheits- und Krankenpflege gedacht, sie soll aber auch praktisch tätigen Pflegepersonen für die Fort- und Weiterbildung dienen und anderen Heilberufen einen nützlichen Beitrag bei der Beantwortung ethischer Fragen leisten.

Letztlich ist für SchülerInnen, StudentInnen, wie Pflegende generell die gelebte Moral der Berufspraxis entscheidend für die Fähigkeit und Bereitschaft, moralische Verantwortung in der Pflegepraxis zu übernehmen.

1 Allgemeine Ethik

Kann man Ethik lernen? Womit beschäftigt sich die Ethik? Welche Rolle spielen dabei Werte und Normen? Wozu soll ich moralisch handeln? Gibt es einen Unterschied zwischen den Begriffen Ethik und Moral? Welche Rolle spielt das Recht?

lat. norma = Richtschnur, Regel, Maßstab

Die Begriffe **Ethik** und **Moral** bzw. **ethisch** und **moralisch** werden in der Alltagssprache häufig synonym verwendet. In der Philosophie gilt eine klare inhaltliche Differenzierung dieser Begriffe, die in engem Zusammenhang mit dem Rechtswesen steht.

Voraussetzung für eine eingehendere Beschäftigung mit praxisbezogenen ethischen Problemfeldern ist die Klärung wesentlicher Begriffe in diesem Zusammenhang. Daher soll dieses Kapitel nach Klärung grundlegender Begrifflichkeiten der Moral einen Einblick in die Ethik als wissenschaftliche Disziplin geben.

In diesem Kapitel geht es darum,
- ... die Begriffe Ethik, Moral und Recht zu differenzieren.
- ... die Bedeutung von Prinzipien, Normen und Werten zu diskutieren sowie eigene und fremde Werte zu reflektieren.
- ... die Bedeutung des Gewissens aufzeigen.
- ... Ziele und Aufgaben der Ethik zu benennen.
- ... die unterschiedlichen Ebenen der Ethik darzustellen.

Lernziel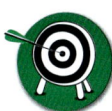

1.1 Moral

Der lateinische Begriff *mos* bedeutet Moral und ist ein Synonym für Sitte. Er bezieht sich auf sittliche Regeln für menschliches Handeln und Verhalten. Der griechische Begriff *êthos* wird stärker in Bezug auf die Haltung bzw. den Charakter der handelnden Person angewendet, z. B. hat jede Berufsgruppe ihr Ethos (Standesethos der Ärzte, Ethos der Pflegeberufe etc.) (vgl. Körtner ²2012, S. 16).

lat. mos = Moral
Plural: mores
griech. êthos = Sitte, Brauch, Gewohnheit

Moral oder Sitte bedeutet die **gelebte, praktizierte moralische/sittliche Überzeugung einer Gruppe, Gesellschaft oder Epoche.** Unter dem Begriff „Moral" werden Handlungs- und Verhaltensregeln, Wertmaßstäbe oder Sinnvorstellungen zusammengefasst, denen normative Geltung für das Verhalten des Menschen zu sich selbst, zu anderen Menschen und zur Welt zugesprochen wird. Moralisches Verhalten und Handeln ist erlernbar und wird bereits in frühester Kindheit durch Erziehung, Bildung und das soziale Umfeld vermittelt und vorgelebt. Ist dieses von menschlichen Werten wie gegenseitiger Respekt, Ehrlichkeit, Fairness und Gewaltlosigkeit geprägt, so wirkt sich dies auch auf die Gewissensbildung als Verhaltensmaßstab aus. Zwar handeln wir dadurch nicht automatisch gut, sondern müssen uns immer wieder für das Gute entscheiden.

Moralvorstellungen können sich im Laufe der Zeit ändern und differieren in unterschiedlichen Kulturkreisen. Daher existieren verschiedene Moralen, die historisch gewachsen sind und durch kulturelle und traditionelle Wurzeln einer Gruppe geprägt sind.

Unter Moral sind Werte und Normen für gutes und richtiges Handeln zu verstehen, die eine Gruppe durch gemeinsame Anerkennung als verbindlich gesetzt hat. Ihr Appell drückt sich in Form von **Geboten** (Du sollst anderen gegenüber hilfsbereit sein, …) oder **Verboten** (Du sollst nicht lügen, …) aus (vgl. ebd., S. 32).

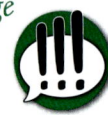

Kernaussage

> Unter **Moral** versteht man die gelebten Werte und Normen, die eine Gemeinschaft für sich als verbindlich anerkennt.

Wir sind aufgefordert, unser Handeln nach den jeweils gültigen moralischen Vorschriften auszurichten. Innerhalb der Gesamtmoral eines Kulturkreises haben sich auch besondere Moralen herausgebildet, deren Regeln nur für einen bestimmten Teil der Mitglieder gelten. So sind Angehörige bestimmter Berufe (z. B. Pflegepersonen, Ärzte, Juristen, Lehrer u. a.) einem Berufs- und Standesethos verpflichtet.

Zwar sind Verstöße moralischer Art vor Gericht nicht einklagbar, dennoch sind wir aufgefordert, unsere Handlungen zu rechtfertigen. Für die **Begründung moralischer Handlungen** werden in der Alltagspraxis vom Einzelnen „gute" Gründe herangezogen, die seinem moralischen Urteil standhalten sollen. Pieper (^{6}2007, S. 189–204) nennt sechs Klassen von Begründungsstrategien:

- **Bezugnahme auf ein Faktum** (z. B. Wenn Menschen behindert, blind, und hilflos oder in Not geraten sind, diesen zu helfen). Als nicht moralisch gerechtfertigt sind Vorurteile, mangelnde Wertschätzung und Diskriminierung anderer Menschen (z. B. Farbige, Homosexuelle, Kind einer Prostituierten oder eines Verbrechers …).
- **Bezugnahme auf Gefühle:** Gefühle sind meist für die Begründung einer moralischen Handlung nicht ausreichend (z. B. Sympathie als Grund für moralisch gutes Handeln).
- **Bezugnahme auf mögliche Folgen,** deren Bewertung unterschiedlich ausfallen kann, z. B. „Der Zweck heiligt die Mittel". Dies kann als Rechtfertigung dann nicht genügen, wenn beispielsweise zwar Leid vermieden wird, die Mittel dafür aber einen niedrigen moralischen Wert darstellen.

- **Bezugnahme auf einen Moralkodex** einer Gruppe (z. B. Berufskodex, Gelübde, Eid u. a.): Die in einem Moralkodex anerkannten Normen und Regelkataloge sind für moralische Begründungen einer Handlung nicht immer ausreichend und müssen hinterfragt werden, besonders dann, wenn Angehörige unterschiedlicher Kulturen oder mehrerer Generationen aufeinander treffen. Normen und Werte beanspruchen keine *universale* Gültigkeit.
- **Bezugnahme auf moralische** *Kompetenz*: Der Bezug auf als Autorität anerkannte Personen oder Instanzen (Arzt, Oberschwester, Lehrer, Vorgesetzter, Oberster Gerichtshof, geltende Normen u. a.) muss kritisch hinterfragt werden. In moralischen Angelegenheiten kann sich niemand seiner persönlichen Verantwortung entziehen, indem er sich auf andere beruft. Ebenso gilt es auch, die eigene moralische Kompetenz kritisch zu hinterfragen, bevor strikte Anordnungen erteilt werden.
- **Bezugnahme auf das Gewissen:** „Weil es mir mein Gewissen so befiehlt" gilt als eine generell anerkannte Form der Begründung, denn „(n)iemand kann uns moralisch zu etwas verpflichten, wenn wir uns nicht selbst dazu verpflichtet wissen." (Anzenbacher ⁷1999, S. 279) Es fordert uns also auf, dem Urteil der eigenen Vernunft zu folgen und das Gute zu tun, d. h. eine Handlung auszuführen oder zu unterlassen. Doch kann auch das Gewissen irren – besonders dann, wenn das Gewissen bloß Autoritäten und deren Geboten und Verboten folgt, die durch die Erziehung eingeübt wurden. Rechenschaft für moralisches Handeln abzulegen kann nicht bloß aus einem subjektiven Gefühl heraus erfolgen, sondern muss auf vernünftige Argumente gestützt sein. Wir sind daher verpflichtet, unser Gewissen zu bilden, zu informieren und zu kultivieren, und zwar ein Leben lang. Die Gewissensbildung erfolgt zu einem großen Teil bereits in der Kindheit durch Erziehungsprozesse und wird historisch und soziokulturell mitbedingt. Ab dem Erwachsenenalter trägt jeder Mensch für die weitere Gewissensbildung selbst die Verantwortung. Dieser Prozess kann als Zeichen der persönlichen Reife gesehen werden. Dabei spielt das jeweils geltende Normen- und Wertesystem eine wesentliche Rolle. Das Nichtbefolgen moralischer Verpflichtungen verursacht bei Betroffenen ein „schlechtes" Gewissen durch die Spannung zwischen subjektivem Gewissen und vorgegebenen Normen (vgl. ebd., S. 281). Körtner (2010, S. 17) spricht von der „Kluft zwischen Sein und Sollen".

Im Wort Gewissen steckt die Vokabel „Wissen" – es bezeichnet ein spezifisches Wissen um die Regeln und Grundsätze für die geltende Moral. In einer Gesellschaft können bestimmte Werte so verbreitet sein, dass kaum jemand auf die Idee kommt, diese in Frage zu stellen (vgl. Zsifkovits 2004, S. 59). Deshalb hat ein Mensch, der außerhalb dieser Gesellschaft steht, keine „Gewissensbisse", wenn

---

universal
allgemein, gesamt

Kompetenz
Fähigkeit, Können, Sachverstand, Zuständigkeit

er geltende Normen und Werte verletzt. Daraus folgt, dass jemand, der unreflektiert seinem Gewissen folgt, nicht schon automatisch gut handelt. Gewissensurteile bleiben immer subjektive Bewertungen, die nicht überprüfbar und daher nicht verallgemeinerbar sind.

In der alltäglichen Praxis werden die genannten Argumentationsstrategien meist vermischt, um vollzogene Handlungen überzeugend zu rechtfertigen. In moralischen Fragen ist nicht immer ein Konsens erreichbar. Ein Grund dafür kann z. B. ein Mangel an Glaubwürdigkeit sein. Ebenso können Argumente irreführend sein, wenn sich jemand durch besonderes rhetorisches Geschick auszeichnet. Um komplexe Entscheidungen im zwischenmenschlichen Bereich argumentativ zu vertreten, reichen subjektive Beweggründe oft nicht aus, sondern es bedarf einer bewussten Auseinandersetzung mit den Werten, Normen und *Prinzipien*, die als Grundlage für die Argumente dienen.

Prinzip
oberster Grundsatz, Grundregel, Ausgangspunkt

Moralität
verinnerlichte moralische Charaktereigenschaften einer Person

Unter *Moralität* (Sittlichkeit) versteht man das Handeln nach seinem eigenen Ethos (griechisch: Charakter), weil man sich diesem gegenüber selber verpflichtet weiß. Durch Erziehung, Bildung und das soziale Umfeld verinnerlicht der einzelne Mensch das ihm Vorgegebene in jeweils eigener Weise. Er konstituiert eine Grundhaltung zu sich, seinen Mitmenschen, zur Natur und den Kulturprodukten und beurteilt von dieser Grundhaltung heraus das ihm Vorgegebene (vgl. Heffels 2003, S. 111 f.).

Wer aus dieser Grundhaltung heraus handelt, besitzt moralische Kompetenz. Als moralisch kompetent gilt der Mensch, der sein Handeln gegenüber sich selbst wie auch gegenüber seinen Mitmenschen verantworten kann. Moralische Kompetenz und Verantwortung liegen untrennbar beisammen. Moral und Moralität stehen in gegenseitiger Wechselbeziehung und sind zusammen Gegenstand einer umfassenden Ethik (vgl. Pieper [6]2007, S. 45 f.).

Kernaussage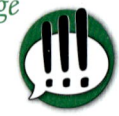

> Unter **Moralität** versteht man das zur festen Grundhaltung gewordene Gutseinwollen aus freiem Willen.

1.2 Werte und Normen

Werte und Normen bilden einen Orientierungsrahmen für moralisches Handeln einer Person, innerhalb einer Gruppe oder (Welt-)Gesellschaft. Hans Küng (2012, S. 13) beschreibt in seinem Projekt Weltethos verbindende und verbindliche Normen, Werte, Ideale und Ziele, die eine Weltgesellschaft braucht um ein friedliches Zusammenleben verschiedener Religionen und Kulturen zu ermöglichen.

Werte

„Wie ich werte, so bin ich und so werde ich." (Karl Jaspers)

Ein Wert bezeichnet einen wünschenswerten Maßstab für eine Qualität. Damit kann ein moralischer wie ein nichtmoralischer Wert gemeint sein. Nichtmoralische Werte wie beispielsweise Fragen der Ästhetik eines Gemäldes oder neuen Autos stellen kein Kriterium für mitmenschliches Verhalten dar und sind daher in diesem Zusammenhang nicht von Bedeutung.

Moralische Werte sind Lebensinhalte, Handlungsziele, Ideale, die Individuen und Gruppen für gut und erstrebenswert erachten. Sie gelten als bewusste oder unbewusste Orientierungsmaßstäbe und Leitvorstellungen für das im Allgemeinen Gute und Richtige. Als Motive und Ziele bestimmen Werte unser moralisches Handeln und prägen den Charakter eines Menschen. Das bedeutet jedoch nicht, dass alle Menschen trotz aller Einsicht in bestimmte Werte auch immer entsprechend handeln.

Werte sind Bestandteil jeder Moral und beziehen sich auf die Frage: „Was ist das Gute?" Sie werden von Menschen gesetzt und variieren von Person zu Person, Kultur zu Kultur, von Land zu Land etc. Zudem ändert sich ihr Inhalt im Verlauf kultureller, politischer, sozioökonomischer, religiöser, technischer und anderer Entwicklungen dem verändernden menschlichen Selbstverständnis entsprechend (z. B. Umgang mit Tod und Sterben).

Zu den moralischen Werten zählen unter anderem:

Gesundheit	Fairness	Sicherheit	Mitmenschlichkeit
Gleichheit	Fürsorge	Liebe	Gerechtigkeit
Liebe	Solidarität	Autonomie	Freundschaft
	Freiheit		Respekt
			Wertschätzung

Abbildung 1
Moralische Werte

Werte sind Motive für unser Handeln oder Nichthandeln, dafür, unseren Mitmenschen in der Not zu helfen oder ihnen keinen Schaden zuzufügen. Sie bieten somit auch sozialen Schutz (z. B. Gleichberechtigung, um Diskriminierung zu verhindern).

Die gesamten Werte, die eine Person oder eine Gruppe für das Zusammenleben als wichtig erachtet, werden in einem **Wertesystem** geordnet. Die Zuordnung in einer hierarchischen Reihenfolge nach Prioritäten nennt man **Werteskala**. Wertesysteme und Werteskalen beinhalten zentrale Werte, die als Grundlage für unser Handeln dienen und unser Leben bestimmen sollen. Leitsätze wie „Geiz ist geil" setzen andere Wertmaßstäbe als „Achtsamkeit" oder „Nachhaltigkeit". Werte unterliegen keinen starren Gegebenheiten, sondern sind abhängig von aktuellen wirtschaftlichen, gesellschaftlichen und persönlichen Interessen und Lebenssituationen. Beispielsweise kann sich bei einem Menschen, der unheilbar krank geworden ist, die Wertehierarchie grundlegend ändern. Ein **Wertewandel** tritt immer dann auf, wenn alte Werte zerfallen und andere, neue Werte, die die Menschen für besser halten, hinzukommen oder wenn es zu Verschiebungen der Rangordnung innerhalb eines bestehenden Wertesystems kommt. Auch der Pflegeberuf hat sich gewandelt.

Werte existieren auf mehreren Ebenen, man spricht dann von **persönlichen, kulturellen** (gesellschaftlichen) und **beruflichen** (professionellen) **Werten**.

Tabelle 1
Einteilung moralischer Werte

Persönliche Werte	Kulturelle (gesellschaftliche) Werte	Berufliche (professionelle) Werte
Individuelle Anschauungen als Lebensgrundlage (persönliche Werte werden gefördert durch Erziehung, Kultur und Erfahrung). Sie geben Auskunft über die moralische Struktur des eigenen Lebens.	Geltende Werte innerhalb eines Kulturkreises sind geschichtlich gewachsen und werden beeinflusst von Traditionen, Lebensbedingungen (Klima, geografische Lage, Religion, Politik, ...)	Werte innerhalb eines Berufsstandes sind in Berufskodizes festgehalten – sie werden durch Ausbildung und Praxis erworben. Als zentraler Wert der Pflege gilt die Achtung der Menschenwürde.

Jeder Mensch interpretiert Werte auf seine Weise und gibt ihnen eine persönliche Wertigkeit. Der Grad der Wichtigkeit, welchen wir den einzelnen Werten zuschreiben, wird von unserer Erfahrung, unserer Erziehung und unserem soziokulturellen Umfeld geprägt. Ihre Bedeutung kann sich im Laufe des Lebens und des Reifens eines Menschen verändern. Somit ist ein Wert von höchstpersönlicher Qualität und kann von Mensch zu Mensch völlig unterschiedlich sein. Ebenso können Werte für eine Kultur als gut anerkannt sein, während eine andere diese verurteilt. In einer multikulturellen Gesellschaft kann dies zu **Wertekonflikten** führen.

Wertesysteme können miteinander in Konflikt geraten. Wertekonflikte bestehen sowohl auf internationaler Ebene (z. B. Todesstrafe) als auch innergesellschaftlich (z. B. Schwangerschaftsabbruch).

In der Pflege kann es zu Wertekonflikten kommen, wenn die Wertvorstellungen des Patienten und seiner Angehörigen zwar im Einklang mit deren persönlichen, kulturellen und religiösen Werten stehen, jedoch aus der Sichtweise der Pflegeperson nicht akzeptiert werden können (z. B. Verweigerung von lebensnotwendigen Bluttransfusionen durch Zeugen Jehovas). Ebenso können sich bei der Pflegeperson Wertekonflikte ergeben, wenn beispielsweise die beruflichen Werte in Widerspruch mit den persönlichen Werten stehen.

Daher ist es wichtig, sich Klarheit über persönliche und berufliche (professionsbezogene) Werte zu verschaffen. Durch Selbstreflexion wird das Bewusstsein in Bezug auf persönliche Werte und spezifische Werte der Profession geschärft und ermöglicht einen kompetenten Umgang in der interdisziplinären Zusammenarbeit.

> **Werte** ergeben sich für jeden Menschen aus seiner persönlichen Lebensgeschichte, seiner Erziehung, seiner Religion und seiner Zugehörigkeit zu einer kulturellen Gruppe.

Kernaussage

Normen

Eine Norm im moralischen oder rechtlichen Sinn ist eine festgelegte Form der Werterealisierung. Der Einzelne muss nicht in jeder Situation erneut über grundlegende Werte nachdenken, da Normen bereits einen vorschreibenden Charakter haben (z. B. „Du sollst den Patienten über jede Pflegehandlung informieren."). Normen schützen die ihnen zugrunde liegenden Werte. Sie sind jedoch sehr allgemein formuliert, sodass nicht alle möglichen Handlungssituationen abgedeckt werden. Folglich bleiben sowohl die Anwendung als auch die Überprüfung und Weiterentwicklung moralischer Normen kontinuierlich Themen der Ethik. Moralische Normen drücken eine bestimmte Qualität des Handelns aus und schreiben ein bestimmtes Handeln oder Unterlassen vor. Die Aufgabe der Ethik besteht nun darin, solche Normen zu überprüfen, weiterzuentwickeln und in nachvollziehbarer Weise zu begründen (vgl. Steinkamp/Gordjin ²2005, S. 51). Einige grundlegende ethische Begründungsverfahren werden in Kapitel 2 vorgestellt.

Moralische Normen setzen die Willensfreiheit der handelnden Person zur Einhaltung von „Sollenssätzen" voraus, um das menschliche Zusammenleben zu regeln und so eine soziale Ordnung zu ermöglichen. Dies gilt auch für die Berufsausübung. So orientiert sich auch die Pflege an festgeschriebenen Handlungsnormen, etwa in Form von Kodizes, die für den Pflegeberuf als erstrebenswert erachtet werden (z. B. der ICN-Ethikkodex für Pflegende). In der Ausbildung zur Gesundheits- und Krankenpflege stehen am Beginn persönliche Werte, die in Berührung mit geltenden Normen und Werten des Pflegeberufes kommen, z. B. kann bei einer Pflegeperson, die aus Überzeugung gegen einen Schwangerschaftsabbruch eingestellt ist, die Betreuung dieser Patientinnen zu einem persönlichen Wertekonflikt führen. Dennoch darf sich dies nicht im pflegerischen Handeln niederschlagen, denn jeder Mensch hat ein Recht auf optimale und respektvolle Pflege. Berufliche

Normen müssen von einer kulturübergreifenden Leitidee getragen werden, die sich an Menschlichkeit und Gegenseitigkeit orientiert.

Kernaussage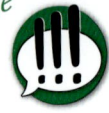

> **Normen** legen bestimmte Handlungsanweisungen fest, die sich aus anerkannten vorgegebenen Werten der Gesellschaft ergeben.

Prinzipien

Prinzipien stehen über Normen und Werten. Beispielsweise können vom Prinzip der Autonomie und Menschenwürde mehrere Normen abgeleitet werden.

formal
keine Werte vorgebend

Man unterscheidet zwischen *formalen* und *materialen* Prinzipien. Zu den formalen Prinzipien zählen u. a. die **Goldene Regel** und der **kategorische Imperativ** (vgl. Kap. 2), materiale Prinzipien sind konkreter und nennen Prinzipien wie Autonomie, Fürsorge, Nichtschaden, Gerechtigkeit, Verantwortung, etc.

material
inhaltlich

Theorie
System wissenschaftlich begründeter Aussagen zur Erklärung bestimmter Tatsachen und der ihnen zugrundeliegenden Gesetzmäßigkeiten

Darüber steht die Ebene der ethischen *Theorie*, welche die Begründungsebene von Prinzipien und Normen bildet (siehe dazu Kap. 2).

Die ethische Reflexion erfolgt auf einer hierarchischen Struktur von vier Ebenen.

Abbildung 2
Struktur der ethischen Reflexion

Diagramm nach Beauchamp und Childress (⁴1994, S. 15)

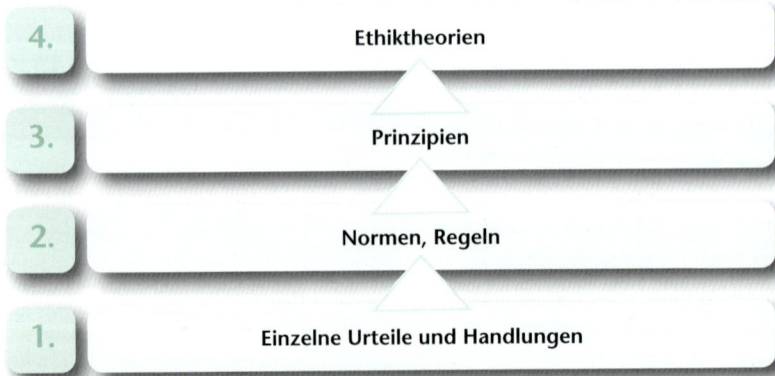

Da das Prinzip der Goldenen Regel in allen Weltreligionen und den meisten Kulturen anerkannt ist, soll sie an dieser Stelle näher erläutert werden:

Die goldene Regel (Praktisches Prinzip)

Das Prinzip der Goldenen Regel ist schon seit Jahrtausenden in vielen religiösen und ethischen Traditionen der Menschheit zu finden. Die Bezeichnung „Goldene Regel" erhielt dieser Grundsatz in der Neuzeit (Mitte 17. Jh.) und erst Ende des 19. bzw. im 20. Jahrhundert begann die philosophische Auseinandersetzung mit der Goldenen Regel als Moralprinzip.

Sie existiert in zwei Formulierungen:

Negative Formulierung: „**Was du nicht willst, das man dir tu', das füg' auch keinem anderen zu.**" (Volksmund)

Beispiel: Weil ich keinen Schmerz erleiden möchte, füge ich auch anderen keine Schmerzen zu bzw. bin achtsam, dass sich Patienten möglichst schmerzfrei fühlen.

Dabei gilt es zu bedenken, dass der individuelle Wunsch bzw. das Empfinden des Handelnden nicht unbedingt auch von seinem Nächsten erwünscht sein muss und umgekehrt – manche Patienten erdulden große Schmerzen um gesund zu werden oder weil es ihre Einstellung ist, erdulden zu müssen (religiöse Motive etc.).

Positive Formulierung: „**Behandle andere so, wie du selbst behandelt werden willst.**" (Matthäus 7, 12; Lukas 6,31)

Beispiel: Ich möchte respektvoll behandelt werde, daher begegne ich anderen mit Respekt.

Was macht die Goldene Regel so wertvoll?

Die Goldene Regel zeichnet sich durch die praktische Relevanz unseres alltäglichen Handelns aus. Auch im Projekt Weltethos ist die Goldene Regel eine kulturübergreifende Leitidee. Sie bildet ein gemeinsames Ethos für die Grundlegung einer pluralen und häufig multikulturellen Gesellschaft.

Die Goldene Regel beruht auf **Gegenseitigkeit** und auf der **Achtung der Menschenwürde**. Sie gibt keine wertenden Normen in Form von „du sollst..." vor, sondern verlangt Empathie. Erst der Perspektivenwechsel, das Sich-Hineinversetzen in den anderen gibt die Orientierung für gutes und gerechtes Handeln. Damit fördert sie nicht nur die bewusste Einfühlung in unsere Mitmenschen, sondern auch die rückbezügliche Einfühlung in sich selbst und verhilft so zur persönlichen Reflexion.

Beispiel: Weil ich möchte, dass mir in der Not geholfen wird, helfe ich auch anderen. Die Kombination von Allgemeinwohl und Eigeninteresse bezeichnet der Philosoph Eckart Voland als „**win-win-Situation**" (vgl. Bauschke o.J, S. 11).

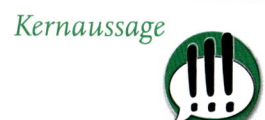

Kernaussage

Die goldene Regel ist als universaler Wegweiser für alle Menschen dieser Welt gültig, unabhängig von ihrer Herkunft, ihrer Rasse, ihrem Alter, ihrer Kultur, ihres sozialen Status und ihrer Religionszugehörigkeit.

Bauschke (2010) bezeichnet die Goldene Regel als realistisch und pragmatisch – „eine Maxime für den Normalverbraucher".

Abbildung 3
Goldene Regel in den Weltreligionen

Vgl. http://www.reinerjungnitsch.de/goldeneregel.PDF

HINDUISMUS
Man sollte sich gegenüber anderen nicht in einer Weise benehmen, die für einen selbst unangenehm ist; das ist das Wesen der Moral. *Mahabharata XIII, 114,8*

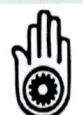
JAINISMUS
Gleichgültig gegenüber weltlichen Dingen sollte der Mensch wandeln und alle Geschöpfe in der Welt behandeln, wie er selbst behandelt sein möchte. *Sutrakritanga I. 11,33*

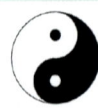
CHINESISCHE RELIGION
Was du selbst nicht wünschst, das tue auch nicht anderen Menschen an. *Konfuzius, Gespräche 15,23*

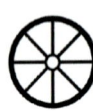
BUDDHISMUS
Ein Zustand, der nicht angenehm oder erfreulich für mich ist, soll es auch nicht für ihn sein; und ein Zustand, der nicht angenehm oder erfreulich für mich ist, wie kann ich ihn einem anderen zumuten? *Samyutta Nikaya V. 353.35 / 354.2*

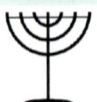
JUDENTUM
Tue nicht anderen, was du nicht willst, dass sie dir tun.
Rabbi Hillel, Sabbat 31a

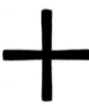
CHRISTENTUM
Alles, was ihr wollt, dass euch die Menschen tun, das tut auch ihr ihnen ebenso. *Matthäus 7,12 Lukas 6,31*

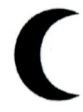
ISLAM
Keiner von euch ist ein Gläubiger, solange er nicht seinem Bruder wünscht, was er sich selber wünscht.
40 Hadithe (Sprüche Muhammads) von an-Nawawi, 13

1.3 Ethik

Antike
Epoche des Altertums im Mittelmeerraum

Die philosophische Ethik ist eine Wissenschaft, die sich mit der Moral, mit Werten und Normen beschäftigt. Sie hat ihren Ursprung in der griechischen *Antike*. *Aristoteles* etablierte den Begriff „Ethik" als Teilgebiet der Philosophie. Er unterschied zwischen theoretischer (Logik, Mathematik, Physik und Metaphysik) und praktischer Philosophie (Politik, Ökonomie und Ethik). Während sich die theoretische Disziplin der Philosophie mit Fragen des Erkennens und Seins beschäftigt, geht es in der praktischen Philosophie um menschliche Handlungsweisen (vgl. Pieper ⁶2007, S. 24).

Mit *êthikês theôrias* bezeichnete er die wissenschaftliche Beschäftigung mit Gewohnheiten, Sitten und Gebräuchen (*êthos*). Aristoteles vertrat die Überzeugung, dass der Mensch die Fähigkeit besitze, sein sittliches Handeln kritisch zu hinterfragen und zu begründen (vgl. Düwell/Hübenthal/Werner ²2006, S. 1). Sein Anliegen bestand darin, die vorherrschenden Sitten und Gebräuche auf ihren vernünftigen Sinn hin zu überprüfen. Dafür entwickelte er eine Theorie über ein gutes und gelingendes Leben. Seine zentrale Frage „Wie kann ich ein gutes Leben führen?" zielte nicht auf theoretischen Erkenntnisgewinn ab, sondern reflektierte die bestehende Moral der *Polis*. Sein wohl bedeutendstes Werk der Ethik ist die „Nikomachische Ethik". Diese beinhaltet eine umfassende Theorie des Handelns, die für den Schüler der Ethik eine Hilfestellung zu einem guten und glücklichen Leben darstellen soll.

Gegenstand der Ethik ist für Aristoteles der gesamte Bereich menschlichen Handelns samt dessen personalen Bedingungen. Dieser Gegenstand soll mit philosophischen Mitteln einer normativen Beurteilung unterzogen werden und zur Anleitung für moralisches Verhalten dienen. Der Begriff „Ethik", wie wir ihn heute gebrauchen, wird daher auch als „Moralphilosophie" bezeichnet (vgl. ebd., S. 1).

Gegenstand der Ethik ist die Moral als Gesamtheit zugrunde liegender Werte und Normen. Moral ohne eine fortlaufende *systematische* Reflexion der Ethik wird auf die Dauer blind für Veränderungen und damit möglicherweise zu einem ungerechtfertigten Zwang (vgl. Steinkamp/Gordijn 2005, S. 49).

Demgegenüber unternimmt die Ethik aus einer gewissen Distanz eine **methodisch-kritische Reflexion auf das menschliche Handeln**, um zu argumentativ begründeten Aussagen zu gelangen. Durch die Reflexion der Moral versucht sie, das moralisch Gute und Richtige zu ermitteln, zu begründen, sowie bestehende Normen auf ihre Gültigkeit kritisch zu hinterfragen. Dabei erhebt sie nicht den Anspruch zu bestimmen, wie in der konkreten Situation zu handeln ist. Jedoch kann sie zur Klärung der Situation beitragen, indem sie hilft, ethische Konflikte und Probleme aufzudecken, d.h. explizit zu machen. Welche Werte sind im Spiel und gefährdet? Meist kollidieren mindestens zwei fundamentale Werte miteinander.

Gemäß dieses Aufgabenbereiches definiert Pieper (⁶2007, S. 17) Ethik als „Wissenschaft vom moralischen Handeln".

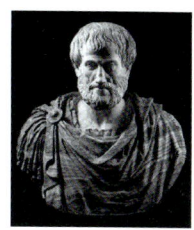

Aristoteles (384–322 v. Chr.) einflussreichster Philosoph der Antike.
In seinem bekanntesten Werk „*Nikomachische Ethik*" begründet er seine Tugendlehre auf vernunftgeleiteter Freiwilligkeit.

Polis
antiker griechischer Stadtstaat

systematisch
planmäßig, einer Ordnung unterworfen, geordnet

Kernaussage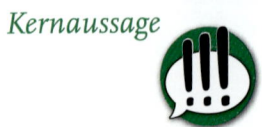

> **Ethik** als eine praktische Wissenschaft beschäftigt sich mit Werten und Normen, mit dem Sein-Sollenden des moralischen Handelns. Sie ist universal gültig und widerspruchsfrei.

1.3.1 Ziele und Aufgaben der Ethik

Häufig wird Ethik nur als etwas Theoretisches, Praxisfernes gesehen. Tatsächlich aber verfügt nach Kant jeder Mensch immer schon über Moralität, nur sind ihm deren Grundbegriffe oft nicht bewusst, da er nicht gewohnt ist über sie zu reflektieren. Ethische Reflexion wird notwendig, wenn in der Alltagspraxis Konflikte und Probleme auftreten und sich das bisher Selbstverständliche in Frage stellt (vgl. Rabe 2009, S. 85).

Im Zentrum steht die Frage „Wie soll ich handeln?" bzw. „Was soll ich tun?"

Ziel und Aufgabe der Ethik besteht nun darin, den Menschen argumentative Unterstützung und Begleitung in der Klärung moralischer Fragen anzubieten. Sie versucht zu klären, was moralisch gut oder schlecht, richtig oder falsch, geboten oder verboten bzw. gerecht oder ungerecht ist. Weiters versucht die Ethik, diese Urteile stichhaltig zu begründen: Warum ist eine bestimmte Handlung moralisch geboten? Warum soll ich in dieser oder jener Weise handeln? Die Ethik versucht, allgemeine Kriterien für moralisch richtig, gut oder gerecht aufzustellen und insbesondere dort Orientierung zu bieten, wo unsere moralischen Alltagsüberzeugungen unsicher oder widersprüchlich sind (vgl. Wiesing ²2004, S. 21).

Reinhard Lay (2004, S. 31 ff.) beschreibt sieben Einzelaufgaben der Ethik:

- Aufklären, Transparenz herstellen: Historisch gewachsene Normen und Werte einer Kultur oder Gesellschaft werden von den zugehörigen Menschen meist unbewusst im Laufe des Lebens verinnerlicht. Der Mensch ist aber in der Lage, sich diese bewusst zu machen, zu reflektieren und gegebenenfalls zu modifizieren.
- Moral legitimieren: Ethik versucht die Moral, auf die das Handeln gründet, zu begründen und zu rechtfertigen.
- Bestehende Normen überprüfen: Eine weitere Aufgabe der Ethik besteht in der kritisch-distanzierten Reflexion bestehender Normen und Werte.
- Prinzipien und Normen zur Verfügung stellen: Die Aufgabe der Ethik besteht darin, Grundprinzipien für menschliches Handeln bereitzustellen und zu begründen. Sie dienen als Maßstab zur Beurteilung formaler Normen (z. B. stets die Wahrheit zu sagen). Die kritische Beurteilung in konkreten Situationen bleibt die immerwährende Aufgabe des Einzelnen.

- Handlungen auf ihre Sittlichkeit überprüfen: Die Ethik fungiert auch als Instrument, welches eine Orientierung für menschliches Handeln bereitstellt, ohne konkrete Handlungsanweisungen vorzugeben.
- Korrektiv für die Praxis sein: Die Ethik als wissenschaftliche Disziplin dient der Überprüfung und Korrektur moralischer Praxis. Sie verfolgt das Ziel:
  - Sensibilisierung des Handelnden, damit er moralische Konflikte und Probleme in der Praxis klar erkennen kann;
  - Lösungsvorschläge zu entwickeln und zu begründen, unter Berücksichtigung moralischer Konsequenzen;
  - Selbstständige und überlegte Entscheidungen für das moralisch richtige Handeln zu treffen.
- Zur moralischen Kompetenz anleiten: Der Handelnde soll die Fähigkeit erwerben, nicht bloß *Konventionen* zu folgen, sondern durch selbstständiges Urteilsvermögen und Einsicht zu moralischer Kompetenz zu gelangen.

Konvention
Regeln des Umgangs und des sozialen Verhaltens, die für die Gesellschaft als Verhaltensnorm gelten

In der Pflege ergeben sich fortwährend Situationen, die ethische Kompetenz erfordern, wobei die beschriebenen Ziele und Aufgaben zum Tragen kommen.

1.3.2 Ebenen der Ethik

Entsprechend der Grundfrage und der Methodik sind unterschiedliche Grundtypen ethischer Theorie zu unterscheiden: deskriptive Ethik, normative Ethik und Metaethik.

Deskriptive Ethik

Die deskriptive oder empirische Ethik beschreibt bestehende Werte- und Normensysteme einer bestimmten Kultur, Gruppe oder Institution. Sie wird von diversen Einzelwissenschaften wie der Soziologie, Psychologie, Pädagogik, Geschichte, Politologie etc. geleistet. Man versucht das menschliche Miteinander in Beziehung zu anderen Fakten und Erscheinungen (historische, politische, soziologische, religiöse, kulturelle, geografische etc.) zu klären und ermittelt den darin innewohnenden Moralkodex. Die deskriptive Ethik fällt keine moralischen Urteile.

lat. *describere* = beschreiben, schildern

Die deskriptive Ethik beschäftigt sich mit Fragen wie: „**Welche Moralvorstellungen hat dieser oder jener Mensch? Welche Werte und Normen bilden die Basis der Pflegeausbildung?**"

Für die Entwicklung einer Pflegeethik sind die Erkenntnisse der deskriptiven Ethik bedeutsam.

Kernaussage

> **Deskriptive Ethik** ist rein beschreibend und wertfrei. Sie befasst sich mit der Frage, wie Werte, Normen und Prinzipien von Individuen, Gruppen oder der Gesellschaft umgesetzt werden.

Normative Ethik

„Die Normative Ethik begibt sich auf die Suche nach der richtigen Moral."
(Düwell/Hübenthal/Werner ²2006, S. 25)

normativ
wertend; normbegründende Ethik

Die *normative* oder präskriptive (vorschreibende) Ethik, gelegentlich auch als Sollensethik bezeichnet, untersucht nicht, wie jemand tatsächlich handelt, sondern wie jemand handeln **soll**. Sie wird nicht aus dem bestehenden Verhalten abgeleitet, sondern aus einer **kritisch wertenden Sicht** geltender Normen und Werte, die in der Geschichte der jeweiligen Kultur mit all ihren Widersprüchen tradiert und bewahrt worden sind. Dabei werden Werthaltungen aufgegriffen, die sich als gesellschaftliche Kritik und als Weisungen für das menschliche Leben äußern (vgl. Amelung 1991, S. 57).

Die zentrale Aufgabe der normativen Ethik besteht in der Prüfung, ob die Normen und Werte, die dem Handeln zugrunde liegen, zu rechtfertigen sind. Sie versucht Kriterien zu entwickeln, die moralische Beurteilungen von Handlungen ermöglichen, ohne sie bereits vorwegzunehmen, d. h. sie bietet keine direkten Handlungsanweisungen wie: „In Situation X musst du Y tun!". Vielmehr will sie eine Orientierung sein. Sie versucht Lebensregeln allgemein zu formulieren und auch rational zu begründen (argumentative Begründungen für eine Diskussion). Normative Ethik beschäftigt sich mit der Grundfrage: **„Was soll ich tun?"** Wie sollen wir uns unseren Mitmenschen gegenüber verhalten? Nach welchen Zielen und Werten soll ich mein Handeln ausrichten?

Die normative Ethik besinnt sich auf die ethische Qualität menschlichen Handelns unter dem Aspekt von gut und schlecht in Form von allgemeinen Geboten und Verboten.

Die Ethik als normative Wissenschaft ist für die Pflege, in deren Mittelpunkt der zu pflegende Mensch mit seinem persönlichen Wertebewusstsein steht, von zentraler Bedeutung. Dennoch sollen nicht allein ethische Normen unser Handeln leiten.

Kernaussage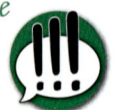

> **Normative Ethik** formuliert Werturteile und Prinzipien über menschliches Handeln. Sie befasst sich mit der Begründung moralischer Urteile.

Metaethik

Die Aufgabe der *Metaethik* besteht darin, die sprachlichen Elemente und Formen moralischer Aussagen kritisch zu analysieren und Methoden zu ihrer Rechtfertigung und Anwendung zu entwickeln. Die Metaethik kann auch als die Wissenschaftstheorie der Ethik bezeichnet werden und ist Wissenschaftlern vorbehalten. Daher ist die Metaethik in diesem Kontext nicht von besonderer Bedeutung.

Wie die Ausführungen zeigen, sind für die Pflege die deskriptive und die normative Ethik von praktischer Relevanz.

> **Metaethik**
>
> sprachanalytische Ethik; *meta* = nach, hinter der normativen Ethik, z. B. Frage nach der Bedeutung von „gut"

1.4 Recht

Das Recht ist eine normative Wissenschaft, indem sie durch Vorschriften menschliches Handeln anleitet. Rechtsnormen sind schriftlich festgehaltene Bestimmungen, die moralische Ansichten und Überzeugungen einer Gesellschaft fixieren und durch Sanktionen verbindlich machen. Dennoch ist Moral nicht durch das Recht ersetzbar, da Gesetze Spielräume offen lassen. Die Aussage „Das Recht steht auf meiner Seite" sagt noch nicht, dass eine rechtmäßige Handlung auch gut ist. Dadurch ergibt sich ein Zusammenhang zwischen Recht, Moral und Ethik: Die Ethik liefert eine Fundierung für Gesetze, um Ungerechtigkeit zu vermeiden.

In vielen Fällen lassen sich Rechtsnormen und moralische Normen ähnlich formulieren, wie z. B. „Du sollst nicht töten!" oder „Du sollst nicht stehlen!". Das geltende Recht kann in einer Rechtsgemeinschaft inhaltlich gesehen als ethisches Minimum ausgedrückt werden (vgl. Zsifkovits 2004, S. 61). Nicht immer stimmen Gesetze mit dem ethischen Wertesystem überein. Die Ethik erwirkt auch Erweiterungen und Korrekturen von bestehenden Gesetzen, die den gewandelten moralischen Überzeugungen widersprechen. Im Unterschied zur Moral ist das Recht einklagbar, unmoralisches Verhalten hingegen wird durch Sanktionen wie Tadel, Zurechtweisungen etc. bestraft (vgl. Waibl 2004, 26 f.).

In der Pflege treten häufig ethische Fragen und Probleme auf, die sich nicht durch das Gesetz regeln lassen. Pflegerische Interventionen können durchaus der Rechtsnorm entsprechen, moralisch aber bedenklich erscheinen. Deshalb ist zum einen Rechtswissen notwendig, um den Berufsrahmen zu bestimmen, und zum anderen ethisches Wissen, um auch jenen Problemen, für die das Recht keine hinreichende Regulierung bieten kann, angemessen zu begegnen.

> **Recht**(snormen) sind staatlich festgesetzte Normen des Handelns und haben bei Übertretung rechtliche Konsequenzen, die historisch und national differieren. Sie werden durch die Ethik fundiert.

Kernaussage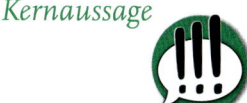

> und korrigiert. Ethik, Recht und Moral stehen in ständiger Wechselwirkung zueinander.

> ### Beispiel Euthanasie
> Aktive Euthanasie ist in den Benelux-Ländern (Niederlande, Belgien und Luxemburg) unter bestimmten Kriterien legalisiert worden. Trotzdem kann dieses Vorgehen bei Pflegepersonen oder Ärzten zu moralischen Konflikten führen

Tabelle 2
Übersicht der Begrifflichkeiten

Moral (lat. Sitte)	Gesamtheit der in einer Gemeinschaft bzw. Gruppe oder Organisation allgemein akzeptierten moralischen Verhaltensnormen und Wertvorstellungen, die das Zusammenleben regeln; Bsp.: Du sollst nicht lügen, Du sollst anderen in der Not helfen u. a.
Moralität (lat.)	Moralität bezeichnet die sittliche Haltung und Überzeugung sich selbst und anderen gegenüber. Das bedeutet, dass ein Mensch sein Handeln sich selbst (Gewissen) und anderen gegenüber argumentieren und verantworten kann (personale Moral).
Ethos (griech.)	Ethos ist die tradierte und gelebte (Berufs-)Moral (z. B. Ärztliches Ethos, Ethos der Pflegenden, ...). Sie wird durch die Ausbildung und Sozialisation übernommen und unterliegt einem historischen Wandel, z. B. „Barmherzige Lüge" und Autonomieprinzip.
Ethik	Reflexionstheorie der Moral bzw. von menschlichem Handeln. Ethik: analysiert, kritisiert, argumentiert (Handlungen, Entscheidungen), (re)konstruiert moralische Normen und Prinzipien. Die Ethik setzt keine Sanktionen.
Recht	Schriftliche Kodifizierung von Regeln, die das menschliche Handeln anleiten und beeinflussen, weil es eine verbindliche Setzung ist. Dem Gesetz kann man rein äußerlich aus Angst vor Bestrafung und ohne innerliche Überzeugung Folge leisten.

Vertiefung des Lernstoffes

Zusammenfassung

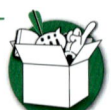

- Moral
- Ethik
- Werte und Normen
- Wertekonflikte
- Moralität und Gewissen
- Begründungsstrategien moralischen Handelns
- Recht
- Ziele und Aufgaben der Ethik
- Typen der Ethik

Zum Üben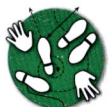

1. Wie unterscheiden sich Moral, Ethik und Recht voneinander und in welchem Zusammenhang stehen sie zueinander?
2. Warum reicht moralische Erfahrung zur Begründung einer Ethik in der Pflege nicht aus?
3. Welche Rolle spielen Werte und Normen für das persönliche Leben und für die Pflegepraxis?
4. Welche Bedeutung hat das Gewissen?
5. Welche Ziele und Aufgaben verfolgt die Ethik und wo liegen ihre Grenzen?

Nachstehende Fallgeschichte beschreibt eine moralische Konfliktsituation einer Pflegeschülerin. Diese soll veranschaulichen, dass ethische Fragen die tägliche Pflegepraxis betreffen und nicht nur in besonderen Grenzsituationen des Lebens aufbrechen.

> **Fallbeispiel: Waschen oder nicht waschen?**
>
> Die Pflegeschülerin Angelika arbeitet auf der Station eines Pflegeheims. Sie betritt das Zimmer von Herrn Baumann.
>
> Herr Baumann ist in letzter Zeit ein wenig gebrechlich geworden. Das Laufen fällt schwer, Aufstehen ist auch nicht mehr ohne fremde Hilfe möglich. Am meisten Sorge bereitet dem Team auf der Station, dass Herr Baumann zunehmend seine Initiative verliert. Er fühlt sich niedergeschlagen und verspürt wenig Lust, sich an den täglichen Aktivitäten zu beteiligen.
>
> Heute Morgen bittet er nun Angelika, sie möge ihn doch bitte waschen, da er dies nicht mehr alleine könne. Bei der Übergabebesprechung zuvor war kurz Thema gewesen, dass Herr Baumann von den Pflegenden Dingen verlangt, die er eigentlich selbst noch recht gut kann. Laut übereinstimmender Einschätzung von Nachtschwester und Stationsleitung ist es für Herrn Baumann gut, das Waschen nicht den Pflegenden zu überlassen, da es für seine eigene Mobilität und für sein Selbstwertgefühl wichtig ist, dies so lange wie möglich selbst zu tun.
>
> Schülerin Angelika erinnert sich genau an die Überlegungen, denen sie vor einer Stunde mit Zustimmung zugehört hat. Nun aber tut ihr Herr Baumann Leid. Er scheint sich wirklich nicht waschen zu können. War es nicht ihre Aufgabe, den Bewohnern zu helfen? Und bringt Herr Baumann nicht deutlich seinen Willen zum Ausdruck, den sie respektieren muss?
>
> Auf der anderen Seite spürt sie sehr deutlich die Verpflichtung, nicht zu lange nur bei einem Bewohner zu bleiben. Die Station ist aufgrund eines Krankheitsfalls und der Urlaubszeit

besonders knapp besetzt. Ihre Kolleginnen würden einen Teil ihrer Arbeit mit übernehmen müssen.

Sie entscheidet sich, Herrn Baumann nicht heute, sondern erst am nächsten Morgen beim Waschen zu helfen. Bei der Übergabebesprechung für die Mittagsschicht sagt sie von diesem Vorfall nichts. Auf dem Nachhauseweg hat sie das Gefühl, etwas falsch gemacht zu haben. Aber was? Was war richtig und was war falsch? Und vor allem warum? Oder war es doch so, wie kürzlich ihre beste Freundin nach dem Konzert von Natural, seit kurzem ihre neue Lieblingsband, noch behauptet hatte: dass jeder selbst wissen müsse, was richtig und was falsch sei, und dass sich darüber genauso wenig diskutieren ließe wie über Fragen des Musikgeschmacks? Jeder hat seine eigene Meinung und damit ist es gut. Schließlich leben wir in einer Demokratie (entnommen aus Steinkamp/Gordijn, 2003, S. 33 f.).

Fragen zur Reflexion:
- Beschreiben Sie die moralische Erfahrung der Pflegeschülerin Angelika? Um welchen Entscheidungskonflikt handelt es sich hier?
- Wie lässt sich das Handeln von Angelika rechtfertigen?
- Wie soll Angelika weiter vorgehen? Welche Möglichkeiten hat sie?
- Nach welchen Werten soll eine Pflegeperson Ihrer Meinung nach streben?

Zum Nachlesen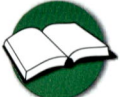

Bauschke, Martin (2010): Die Goldene Regel. Staunen – Verstehen – Handeln. Berlin: EB-Verlag.
Dieses Buch umfasst eine historische und globale Übersichtsdarstellung der Goldenen Regel und zeichnet sich durch eine gut verständliche Darstellung aus.

Düwell, Marcus/Hübenthal, Christoph/Werner, Micha H. (Hg.) (²2006): Handbuch Ethik. Stuttgart, Weimar: Verlag J. B. Metzler.
Dieses übersichtlich strukturierte Handbuch bietet dem Leser eine schnelle und zugleich fundierte Orientierung zu ethischen Begriffen und Themen.

Pieper, Annemarie (⁶2007): Einführung in die Ethik. Tübingen, Basel: A. Francke Verlag.
Dieses Buch beinhaltet eine gut strukturierte Auseinandersetzung mit philosophischer Ethik. In diesem Zusammenhang besonders empfehlenswert: Kap. 1, 4, 5, 6.

2 Grundlegende Ansätze ethischer Urteilsbildung

In diesem Kapitel werden unterschiedliche Begründungsverfahren der Ethik dargelegt, die für die Pflegeethik besondere Bedeutung haben.

Im Alltag werden moralische Handlungen *subjektiv* bewertet und können einer *objektiven* Beurteilung meist nicht standhalten. Ethische Entscheidungen sollen nicht allein aus „dem Bauch heraus" getroffen oder bloß nach subjektiver Einschätzung begründet werden, sondern erfordern eine systematische Reflexion und ethisch fundierte Argumentation.

Ethische Begründungsverfahren bieten allgemein gültige Methoden und Ansätze zur Reflexion eigener Handlungsmuster. Es gibt nicht *die* ethische Urteilsbegründung, sondern es existieren vielfältige ethische Theorien und Ansätze, die unterschiedliche moralische Standpunkte vertreten.

subjektiv
zu einer Person (einem Subjekt) gehörend; von persönlichen Gefühlen bestimmt, parteiisch

objektiv
sachlich, unvoreingenommen, neutral

In diesem Kapitel geht es um
- … die verschiedenen Theorien in ihren Grundprinzipien.
- … die Konsequenzen der Anwendung unterschiedlicher Theorien und Prinzipien für die ethische Begründung des Handelns.

Lernziel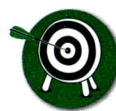

Ethische Begründungsverfahren bieten allgemein gültige Theorien und Ansätze zur Reflexion eigener Handlungsmuster. Sie helfen uns, unterschiedliche Aspekte eines ethischen Problems sichtbar zu machen und zu verstehen, welche Werte und Normen oder Prinzipien zur Diskussion stehen.

Die traditionellen Theorien ethischer Normbegründung lassen sich in zwei unterschiedliche Grundrichtungen einteilen, entweder
- nach einem (formalen) Prinzip oder Gesetz, dem sich der Handelnde verpflichtet, daher *deontologische/deontische* Ethik genannt (griech. *déon* = Pflicht). Darunter fällt z. B. die Kantische Ethik. Oder
- nach einem als gut bestimmten Ziel (griech. *télos*), das Aristoteles als „eudaimonia", das gute oder gelungene Leben, bezeichnet, daher teleologische Ethik genannt. Eine weitere teleologische Ethik stellt der Utilitarismus oder die konsequenzialistische Ethik dar, die an den Konsequenzen bzw. am Nutzen einer Handlung für das Wohl der Allgemeinheit orientiert ist.

Deontologie
griech. *to déon* = die Pflicht, das Gesollte, das Erforderliche, das Verpflichtende; griech. *logos* = Wort, Lehre, Rede; zentraler Begriff der griechischen Philosophie; Deontologie (Pflichtethik): Ethik auf der Grundlage von Pflichten und moralischen Gesetzen

lat. *telos* = das Ziel
lat. *utilis* = nützlich

Abbildung 4
Begründung einer Handlung

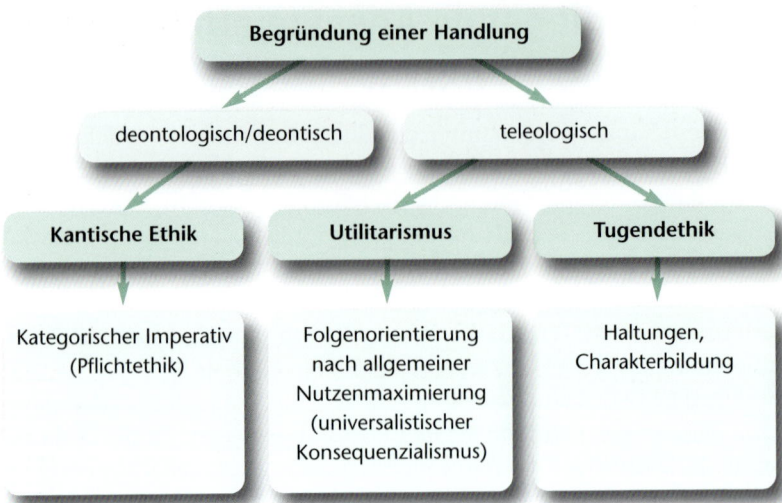

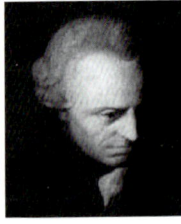

Immanuel Kant (1724–1804), deutscher Philosoph
Werke: u. a. *„Kritik der reinen Vernunft"* (1781), *„Grundlegung zur Metaphysik der Sitten"* (1785), *„Kritik der praktischen Vernunft"* (1788)) und *„Metaphysik der Sitten"* (1797)

Aufklärung
(16./17. Jahrhundert) *Sapere aude* („Habe Mut, dich deines eigenen Verstandes zu bedienen") ist der Wahlspruch der Aufklärung

Vernunft
Denken, Rationalität;
Praktische Vernunft: auf das Handeln bezogenes Denken, d. h., der Wille und das praktische Handeln sind nach Kant durch ein Vernunftgesetz bestimmbar;
Vernunftprinzip: Ein Gesetz der Vernunft muss für alle vernünftigen Wesen (Menschen) gelten.

„Die eine" ethische Urteilsbegründung gibt es nicht. Vielmehr existieren vielfältige ethische Ansätze, die unterschiedliche moralische Handlungsweisen vertreten. Ein Ansatz alleine liefert keine befriedigende Antwort auf die Gesamtheit ethischer Fragestellungen. Im Pflegealltag hängt die Wahl des ethischen Begründungsansatzes von der Art des ethischen Problems ab. So bedient man sich z. B. bei Fragen nach dem richtigen Umgang mit Patientenaufklärung oftmals an pflicht- und tugendethischen Argumenten und wenn es um Fragen der Gerechtigkeit (wie der Verteilung knapper Güter) geht, bezieht man sich oft auf konsequenzialistische Ethiktheorien (Monteverde 2012, S. 23).

2.1 Kantische Ethik

Die Kantische Ethik ist eine deontologische Ethik (Pflichtethik) und sieht die innerliche Bindung an moralische Pflichten als das Wesen der Moral. Die Pflichtethik besagt, dass es Pflichten gibt, die jeder Mensch erfüllen soll. Der moralische Gehalt einer Handlung wird einzig von der Absicht bzw. Gesinnung her, die einer Handlung zugrunde liegt, beurteilt. Dies bedeutet: Ob eine Handlung gerecht bzw. moralisch gut oder schlecht ist, hängt nicht von den Handlungsfolgen ab (z. B. ein Versprechen ist zu halten, unabhängig von den Folgen).

Immanuel Kant, der wohl bedeutendste Philosoph der deutschen *Aufklärung*, geht davon aus, dass jeder moralischen Handlung die Einsicht in das Gute und Richtige verpflichtend vorangeht. Da wir aber nicht reine *Vernunft*wesen, sondern auch mit Trieben, Begierden und Leidenschaften ausgestattete Naturwesen sind, werden unsere Handlungen weitgehend von unseren Neigungen angetrieben. Diese fließen nach Kant in subjektive Prinzipien des Handelns ein, nach welchen der

Mensch sein Handeln ausrichtet. Kant nennt diese Handlungsprinzipien *Maximen*. Dem Handeln aus Selbstinteresse tritt die Stimme der Vernunft als moralische Pflicht gegenüber. Während ein hungriger Wolf seinem Instinkt folgt und ein schwächeres Tier reißt, kann der Mensch die Gesetze der Natur überwinden und ist dadurch zu moralischem Handeln aufgefordert. Er besitzt die Freiheit, sich selbst ein Gesetz zu geben. Diese Freiheit zur Selbstbestimmung, durch die erst moralisches Handeln möglich wird, nennt Kant *Autonomie*.

▶ **Grundfrage**:
Kant geht der Frage nach: Was motiviert uns nun zum guten Handeln? Er findet die Antwort darin, dass „allein ein guter Wille" (Kant, GMS, BA 1,2) zu rechtem Handeln motiviert. Bei Kant sind nicht schon die Talente eines Menschen gut, sondern der Wille bestimmt erst den Charakter. Gute Eigenschaften eines Menschen sind nicht an sich gut, sondern hängen davon ab, was der Mensch daraus macht. Er kann daher nur bedingt als gut erkannt werden. So kann z. B. Klugheit auch für raffinierte Verbrechen eingesetzt werden. Erst wenn Naturgaben von einem guten Willen gelenkt werden, sind sie auch als gut zu betrachten. Daher hat der vernunftbegabte Mensch die Pflicht, sich immer wieder für das Gute und Richtige zu entscheiden. Genau diese Verbindlichkeit nennt Kant Pflicht. „Pflicht ist die Notwendigkeit einer Handlung aus Achtung fürs Gesetz." (Kant, GMS, BA 14)

▶ **Ethische Handlungsbegründung**:
An dieser Stelle differenziert Kant im Handeln zwischen „pflichtgemäß" und „aus Pflicht".
Mit **pflichtgemäß** meint Kant, dass eine Handlung zwar nach außen moralkonform erscheint, jedoch in selbstsüchtiger Absicht oder aus Bequemlichkeit geschieht. Ein Beispiel: Wenn ich für eine pflegebedürftige alte Frau nur deshalb den Einkauf erledige, weil sie mir dafür jedes Mal ein großzügiges Trinkgeld gibt, handle ich zwar nach außen pflichtgemäß, meine Gesinnung ist aber eigennützig.

Dagegen ist eine Handlung **aus Pflicht** frei von selbstsüchtiger Absicht und erfolgt allein aus Achtung für das „moralische Gesetz", das sich der gute Wille nach kritischer Prüfung selbst gibt. Dies ist etwa der Fall, wenn ich einer hilfsbedürftigen Frau über die Straße helfe oder den Einkauf erledige – ohne eigennützige Erwartung. Wenn ich dagegen jemandem nur helfe, weil mir die Person sympathisch ist, so ist dies nach Kant wiederum nur pflichtgemäßes Handeln bzw. Handeln aus Neigung. Pflicht und Neigung können aber auch zusammenfallen. Ebenso gut ist mein Handeln, wenn ich das Gute mit Vorliebe tue, weil ich mit dieser Person befreundet bin oder sie mir einfach sympathisch ist.

Maxime
Leitsatz; Maximen haben gewissen Allgemeinheitswert, aber nicht für Situationen, sondern sie sollen für das ganze Leben anwendbar sein. Maximen im Sinne einer allgemeinen Regel gelten für alle vernünftigen Wesen, nicht nur für eine bestimmte Gruppe oder einzelne Personen

Autonomie
griech. *autós* = selbst; *nómos* = Gesetz: Selbstgesetzgebung, Selbstbestimmung; die Möglichkeit und die Fähigkeit, sein Leben nach eigener Ansicht zu gestalten und zu lenken
Gegensatz: Heteronomie griech. *heteros* = anders, *nómos* = Gesetz: Fremdgesetzlichkeit, Fremdbestimmung.

Mit Gesetz meint Kant das moralische Gesetz, das sich der Mensch selbst auferlegt (Autonomie)

Kernaussage

Pflichtbegriff bei Kant
Kant meint mit **Pflicht** nicht das unreflektierte Befolgen von äußeren Normen, Regeln, Gesetzen und Anordnungen, sondern dass der Mensch jenem Gesetz folgt, das er selbst nach kritischer Prüfung als das moralisch Richtige erkannt hat.

Für Kant besteht Pflicht also darin, dass der Mensch, der zur freien Willensentscheidung fähig ist, sein Handeln nach eigenen Vernunftgründen bestimmt, d. h. sich selbst das Gesetz gibt (Autonomie). Dieses Gesetz muss **unbedingt** gelten und **universell** (d. h. für alle Menschen gleichermaßen gültig) sowie **widerspruchsfrei** sein.

Es kann dem freien Willen nicht von außen auferlegt werden, da er sonst nicht frei, sondern fremdbestimmt wäre. Daher muss sich der freie Wille jenes Gesetz selbst geben, nach dem er unabhängig von sinnlichen Antrieben (Begierden, Neigungen und Leidenschaften) handelt. Bei Kant werden nur Handlungen aus gutem Willen als moralisch gut beurteilt.

Oberstes Moralprinzip
Höchste Prinzipien gelten unbedingt und uneingeschränkt für alle sowie universal, d. h. sie sind nicht nur für den Einzelnen oder für eine bestimmte Gruppe oder bestimmte Situationen gültig; z. B. Kants Kategorischer Imperativ

„Was soll ich tun?" lautet die zentrale Frage der Ethik Kants. Er hat es sich zum Ziel gesetzt, ein *oberstes moralisches Prinzip* zu begründen, das für alle Menschen und in allen erdenklichen Situationen Gültigkeit hat. Dieses Prinzip nennt er *kategorischer Imperativ*. Er stellt für Kant das allgemein verbindliche Sittengesetz dar und drückt den freien Willen aus.

Kategorischer Imperativ
lat. *categoricus* = unbedingt gültig, widerspruchslos
Imperativ = lat. Befehl, Aufforderung

Der kategorische Imperativ dient als **formales Prüfverfahren** für die subjektiven Handlungsgrundsätze (Maximen), ob sie dem Verallgemeinerungstest standhalten. Dieser drückt sich als allgemeines Sittengesetz in fünf Formeln (drei Hauptformeln und zwei Unterformeln) aus, wobei besonders die Verallgemeinerungsformel und die Selbstzweckformel für die Pflege und Medizin nach wie vor von Bedeutung sind.

a) Verallgemeinerungsformel:

„[H]andle nur nach derjenigen Maxime, durch die du zugleich wollen kannst, dass sie ein allgemeines Gesetz werde."
(Kant, Grundlegung zur Metaphysik der Sitten (GMS), BA 52)

Demnach ist eine Handlung dann als moralisch richtig zu bezeichnen, wenn sie als allgemeines Gesetz formuliert werden kann, d. h. wenn jeder vernünftige Mensch dem zustimmen könnte.

In einer weiteren Formel, der sogenannten „Selbstzweckformel", weist Kant darauf hin, dass der Mensch keine Sache, sondern selbst Zweck der Handlung ist und niemals nur als Mittel für die Erreichung anderer Ziele missbraucht werden darf.

b) Selbstzweckformel:

„*Handle so, dass du die Menschheit, sowohl in deiner Person, als in der Person eines jeden andern, jederzeit zugleich als Zweck, niemals bloß als Mittel brauchest.*" (Kant, GMS, BA 67)

Der Mensch existiert als Zweck-an-sich-selbst und „hat nicht bloß einen relativen Wert, d. i. einen Preis, sondern einen inneren Wert d. i. Würde" (Kant, GMS, BA 78). Diese ist nach Kant darin begründet, dass der Mensch als vernünftiges Wesen in der Lage ist, sich selbst Zwecke zu setzen (selbstbestimmt zu entscheiden). Deshalb handelt man der Menschenwürde zuwider, wenn man einen anderen Menschen ohne seine Zustimmung bloß als Mittel für eigene Zwecke gebraucht, ihn instrumentalisiert, im medizinischen und pflegerischen Bereich etwa durch Humanforschung oder Organhandel. **Für Kant gilt die absolute Achtung vor dem Anderen als oberste Pflicht.**

Die kantische Ethik spielt auch eine bedeutende Rolle in der philosophischen Diskussion um die Menschenwürde und die Menschenrechte, insbesondere in der Forschung am Menschen (vgl. Wiesing ²2004, S. 25 f.).

> Die **kantische Ethik** bemisst die moralische Qualität des Handelns nach dem Motiv der Handlung. Dabei gilt der gute Wille als moralisch wertvoll und drückt sich als die selbst auferlegte Pflicht zum guten Handeln gemäß dem kategorischen Imperativ aus.

Kernaussage

Nachstehende Beispiele verweisen auf eine Verletzung der Menschenwürde:

Beispiel Medikamentenerprobung

Eine Medikamentenerprobung mit dem Ziel, andere zu heilen, ohne vorher den Patienten zu informieren und seine Zustimmung einzuholen, ist nach Kant als verwerflich zu beurteilen. Nach Kant darf ein Mensch niemals bloß als Mittel für die Erreichung von Interessen anderer instrumentalisiert werden.

Beispiel praktische Diplomprüfung

Um das Diplom zur allgemeinen Gesundheits- und Krankenpflege zu erlangen, muss jeder Schüler eine Prüfung am Krankenbett in der direkten Patientenbetreuung ablegen. Hierzu wird der Schüler von mindestens zwei dem Patienten fremden Personen begleitet und der Patient wird während der gesamten Betreuungszeit (z. B. Körperpflege etc.) beobachtet. Diese Situation ist ein Eingriff in die Intim- und Privatsphäre jedes Menschen. Ohne direkte Zustimmung des

Patienten mit vorheriger Information über die Situation darf eine derartige Prüfung nicht stattfinden. Wäre dies der Fall, so würde der Patient als Mittel zum Zweck missbraucht.

Kritikpunkte: Die Kantische Ethik wird in Fachkreisen kontrovers diskutiert.

Tabelle 3
Stärken und Schwächen der Deontologie

Deontologie	
+ Einfache Anwendung des Verallgemeinerungsverfahrens. Meine Handlung wird dann als sittlich anerkannt, wenn ich widerspruchsfrei wollen kann, dass jeder in meiner Situation nach meiner Maxime handelt – Universalisierbarkeit. + Die absolute Unantastbarkeit der Menschenwürde, welche im aktuellen Kontext aktueller ethischer Probleme relevant ist.	− Fehlen einer inhaltlichen Begründung von Kriterien und Regeln, dies verursacht Schwierigkeiten bei der praktischen Anwendung in komplexen Konfliktsituationen. − Bewertung der momentanen moralischen Qualität; Handlungsfolgen bleiben bei der moralischen Beurteilung einer Handlung unberücksichtigt.

lat. *utilitas* = Nützlichkeit, Glück, Vorteil, Wohl

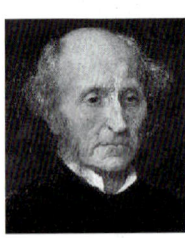

John Stuart Mill (1806–1873), Zentrale Werke: *„On Liberty"* („Über die Freiheit") und *„Der Utilitarismus"*. Sie galten als seine Hauptwerke in der Moralphilosophie)

Hedonismus
ethische Richtung, die Lust und Genuss als Motiv und Ziel sittlichen Lebens sieht griech. *hedone* = Lust, Freude, Genuss

Präferenz
Vorzug, Vorrang, Interesse, Begünstigung einer Alternative

2.2 Utilitarismus

Der **Utilitarismus** bezeichnet eine konsequenzialistische Theorie und hat die **Folgen** bzw. **Konsequenzen** einer Handlung im Blick, die maßgeblich für die moralische Bewertung einer Handlung sind. Der **Utilitarismus** wurde im 18. Jahrhundert vom britischen Philosophen Jeremy Bentham begründet und von **John Stuart Mill** weiterentwickelt. Diese Denkrichtung ist vor allem im angelsächsischen Raum stark vertreten. Als klassische Gegenposition zur kantischen Ethik, in der das Prinzip der Autonomie und Menschenwürde an oberster Stelle steht, orientiert sich dieser Ansatz an der allgemeinen **Nutzenmaximierung**. Bentham formulierte den wesentlichen ethischen Grundsatz als „**das Prinzip des größten Glücks der größten Zahl**". Nicht das Wohl des Einzelnen steht im Vordergrund, sondern das Wohl oder Glück aller bzw. der Mehrheit der Betroffenen (Sozialprinzip). Dieses *hedonistisch* geprägte Handeln zeigt sich in der Vermehrung von Lust bzw. Freude und der Minimierung von Unlust, Schmerz oder Leid.

Hier lässt sich das Beispiel der Medikamentenerprobung des vorigen Kapitels rechtfertigen, da der Nutzen für eine große Zahl handlungsleitend ist.

Während im klassischen Utilitarismus die Parameter Glück und Wohlergehen das Gute bestimmen, orientieren sich zeitgenössische Versionen des Utilitarismus an der maximalen Erfüllung von *Präferenzen* (Interessen). Der Nutzen bezieht sich auf die größtmögliche Präferenzerfüllung für alle bzw. möglichst viele.

Als bekanntester Vertreter des sogenannten **Präferenzutilitarismus** (Interessenutilitarismus) im Bereich der *Bioethik* ist der vor allem wegen seiner Thesen zur Euthanasie nicht unumstrittene australische Philosoph und Bioethiker **Peter Singer** zu nennen (vgl. Singer, Praktische Ethik, ²1994). Die Präferenzen bilden die Bewertungskriterien einer moralischen Handlung. Demnach wird eine Handlung dann als moralisch richtig beurteilt, wenn sie mit den Präferenzen der Betroffenen übereinstimmt. Dabei zählt nicht bloß die Befriedigung der Interessen einer einzelnen Person, sondern fordert, jene Handlung zu wählen, die insgesamt für alle Betroffenen die besten Konsequenzen hat:
„*Anstelle meiner eigenen Interessen habe ich nun die Interessen aller zu berücksichtigen, die von meiner Entscheidung betroffen sind. Dies erfordert von mir, dass ich alle diese Interessen abwäge und jenen Handlungsverlauf wähle, von dem es am wahrscheinlichsten ist, dass er die Interessen der Betroffenen weitgehend befriedigt.*" (Singer 1994, S. 30)

Singer fordert einen Richtungswechsel von materiellen Eigeninteressen weg zu tugendhaftem Verhalten, das den Gemeinsinn fördert.

Als Minimalkriterium für das Vorliegen von Interessen gilt die Leidensfähigkeit, die nicht nur Menschen, sondern allen Lebewesen zukommt. Nach dem Utilitaristen Singer gibt es Personen, die keine Menschen sind (z. B. höher organisierte Tiere), und umgekehrt Menschen, die keine Personen sind (z. B. Fötus, Neugeborene, Wachkoma-Patienten, da sie kein Bewusstsein und damit keine Persönlichkeit haben). Damit ist der Zusammenhang von Mensch und Person aufgehoben.

Aus der Position Singers heraus ist die Tötung eines Wesens, das über Zukunftspräferenzen verfügen kann, als verwerflich zu beurteilen. Andererseits sieht er die Tötung behinderter Säuglinge als moralisch unbedenklich, ja sogar moralisch geboten, da sie „eine Bedrohung für das Glück der Eltern und anderer Kinder, die sie vielleicht haben", bedeuten (Singer ²1994, 234). Des Weiteren argumentiert Singer, dass schwerstbehinderte Säuglinge nicht selbstbewusst und vernunftbegabt und somit keine Personen sind. Daher kann ihnen kein Lebensrecht zugeschrieben werden (vgl. ebd., S. 234 f.).

> Im Utilitarismus bemisst sich die moralische Qualität des Handelns nach dem größten Nutzen für möglichst viele Menschen.

Beispiel Schwangerschaftsabbruch

Eine schwangere Frau erhält die Diagnose, dass ihr heranwachsendes Kind geistig schwer behindert ist. Aus utilitaristischer Sicht bedeutet in diesem Fall ein Schwangerschaftsabbruch die Vermeidung

Bioethik

engl. *bioethics*: Diese Bezeichnung aus dem anglo-amerikanischen Raum ist weitgehend mit *medical ethics*/medizinischen Ethiken gleichzusetzen (siehe Kap. 3.1 „Ethik in der Medizin")

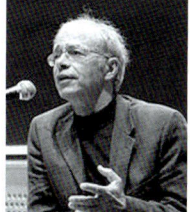

Peter Singer (geb. 1946) Professor am Center for Human Values der Princeton University. Werke: u. a. *„Praktische Ethik"* (1979); *„Wie sollen wir leben? Ethik in einer egoistischen Zeit"* (1996)
Sein Werk *„Animal Liberation. Die Befreiung der Tiere"* (1975) gilt als Klassiker der Tierethik. Singer leistete damit einen wesentlichen Beitrag zur Begründung der Tierrechtsbewegung. Er tritt für die Gleichbehandlung aller leidensfähigen Wesen ein und fordert die Abschaffung der industriellen Nutztierhaltung.

> von Leid für alle Betroffenen, also ein Nutzen für Eltern, Gesellschaft u. a. Denn nicht das Wohl des Einzelnen hat Vorrang, sondern das Wohl der Mehrheit. Zudem kommt nach dem Präferenzutilitarismus hinzu, dass ein Mensch ohne Bewusstsein keine Person ist und daher nicht als schutzbedürftig gilt.

Kritikpunkte: Auch beim utilitaristischen Ansatz lassen sich Stärken wie Schwächen identifizieren.

Tabelle 4
Stärken und Schwächen des Utilitarismus

Utilitarismus	
+ einfache und klare Struktur + Die Anwendung von rationalen, nachvollziehbaren Methoden und der Bezug zu inhaltlichen, konkreten Werten. + Großes Augenmerk wird auf die zu erwartenden Folgen gelegt. + Orientierung an empirischen Gegebenheiten und Interessen der Menschen.	− Es bleibt ungeklärt, wie das Ziel als das „größte Glück" unterschiedlicher Individuen gedeutet werden soll. Demnach zeigt sich dieser Ansatz als rein subjektionistisch. − „Gute" Folgen sind oftmals nur durch „schlechte" Mittel erreichbar. Außerdem sind Folgen und Nebenfolgen beim Nutzenkalkül nie völlig vorauszuplanen. − Der Utilitarismus berücksichtigt ausschließlich die Nutzensumme, aber nicht die Nutzenverteilung und vernachlässigt damit einen wesentlichen Aspekt der Moral, die Verteilungsgerechtigkeit. (Einzelinteressen werden zugunsten einer größeren Zahl vernachlässigt.) − Personen werden zu Nutzenträgern reduziert; keine Beachtung der Menschenrechte.

2.3 Tugendethik (Strebensethik)

Tugend
Tauglichkeit; durch Übung erworbene Haltung, wodurch der Mensch die Fähigkeit besitzt, in jeder Situation das ethisch Richtige zu tun

Die *Tugend*ethik erlangte in den letzten Jahrzehnten wieder vermehrt an Bedeutung. Aristoteles als der Begründer der Tugendethik geht davon aus, dass jeder Mensch nach einem Gut strebt. Daher wird die aristotelische Tugendethik mit der zentralen Frage „Wie soll ich leben?" auch als Strebensethik bezeichnet. Im Verständnis der klassischen Ethik ist die Tugend eine erworbene Haltung, die uns zu moralisch gutem Handeln qualifiziert.

Nach **Aristoteles** besteht das Ziel der Ethik einen guten, d. h. tugendhaften Charakter zu erwerben. Zu den wesentlichen Merkmalen des ethisch Guten gehört nach der antiken Tugendethik die soziale Dimension der menschlichen Existenz. Dies erfordert die bewusste Formung charakterlicher Anlagen.

In seinem Werk der „Nikomachischen Ethik" geht Aristoteles der Frage nach, was das Gute sei, nach dem alle Menschen streben. Die Antwort findet er in der Glückseligkeit (eudaimonia) das vollkommene und selbstgenügsame Gut als das höchste Ziel, das Endziel allen menschlichen Strebens. Dieses höchste Gut besteht im „Gut-Leben" wie im „Gut-Handeln". Über die Tugenden versucht er das Gute näher zu bestimmen. So gelten die vier *Kardinaltugenden* **Klugheit, Gerechtigkeit, Besonnenheit (Mäßigkeit) und Tapferkeit (heute Zivilcourage)** als erstrebenswerte Auszeichnung einer Person. Tugenden veranlassen Menschen dazu, ihre Triebe und Affekte zu zähmen, ihren Charakter zu kultivieren und die moralische Wahrnehmung zu schärfen. Er postuliert dabei eine Ethik des Maßhaltens, d. h., die richtige Mitte zwischen Übermaß und Mangel zu treffen (Mesotes-Lehre). Gemäß der Lehre von der Mitte bewegt sich beispielsweise die Tugend der Tapferkeit zwischen den Extremen Feigheit und Tollkühnheit, die Besonnenheit zwischen Zügellosigkeit und Stumpfheit.

Nach Aristoteles ist der Mensch formbar und hat eine Natur, die Tugenden aufnehmen kann. Sie sind einerseits durch Erziehung, andererseits durch Selbstkultivierung des Charakters erlernbar.

Im Unterschied zur Pflichtenethik, in der es vor allem um Prinzipien und Regeln geht, und dem Utilitarismus mit seiner Nutzenmaximierung, orientiert sich die zeitgenössische Tugendethik an der Haltung einer Person bzw. der Ausbildung einer moralischen Kompetenz. Sie bezeichnet die Fähigkeit zu wissen, was in der jeweiligen Situation das Gute ist und wonach wir unser Handeln ausrichten sollen.

Kardinaltugenden
Grund- oder Haupttugenden, die vier Kardinaltugenden übernahm Aristoteles von seinem Lehrer Platon

griech. *mesotes* = Mitte

Die **Tugendethik** beschreibt Grundhaltungen bzw. Charaktereigenschaften, durch die gutes Handeln möglich wird.
Tugenden stehen immer in einem zeitlichen und kulturellen Kontext und bedürfen einer ständigen kritischen Überprüfung.

Kernaussage

Kritikpunkte: Die Tugendethik unterliegt unterschiedlichen Vor- und Nachteilen in der Bewertung bezüglich der Anwendbarkeit.

Tugendethik	
+ Charaktertugenden setzen stabile Rahmenbedingungen und zerbrechen nicht (Diskriminierung, Korruption, Verfolgung, Unterdrückung, ...)	− Eine Bewertung bezieht sich auf die Person und nicht auf konkrete Handlungen.
	− Der Universalisierbarkeitsanspruch ist nicht immer erfüllt (auch tugendhaften Menschen können schwerwiegende Fehler unterlaufen).
+ Im Gesundheitswesen ist eine sittliche Grundhaltung, die zu gutem Handeln disponiert, besonders wichtig, um den situativ wechselnden Anforderungen zu entsprechen.	− Diese Sicht der Tugenden ist nur begrenzt übertragbar auf moderne pluralistische Gesellschaften, da keine einheitlichen Wertvorstellungen vorhanden sind.
+ Tugenden verleihen eine charakterliche Festigkeit, um mit dem Leiden und den Bedürfnissen der Patienten umgehen zu können.	− Es fehlen verallgemeinerbare Kriterien für die Beurteilung moralischer Handlungen in Konfliktfällen – eine Ergänzung wird von Kritikern als notwendig erachtet.

Tabelle 5
Stärken und Schwächen der Tugendethik

Die Tugendethik von Aristoteles ist für die Pflege insofern von Bedeutung, als eine gefestigte Haltung mit internalisierten Tugenden wie z. B. Zivilcourage eine positive Wirkung auf die pflegerische Betreuung der Patienten hat. Der Erwerb einer tugendhaften Haltung ist eine bewusste Entscheidung, die eine ständige kritische Reflexion des eigenen Handelns und praktische Erfahrung erfordert.

Tugendethische Ansätze sind gegenwärtig wieder verstärkt in das Interesse der Pflegeethik gerückt. In Tugenden drückt sich die moralische Kompetenz aus, z. B. zeigt sich eine ganzheitliche Haltung durch die Verwirklichung zugrundeliegender Werte. Sie ermöglichen Pflegenden, aus innerer Überzeugung gut zu handeln. Armstrong (2006) begründet den Begriff **moralischer Weisheit** als eine Metatugend, die sich durch folgende Fähigkeiten ausdrückt:

- Moralische Wahrnehmung: Erkennen moralisch relevanter Tatsachen
- Moralische Sensibilität: Erkennen von Bedürfnissen und Interessen
- Moralisches Vorstellungsvermögen: Empathie, sich in die Lage des anderen versetzen können

Weiters sind für Armstrong die Tugenden des Mitleids, des Mutes, des Respekts, der Geduld, der Gerechtigkeit, der Vertrauenswürdigkeit und der Aufrichtigkeit für die pflegerische Beziehung konstitutiv (vgl. Monteverde 2009, S. 67).

Vertiefung des Lernstoffes

Zusammenfassung

- Kantische Ethik
- Pflichtbegriff bei Kant
- Kategorischer Imperativ
- Utilitarismus
- Nutzenmaximierung
- Präferenzutilitarismus
- Tugendethik, Pflegerische Tugenden

Zum Üben

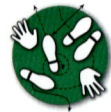

Die pflegerische Relevanz ethischer Positionen zur Urteilsbildung soll anhand eines Fallbeispiels aus dem pflegerischen Alltag veranschaulicht werden. Dadurch soll eine Verbindung zwischen ethischer Theorie und beruflicher Praxis hergestellt werden.

> **Fallbeispiel: Herr Kosting**
> Herr Kosting hatte ein gutes Leben. Als 82-Jähriger ist er mittlerweile schon fast 20 Jahre als erfolgreicher Geschäftsmann pensioniert. In den vergangenen Jahren hat er seine zahlreichen Hobbys und Kontakte genossen. Nun liegt er mit Prostatakrebs

in fortgeschrittenem Stadium im Krankenhaus. Metastasen haben seine Knochen befallen, und infolge einer Wirbelverschiebung im Rücken sind seine Beine teilweise gelähmt. Von einer Zytostatika-Behandlung ist nichts mehr zu erwarten, die Behandlung ist insbesondere auf Schmerzlinderung und die Prophylaxe von weiteren Frakturen und Dekubitus gerichtet. Ärzte und Pflegepersonen gehen davon aus, dass er nicht mehr lange zu leben hat.

Herr Kosting fühlt sich selber todmüde und leidet unter Übelkeit. Durch die Medikamente ist er darüber hinaus oft schläfrig und verwirrt. Zwischendurch verhält er sich wiederholt „aufsässig", will „raus", verweigert die Nahrung und widersetzt sich der Pflege. Kommunikation mit ihm ist kaum möglich. Er scheint häufig Angst zu haben, schaut dann wild um sich und ruft nach seiner vor vielen Jahren verstorbenen Frau.

Während der Besuchszeit entdeckt der einzige Sohn von Herrn Kosting, dass sein Vater mit Fesseln ans Bett fixiert wurde. Entrüstet spricht er die Krankenschwester Beate darauf an, die ihm erklärt, dass dies notwendig sei, weil Herr Kosting immer wieder aufstehen will. „Es wäre wirklich unverantwortlich, das zuzulassen. Er weiß nicht mehr, was er tut, er würde sicherlich hinfallen und sich etwas brechen, und wir können auch nicht den ganzen Tag bei ihm sein! Nachts sichern wir auch sein Bett, denn er ist so unruhig."

Der Sohn hat dafür überhaupt kein Verständnis. „Natürlich ist er unruhig, wenn ihr ihn fesselt! Das könnt ihr einem Menschen, der sein Leben lang aktiv war, doch nicht antun. Bis vor kurzem wohnte er noch selbstständig zu Hause. Abgesehen davon hat er Angst in engen Räumen, seitdem er in einem Aufzug eingeschlossen gewesen ist. Ich finde dies alles unmenschlich und verlange, dass ihr euch etwas anderes einfallen lässt. Wenn er ab und zu aufstehen darf, wird er bestimmt ruhiger."

Schwester Beate erklärt noch einmal, dass der Bewusstseinszustand, die körperliche Schwäche und die Metastasen in den Knochen des Vaters es erforderlich machen, dass er im Bett bleibt. Schließlich verspricht sie, dass sie es erneut im Pflegeteam zur Sprache bringen wird. (Entnommen aus Arbeitsgruppe „Pflege und Ethik" der Akademie für Ethik in der Medizin e.V.)

1. Wie lässt sich die Situation aus deontologischer Sicht beurteilen?
2. Wie lässt sich die Situation aus utilitaristischer Sicht beurteilen?
3. Welche Rolle spielen Tugenden im Kontext des Fallbeispiels?

Zum Üben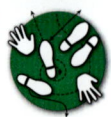

4. Wie lässt sich die Situation aus der Perspektive der Care-Ethik beurteilen?
5. Welche Argumentationsmöglichkeiten bieten die biomedizinischen Prinzipien für diese Situation? Werden Prinzipien verletzt, und wenn ja, welche?
6. Worin liegt die Verantwortung der Pflegeperson und wie lässt sich die Vorgehensweise der Pflegeperson rechtfertigen? Wann sind Zwangsmaßnahmen zu rechtfertigen?
7. Welche Handlungsalternative(n) könnten hier noch gefunden werden?
8. In welchem Zusammenhang stehen Moral, Ethik und Recht?

Zum Nachlesen

Fölsch, Doris (²2012): Ethik in der Pflegepraxis. Anwendung moralischer Prinzipien im Pflegealltag. Wien: facultas.wuv.
Zahlreiche Fallbeispiele aus der alltäglichen Pflegepraxis werden anhand der vier Prinzipien von Beachamp/Childress umfassend diskutiert. Offene Fragen regen zu eigenen Überlegungen und zur ethischen Reflexion an.

Körtner, Ulrich H.J. (²2011): Grundkurs Pflegeethik. Wien: facultas.wuv.
Dieses Buch eignet sich weiterführend zur ethischen Urteilsbildung, da es auf den pflegeethischen Kompetenzerwerb für sachkundige Entscheidungen im konkreten Einzelfall abzielt.

Pauer-Studer, Herlinde (2003): Einführung in die Ethik. Wien: Facultas.
Dieses Buch bietet eine kritische Einführung in ethische Theorien als Basiswissen für die weitere Auseinandersetzung.

3 Angewandte Ethik

Lernziel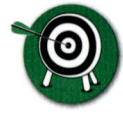

In diesem Kapitel geht es

… um den Bereich der Ethik in der Pflege in Gegenüberstellung der Ethik in der Medizin.

… darum, ein kritisches Bewusstsein im Kontext von Verantwortung in der Pflege und ihren Handlungsfeldern zu fördern.

… darum, den Inhalt des ICN-Ethikkodex und die Relevanz von Berufskodizes für Pflegende zu verstehen.

… darum, die Bedeutung der vier Prinzipien der Pflege- und Medizinethik und die Care-Ethik für die Pflegepraxis zu erklären, sowie deren Bezug zu den traditionellen Ethiktheorien zu beschreiben.

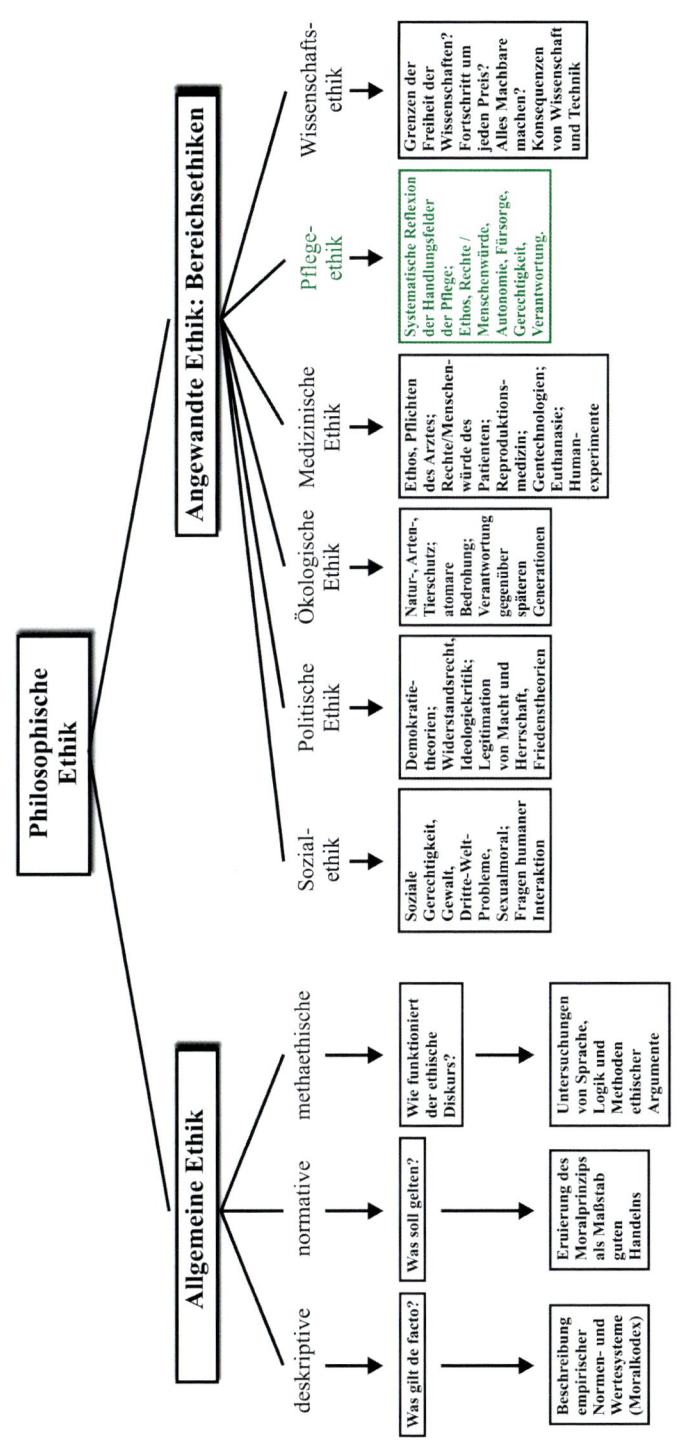

Abbildung 5
„Angewandte Ethik"
nach Pieper (1998), S. 22f.

Wie beschrieben, beschäftigt sich die allgemeine Ethik mit den theoretischen Grundlagen. Angewandter Ethik geht es um die Anwendung allgemeiner ethischer Theorien, Prinzipien oder Regeln auf bestimmte Lebens- und Handlungsbereiche und wird dadurch zu einer speziellen, „konkreten" Ethik (vgl. Pieper [6]2007, S. 92). Dementsprechend beschäftigt sich angewandte Ethik mit der Klärung moralischer Probleme u. a. im Bereich der Medizin oder im Bereich der Pflege. Die medizinische Ethik ist wie die Pflegeethik keine Sonderethik, sondern eine Ethik besonderer Situationen, d. h., es werden keine eigenen ethischen Theorien entwickelt, sondern als Basis dienen die Grundlagen der Allgemeinen Ethik.

Dennoch können ethische Theorien nicht direkt auf konkrete Problemsituationen angewandt werden. Vielmehr ist die Auseinandersetzung mit ethischen Grundbegriffen und Theorien als Voraussetzung für die Bewältigung ethischer Probleme unterschiedlicher Praxisbereiche zu sehen. Theoretische Ethik kann bestenfalls eine Orientierung in konkreten Situationen geben und steht mit der angewandten Ethik bzw. Bereichsethik in einem wechselseitigen Begründungsverhältnis. Letztere beschäftigen sich mit moralischen Fragen in wichtigen gesellschaftlichen Bereichen, dementsprechend können sich ihre inhaltlichen Schwerpunkte verändern.

Im Anschluss werden Pflege und Medizin als zwei Bereiche angewandter Ethik dargestellt und Ansätze zur ethischen Argumentation vorgestellt. Für die Ethik in der Pflege und der Medizin sind besonders die **vier Prinzipien der Pflege- und Medizinethik („Principles of Biomedical Ethics")** und die **Care-Ethik** von Bedeutung.

3.1 Ethik in der Pflege

Lay (2004) definiert Ethik in der Pflege folgendermaßen:

„Ethik in der Pflege ist die Reflexion moralischer Aspekte in den Handlungsfeldern der Disziplin Pflege (Pflegepraxis, Pflegemanagement, Pflegepädagogik und Pflegewissenschaft)."

Die einzelnen Bereiche beinhalten unterschiedliche Schwerpunkte, in denen sich ethische Fragen stellen.

In der **Pflegepraxis** bezieht sich Reflexion auf das direkte Pflegehandeln als Dienst am Menschen und ihren Bezugspersonen in stationären und ambulanten Kontexten (z. B. würdevoller Umgang mit nicht einwilligungsfähigen und dementen Menschen).

In der **Pflegepädagogik** geht es um die Aus-, Fort- und Weiterbildung, Beratung und Anleitung (Lehr- und Lernsituation in der direkten Pflegepraxis).

Das **Pflegemanagement** hat die Aufgabe des Führens, Leitens und Managens in unterschiedlichen Einrichtungen (z. B. Mitarbeiterführung,

Schaffung gerechter organisatorischer Rahmenbedingungen etc.) zu reflektieren.

Die **Pflegewissenschaft** hat die Forschung und Vermittlung neuester wissenschaftlicher Erkenntnisse im Blick (z. B. Wahrung der Sicherheit und Integrität der Probanden) (vgl. Lay 2004, S. 66 f.).

Die Ethik in der Pflege als Oberbegriff bietet Orientierung für moralisches Handeln in der Berufsausübung. Dem Aufgabenbereich der Pflege und dem gesellschaftlichen Wertewandel entsprechend hat sich die moralische Ausrichtung im Pflegeberuf verändert, vom demütigen Dienen und unreflektierten Gehorsam hin zu professionellem Pflegehandeln. Systematische Reflexion in den unterschiedlichen Handlungsfeldern der Pflege findet in letzter Zeit verstärkt statt (vgl. dazu Verena Tschudin [1988], Arie v. d. Arend/Chris Gastmans [1996], Marianne Arndt [1996], Marion Großklaus-Seidl [2002], Reinhard Lay [2004], Marianne Rabe [2009], Settimio Monteverde [2012], Doris Fölsch [2013] u. a.).

Pflegeethik verlangt ein kongruent gelebtes Ethos, um Werte und Normen nachhaltig umsetzen zu können. Zur Verinnerlichung von Werthaltungen bedarf es auch der rationalen Einsicht in das Gute.

3.1.1 Das Prinzip Verantwortung im pflegerischen Handeln

Das Berufsverständnis der Pflege hat sich zu einer eigenen Profession entwickelt und verfügt seit 1997 über einen eigen**verantwortlich**en Tätigkeitsbereich. All unsere pflegerischen Entscheidungen, Handlungen und Unterlassungen haben Konsequenzen.

Der Verantwortungsbegriff umfasst Handlungen im fachlichen wie im moralischen Sinne zu bewerten und zu rechtfertigen. Der Mensch bewegt sich in einer normativen Welt und besitzt Moralfähigkeit. Seine Handlungen sind von ihm frei bestimmbar und keine bloßen Naturereignisse. Daher ist Verantwortung ein Relations- bzw. Beziehungsbegriff, der nach Bayertz (1995, S. 15) mindestens drei Elemente in Beziehung zueinander bringt, nämlich der **Zuständigkeit**

- von einem **Subjekt** der Verantwortung (z. B. Pflegeperson, Arzt)
- für ein **Objekt** der Verantwortung (z. B. übernommene Aufgaben, Patienten, Kollegen, Vorgesetzte, Berufsstand, Institution, Gesellschaft)
- vor einem **System von Bewertungsmaßstäben** (z. B. Rechtssystem, Gesetz, Gericht, Gewissen, ..).

> **Verantwortung** bedeutet, dass der Mensch nicht nur für etwas (z. B. eine Handlung) verantwortlich ist, sondern auch gegenüber jemandem (z. B. dem Patienten) und vor einer urteilenden Instanz.

Kernaussage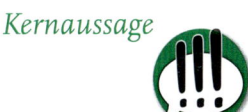

Die Bereitschaft, Verantwortung zu übernehmen, bedeutet, bereit zu sein oder verpflichtet zu werden, sich zu ver-antworten – jemandem Antwort zu geben auf die Frage: „Warum hast du so gehandelt?" Verantwortung bedeutet immer auch Beantwortung. Die Bedeutung dieser Frage findet sich im Begriff der Rechenschaftspflicht (vgl. Lenk 1998, S. 64). **Rechtfertigen** bedeutet, das eigene Handeln zu begründen, Stellung zu beziehen.

Verantwortung zu übernehmen setzt Zurechnungsfähigkeit durch entsprechende fachliche wie moralische **Kompetenz** voraus. Nun kann es vorkommen, dass eine Pflegeperson sich aufgrund einer besonderen Situation oder aufgrund ihres Ausbildungsstandes nicht ausreichend kompetent fühlt, bestimmte Aufgaben zu übernehmen. In diesem Fall ist sie dazu angehalten, ihre Unsicherheit ihren Vorgesetzten mitzuteilen. Denn **Verantwortung** zu tragen **setzt Kompetenz voraus**, d.h. die Handlung muss der ausführenden Person zugerechnet werden können. Bedingung für die Übernahme von Verantwortung ist die Zurechenbarkeit für die Handlung, die an Rechenschaftspflicht gebunden ist. Ebenso gilt es, eine Anordnung, die Zweifel über ihre ethische Qualität hervorruft, zu hinterfragen. Wenn die Anordnung dem Wohl und der Sicherheit des anvertrauten Patienten abträglich ist, ist es die Pflicht der Pflegeperson, sich zu widersetzen, auch wenn dies mit Unannehmlichkeiten verbunden ist.

Professionelle Pflege, in deren Zentrum der hilfsbedürftige Mensch steht, umfasst sowohl rechtliche wie moralische Verantwortung.

Rechtsverantwortung

Das österreichische Gesundheits- und Krankenpflegegesetz (1997) unterscheidet einen **eigenverantwortlichen**, einen **mitverantwortlichen** und einen **interdisziplinären** Tätigkeitsbereich. Der mitverantwortliche Aufgabenbereich der Pflege besteht in der Durchführungsverantwortung gegenüber ärztlichen Anordnungen.

Rechtliche Verantwortung besagt, dass ein *Rechtssubjekt* für das eigene Tun und die daraus entstehenden Folgen zur Rechenschaft gezogen wird, wobei Verantwortung hier im Sinne von Zurechenbarkeit einer Schuld oder Pflicht zu verstehen ist.

Eine Handlung mit moralischen gerechtfertigten Gründen ist nicht automatisch auch rechtlich legitim und umgekehrt gilt eine rechtlich legitime Handlung nicht automatisch als moralisch wertvoll.

Moralische Verantwortung

Sie ist am Wohl und der Würde des Menschen orientiert und besteht gegenüber anderen Menschen (universalmoralische Verantwortung) ebenso wie gegenüber einem selbst (Selbstverantwortung).

Im kantischen Sinne gesprochen handelt derjenige moralisch gut und richtig, der sich selbst zu moralischem Handeln verpflichtet. Der Mensch tritt vor sich selbst, d.h. vor sein **Gewissen** als innere moralische

---

Rechtssubjekt

Mit Rechtssubjekt werden die Träger von Rechten und Pflichten bezeichnet.

Instanz, um sich für sein Handeln zu rechtfertigen. Das Gewissen entscheidet nach dem Maßstab von Normen und Werten, die es aufgrund seiner Autonomie und Selbstbestimmung anerkennt. Dabei ist es Angeklagter, Richter und Gesetzgeber zugleich (vgl. Bayertz 1995, S. 19).

Die moralische Verantwortung ist individuell und universell gleichzeitig, da sie für jedermann in gleicher Situation gilt. Moralische Verantwortung ist nicht teilbar, nicht **subtrahierbar**, **nicht delegierbar**, wie z. B. die Aufgabenverantwortung, und ebenso kann sie **nicht auf- oder abgeschoben** werden (vgl. Lenk 1998, S. 281).

Eine moralische Handlung kann unter gesetzeswidrigen Umständen erfolgen, vor denen die handelnde Person Stellung zu beziehen hat bzw. für die sie gerichtlich verurteilt werden kann. Im Gegenzug dazu kann eine legitime Handlung unmoralisch sein. Moralische Verantwortung ist nicht vor Gericht einklagbar, oberste Instanz ist das eigene Gewissen.

Jemanden zu zwingen, gegen sein Gewissen zu handeln, würde bedeuten, jemandem etwas abzuverlangen, das er nicht verantworten kann. Anders verhält es sich, wenn Dritte betroffen sind (wenn beispielsweise Eltern aus religiösen Gründen eine lebensrettende Bluttransfusion verbieten). An diesem Punkt findet die Gewissensfreiheit ihre Grenze, da hier bereits die Freiheit des anderen beginnt (vgl. Pöltner 2002, S. 56).

> Verantwortliches Handeln setzt die Selbstverpflichtung einer Person zu moralischem Handeln voraus, sowie die Bereitschaft alle Folgen ihres Handelns zu tragen.

Kernaussage

Moralische Verantwortung kann sich auch auf Gruppen beziehen, kann aber nicht kollektiv übernommen werden, sodass dem einzelnen Mitglied keine Verantwortung zukäme.

„Jeder ist im System im Ganzen mitverantwortlich, soweit dieses von seinen Handlungs- und Eingriffsmöglichkeiten abhängt. Doch niemand ist für alles allein verantwortlich." (Lenk 1991, S. 71)

Lenk (S. 67) bestimmt die moralische Verantwortung somit als universal. Das bedeutet, dass niemand, der an ethisch verwerflichen Projekten teilnimmt, sich von moralischer Verantwortung freisprechen kann.

Die Pflegeperson muss bereit sein, jederzeit für ihr berufliches Handeln bzw. Unterlassen Rede und Antwort (gegenüber den Patienten, Kollegen und der Gesellschaft) zu stehen, Rechenschaft abzulegen und gegebenenfalls für schuldhaftes Verhalten die Konsequenzen zu tragen. An dieser Stelle ist zu bedenken, dass die Beziehung zwischen Pflegeperson und Patient im Verantwortungsbereich asymmetrisch ist und somit ein Ungleichgewicht der Machtverhältnisse besteht. Die mit der beruflichen Rolle verbundene Macht darf von Pflegenden im Beziehungsprozess nicht missbraucht werden und fordert einen sensiblen und empathischen Umgang mit verletzlichen Menschen. Die Pflegeperson verbringt sehr viel Zeit mit pflegerischer Tätigkeit beim Patienten und ist daher aufgerufen, ihr Handeln nicht nur fachlich, sondern auch hinsichtlich der eigenen Motivation für Verantwortlichkeit zu reflektieren und zu prüfen.

Die systematische Reflexion leistet einen wichtigen Beitrag, um die berufliche Identität nach außen wie nach innen zu stärken. Pflegende sind aufgerufen, im Rahmen ihrer Handlungsspielräume selber nachzudenken und Entscheidungen, die ihr berufliches Handeln unmittelbar betreffen, selbstständig zu fällen und professionell zu verantworten (vgl. Großklaus-Seidl 2002, S. 162). Für Pflegende ist es wichtig, eine eigene Berufsidentität zu entwickeln, klinische Situationen eigenständig wahrzunehmen, einzuschätzen, zu beurteilen und entsprechend zu handeln. Dies fordert auch der Internationale Berufskodex für Pflegende, der seit dem Jahr 1953 (inzwischen mehrmals überarbeitet) Gültigkeit hat. Vorläufer dieses international gültigen Berufskodex war das **„Florence-Nightingale-Gelübde"** aus dem 19. Jahrhundert, das Absolventinnen zahlreicher Krankenpflegeschulen bei ihrer Diplomierung ablegten. Nightingale war eine englische Krankenpflegerin, Gründerin der ersten Krankenpflegeschule in London (1860) und Pionierin der professionellen Pflegeausbildung.

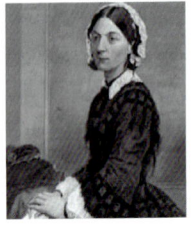
Florence Nightingale
(1820–1910)

Das Nightingale-Gelübde fand parallel zum hippokratischen Eid Anerkennung. Aspekte des Nightingale-Gelübdes haben heute nach wie vor Gültigkeit.

Florence Nightingale Pledge

„I solemnly pledge myself before God and in the presence of this assembly to pass my life in purity and to the practice my profession faithfully. I will abstain from whatever is deleterious or mischievous and will not take or knowingly administer any harmful drug. I will do all in my power to elevate the standard of my profession, and will hold in confidence all personal matters committed to my keeping and all family affairs coming to my knowledge in the practice of my calling. With loyalty will I endeavor to aid the physician in his work and devote myself to the welfare of those committed to my care."

Florence-Nightingale-Gelübde

„Ich gelobe feierlich vor Gott und in Gegenwart dieser Versammlung, dass ich ein reines Leben führen und meinen Beruf in Treue ausüben werde. Ich werde mich alles Verderblichen und Bösen enthalten und will wissentlich keine schädlichen Arzneien nehmen und verabreichen. Ich will alles tun, was in meiner Macht steht, um den Stand meines Berufes hochzuhalten und zu fördern, und ich will über alle persönlichen Dinge, die mir anvertraut werden, Schweigen bewahren; ebenso über alle Familienangelegenheiten, von denen ich in der Ausübung meines Berufes Kenntnis hatte. In Treue will ich danach streben, dem Arzte in seiner Arbeit zu helfen, und mich ganz einsetzen für das Wohl derer, die meiner Pflege vertraut sind."

3.1.2 Berufskodizes

Berufskodizes verkörpern bestimmte Wertvorstellungen, Normen und Ziele eines Berufes im gesellschaftlichen Zusammenhang und müssen laufend überprüft und aktualisiert werden. Die Formulierung berufsethischer Grundsätze für Pflegende nahm, wie oben erwähnt, bei Florence Nightingale ihren Ausgang.

> Ein Berufskodex bildet „ein zusammenhängendes Ganzes von ethischen Prinzipien und Regeln bezüglich der Ziele und Werte eines Berufes und der Haltung und des Verhaltens, die für das Fördern und Evaluieren des beruflichen Handelns notwendig sind". (van der Arend/Gastmans 1996, S. 56)

Kernaussage

Funktionen von Berufskodizes

Es können **vier Funktionen oder Ziele** unterschieden werden:
- Berufskodizes zeigen der Gesellschaft, dass die Gesundheits- und Krankenpflegepersonen das ihnen entgegengebrachte Vertrauen und die Verantwortung verstehen und akzeptieren.
- Sie bieten Richtlinien für professionelles Verhalten und professionelle Beziehungen als Grundlage für ethisch verantwortliches Handeln.
- Sie beschreiben die Position der Gesundheits- und Krankenpflegepersonen in ihrer Beziehung zum Patienten als die von Patientenvertretern, zu den Tätigen in anderen Berufen als die von Kollegen, zum Pflegeberuf als die von loyalen Mitarbeitern und zur Gesellschaft als die von Repräsentanten des Gesundheitswesens als Ganzes.
- Berufskodizes bieten der Berufsgruppe ein Mittel zur Selbstregulation (vgl. ebd., S. 56).

Berufskodizes können keine Handlungsanweisungen für konkrete Situationen anbieten. Sie stellen eine Orientierungshilfe für schwierige ethische Entscheidungen im pflegerischen Alltag dar. In berufsethischen Normen können nur Mindeststandards festgeschrieben werden, die durch ihre abstrakte und formale Fassung dem Anspruch auf universale Gültigkeit genügen sollen. Die Normen eines Berufskodex müssen mit den geltenden Normen einer Gesellschaft in Zusammenhang stehen. Gerade vom Pflegenden erwartet die Gesellschaft eine besondere Sorgfalt im moralischen Handeln.

Kernaussage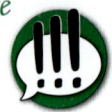

> Ein **Berufskodex** gibt der Gesellschaft gegenüber Auskunft über Werte und Normen, an denen eine Berufsgruppe ihr Handeln ausrichtet.

Die Inhalte des bekanntesten Berufskodex für Pflegende (ICN-Ethikkodex) sollen im folgenden Kapitel vermittelt werden.

ICN-Ethikkodex für Pflegende

Die Ethik mit bestimmten Normen und Werten steht im Mittelpunkt der Pflege und leitet pflegerisches Handeln. Der „**ICN-Ethikkodex**" als der bekannteste Berufskodex stellt eine Richtlinie für eine professionelle Orientierung an Normen und Werten auf internationaler Ebene dar. Parallel dazu existiert weltweit eine Vielzahl weiterer pflegerischer Berufskodizes.

Die Erstfassung eines internationalen Ethikkodex wurde 1953 vom Weltbund der Krankenschwestern und Krankenpfleger angenommen. Der Kodex wurde seither mehrmals überprüft und bestätigt, die letzte Überarbeitung wurde im Jahr 2006 vorgenommen und liegt seit 2010 in deutscher Übersetzung vor.

ICN
International Council of Nurses (Weltbund der Krankenschwestern und Krankenpfleger)
Der ICN besteht seit 1899 und setzt sich aus 128 nationalen Berufsverbänden der Pflege zusammen. Er vertritt weltweit Millionen von Pflegenden.

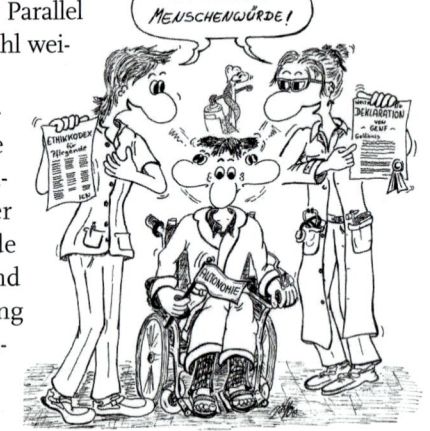

ICN-Ethikkodex für Pflegende

Präambel
Pflegende haben vier grundlegende Aufgaben: Gesundheit zu fördern, Krankheit zu verhüten, Gesundheit wiederherzustellen, Leiden zu lindern. Es besteht ein universeller Bedarf an Pflege.

Untrennbar von Pflege ist die Achtung der Menschenrechte, einschließlich des Rechts auf Leben, auf Würde und auf respektvolle Behandlung. Pflege wird ohne Wertung des Alters, der Hautfarbe, des Glaubens, der Kultur, einer Behinderung oder Krankheit, des Geschlechts, der sexuellen Orientierung, der Nationalität, der politischen Einstellung, der ethnischen Zugehörigkeit oder des sozialen Status ausgeübt.

Die Pflegende übt ihre berufliche Tätigkeit zum Wohle des Einzelnen, der Familie und der sozialen Gemeinschaft aus; sie koordiniert ihre Dienstleistungen mit denen anderer beteiligter Gruppen.

Elemente des Kodex
Der ICN-Kodex
Der ICN-Ethikkodex für Pflegende hat vier Grundelemente, die den Standard ethischer Verhaltensweisen bestimmen.

1. **Pflegende und ihre Mitmenschen**
   - Die grundlegende berufliche Verantwortung der Pflegenden gilt dem pflegebedürftigen Menschen.
   - Bei ihrer beruflichen Tätigkeit fördert die Pflegende ein Umfeld, in dem die Menschenrechte, die Wertvorstellungen, die Sitten und Gewohnheiten sowie der Glaube des Einzelnen, der Familie und der sozialen Gemeinschaft respektiert werden.
   - Die Pflegende gewährleistet, dass der Pflegebedürftige ausreichend Informationen erhält, auf die er seine Zustimmung zu seiner pflegerischen Versorgung und Behandlung gründen kann.
   - Die Pflegende behandelt jede persönliche Information vertraulich und geht verantwortungsvoll mit der Informationsweitergabe um.
   - Die Pflegende teilt mit der Gesellschaft die Verantwortung, Maßnahmen zugunsten der gesundheitlichen und sozialen Bedürfnisse der Bevölkerung, besonders der von benachteiligten Gruppen, zu veranlassen und zu unterstützen.
   - Die Pflegende ist auch mitverantwortlich für die Erhaltung und den Schutz der natürlichen Umwelt vor Ausbeutung, Verschmutzung, Abwertung und Zerstörung.

2. **Pflegende und die Berufsausübung**
   - Die Pflegende ist persönlich verantwortlich und rechenschaftspflichtig für die Ausübung der Pflege, sowie für die Wahrung ihrer fachlichen Kompetenz durch kontinuierliche Fortbildung.
   - Die Pflegende achtet auf ihre eigene Gesundheit, um ihre Fähigkeit zur Berufsausübung zu erhalten und sie nicht zu beeinträchtigen.
   - Die Pflegende beurteilt die individuellen Fachkompetenzen, wenn sie Verantwortung übernimmt oder delegiert.
   - Die Pflegende achtet in ihrem persönlichen Verhalten jederzeit darauf, das Ansehen des Berufs hochzuhalten und das Vertrauen der Bevölkerung in die Pflege zu stärken.
   - Die Pflegende gewährleistet bei der Ausübung ihrer beruflichen Tätigkeit, dass der Einsatz von Technologie und die Anwendung

neuer wissenschaftlicher Erkenntnisse vereinbar sind mit der Sicherheit, der Würde und den Rechten der Menschen.

3. **Pflegende und die Profession**
   ▶ Die Pflegende übernimmt die Hauptrolle bei der Festlegung und Umsetzung von Standards für die Pflegepraxis, das Pflegemanagement, die Pflegeforschung und Pflegebildung.
   ▶ Die Pflegende beteiligt sich an der Entwicklung beruflicher Kenntnisse, die auf Forschungsergebnissen basieren.
   ▶ Durch ihren Berufsverband setzt sich die Pflegende dafür ein, dass sichere sozial gerechte und wirtschaftliche Arbeitsbedingungen in der Pflege geschaffen und erhalten werden.

4. **Pflegende und ihre Kolleginnen**
   ▶ Die Pflegende sorgt für eine gute Zusammenarbeit mit ihren Mitkolleginnen und mit den Mitarbeitenden anderer Bereiche.
   ▶ Die Pflegende greift zum Schutz des Einzelnen, der Familie und der sozialen Gemeinschaft ein, wenn deren Wohl durch eine Kollegin oder eine andere Person gefährdet ist.

Wie aus den Ausführungen erkennbar ist, finden in diesem Kodex alle Interessen im Zusammenhang des Pflegeberufes Berücksichtigung. Da der ICN-Kodex international Gültigkeit hat, ist er sehr allgemein formuliert.

Die Wirksamkeit eines Berufskodex ist nur dann gegeben, wenn dieser den Pflegepersonen auch vertraut ist und die Inhalte von Pflegenden verinnerlicht werden.

3.2 Ethik in der Medizin

Ethik im Bereich der Medizin hat viele unterschiedliche Bezeichnungen wie etwa Medizinethik, medizinische Ethik, Ethik der Medizin, Bioethik (v. a. in den USA). Nur noch selten wird der Begriff Arztethik verwendet, da sich die Ethik in der Medizin längst nicht mehr allein auf ärztliches Handeln bezieht, sondern sich mit Themen des Gesundheitswesens im Allgemeinen beschäftigt (vgl. Lay 2004, S. 44 ff.).

Die Wurzeln der Ethik in der Medizin gehen ins 4. Jahrhundert v. Chr. zurück: Damals entstand mit dem „hippokratischen Eid" die Selbstverpflichtung der Ärzte zu einer ethischen Berufsauffassung. Bis in die 60er Jahre des vorigen Jahrhunderts war das ärztliche Ethos auf die Fürsorge zum Wohle der Patienten ausgerichtet, und Berufskodizes waren meist von Ärzten verfasst. Die darin formulierten Selbstverpflichtungen zu hohen Idealen, Pflichten und Tugenden dienten auch der Förderung ihres Ansehens und der Sicherung ihrer gesellschaftlichen Autorität und Unabhängigkeit (vgl. Rauprich 2005, S. 13; Loewy 1995, S. 10 f.).

Der medizintechnische Fortschritt – vor allem in der zweiten Hälfte des 20. Jahrhunderts – weckte durch zahlreiche neue Forschungserkenntnisse und die damit verbundenen neuen Behandlungsmethoden für bisher unheilbare Krankheiten große Hoffnungen in die Medizin. Die Weiterentwicklung in medizinischen Diagnose- und Therapiemöglichkeiten brachte jedoch schwerwiegende ethische Probleme mit sich, beispielsweise in Bezug auf die sinnhafte Anwendung hochtechnisierter Intensivmedizin zur Lebensverlängerung, Transplantationsmedizin, Gentechnik, *In-vitro-Fertilisation (IVF)*, *Pränataldiagnostik (PND)* als mögliche Indikation für Schwangerschaftsabbruch, *Präimplantationsdiagnostik (PID)* u. a.

Mit der Berufung auf das traditionelle ärztliche Ethos (z. B. auf den hippokratischen Eid) fand man nicht mehr das Auslangen. Nach dem Zweiten Weltkrieg wurden die Berufskodizes für Ärzte ergänzt bzw. erweitert (Genfer Ärztegelöbnis, 1948 bzw. 1968; Helsinki-Tokyo-Deklaration zur biomedizinischen Forschung, 1975 bzw. 2000).

Diverse neuartige Probleme verlangen nach einer interdisziplinären Annäherung bei der ethischen Reflexion und Problemlösung (vgl. Rehbock 2005, S. 17 f.; van der Arend 1996, S. 98). Philosophen, Soziologen, Theologen, Rechtswissenschaftler, Naturwissenschaftler, im zunehmenden Maße Vertreter der Pflegewissenschaft sowie Vertreter anderer Disziplinen reflektieren und bewerten im gemeinsamen Diskurs medizinethische Fragen. Die traditionelle ärztliche Autorität und das traditionelle ärztliche Ethos werden zunehmend öffentlich thematisiert und hinterfragt. Medizinethische Problemfelder werden zu einer gesellschaftspolitischen Angelegenheit. Die Selbstbestimmungsrechte des Patienten rücken zunehmend in den Mittelpunkt. Zu den Patientenrechten zählen das Recht auf wahrheitsgemäße Aufklärung, Zustimmung oder Ablehnung bzw. Verweigerung der Behandlung, Privatsphäre und Vertraulichkeit ebenso wie Wohlfahrtsrechte, die auf Gerechtigkeitsforderungen beruhen. Die Prinzipien Autonomie und Gerechtigkeit haben in der zeitgenössischen Medizinethik zentrale Bedeutung erlangt.

3.3 Principlism (Vier Prinzipien der Pflege- und Medizinethik)

Dieser Ansatz nahm 1979 in der amerikanischen Bioethik seinen Ausgang und findet auch in Europa wegen seiner Praxisnähe größte Akzeptanz unter gegenwärtigen medizinischen Ethiken. Die amerikanischen Autoren Tom L. Beauchamp und James F. Childress beschreiben in ihrem Buch **„Principles of Biomedical Ethics"** ([6]2008) vier Prinzipien, die einen Rahmen für die Identifizierung und Reflexion von moralischen Problemen innerhalb *wertepluraler* Gesellschaften bieten. Mit diesen vier Prinzipien können auch technologische Neuentwicklungen,

---

In-vitro-Fertilisation (IVF)

Befruchtung im Reagenzglas (künstliche Befruchtung)

Pränataldiagnostik (PND)

medizinische Untersuchungen, die während einer Schwangerschaft durchgeführt werden können, um eine mögliche Schädigung oder Erkrankung des ungeborenen Kindes zu erkennen

Präimplantationsdiagnostik (PID)

Genetische Diagnose eines in vitro erzeugten Embryos vor seiner Implantation in den Uterus. Einem Embryo werden ein oder zwei Zellen entnommen und genetisch (vorwiegend bei Erbkrankheiten und Chromosomenanomalien) untersucht. Danach entscheidet sich, ob der Embryo implantiert wird oder nicht. Die PID ist in einigen Ländern erlaubt, in Österreich und der Schweiz ist sie verboten.

werteplural

bedeutet, dass mehrere Werte nebeneinander bestehen; Wertevielfalt

> *Prinzipien mittlerer Ordnung/Reichweite*
>
> gelten hierarchisch gleichwertig (= prima facie) und müssen in der Praxis oftmals gegeneinander abgewogen werden. Mittlere Prinzipien kann auch ein Theoriekonzept übergeordnet werden.

für die noch keine Regelungen vorliegen, auf ihre moralische Vertretbarkeit in der Biomedizin hin überprüft werden.

Da diese Prinzipienethik keine allgemeine ethische Theorie mit einem obersten Moralprinzip darstellt, sondern auf *Prinzipien mittlerer Reichweite* basiert, kann sie von unterschiedlichen kulturellen und religiösen Traditionen akzeptiert werden.

Folgende vier Prinzipien bilden das klassische Quartett:
- **Respekt vor der Autonomie von Personen** (respect for autonomy)
- **Prinzip des Nichtschadens** (nonmaleficence)
- **Prinzip der Fürsorge/Wohltun** (beneficence)
- **Prinzip der Gerechtigkeit** (justice)

Das **Prinzip des Respekts vor der Autonomie von Personen** (respect for autonomy) verpflichtet zur Anerkennung selbstbestimmter Entscheidungen des Patienten. Bedürfnisse, Ziele und Wertvorstellungen des **Patienten haben Vorrang.** Eine *paternalistische* Haltung des Arztes oder der Pflegeperson verstößt gegen dieses Gebot. Um selbstbestimmt entscheiden zu können, muss dem Patienten eine umfassende Information in verständlicher Weise seitens des Arztes bzw. der Pflegeperson gewährt werden (vgl. Rauprich 2005, S. 20). Eine richtig verstandene Fürsorge orientiert sich an der Achtung der Würde, die jedem Menschen gleichermaßen zukommt.

> *Paternalismus*
>
> Bevormundung (von lat. *pater* = Vater).

In der Pflege bedeutet dies, dass der Patient in die Pflegeplanung als gleichwertiger Partner mit einbezogen wird. Dies setzt voraus, dass der Patient entscheidungsfähig ist und potenzielle Gefahren einschätzen kann. Besonders schwierig ist in diesem Kontext die Pflege von nicht einwilligungsfähigen wie komatösen und dementen Menschen. In den seltensten Fällen liegt eine differenzierte Patientenverfügung (PV) vor. Umso mehr ist eine besondere Sensibilität auch für nonverbale Signale gefordert. Wenn keine PV vorliegt, basiert die Entscheidung auf früher geäußerten Bedürfnissen und Wünschen (z. B. Angehörigenbefragung) oder eben den mutmaßlichen Patientenwillen.

Pflegerisches Fachwissen darf sich niemals einfach über den Willen des Patienten hinwegsetzen (z. B. wenn ein Patient die Nahrungsaufnahme oder die Körperpflege ablehnt). Würdevolle Pflege darf nicht zu einem Machtmissbrauch verkommen. Respekt vor der Autonomie von Patienten bedeutet für die Pflege, die Selbstständigkeit und die Fähigkeit zu Selbstsorge zu fördern, ohne sie aufzuzwingen und ohne eigene Wertungen und Einschätzungen anders als beratend einzubringen. Dies erfordert bei „eigenwilligen" Patienten einen wertschätzenden Umgang und eine kreative Lösungssuche (vgl. Rabe 2009, S. 134)

Das **Prinzip der Fürsorge/des Wohltuns** (beneficence) steht in unmittelbarem Zusammenhang mit der Autonomie und muss bei ethischen Beurteilungen von Handlungen in gleicher Weise Berücksichtigung finden. Das Fürsorgeprinzip beinhaltet die **Verpflichtung**, so zu handeln, dass das Wohlergehen des Patienten gefördert und Schaden vermieden wird. Sollte ein Patient einen Schaden erlitten haben, besteht die Verpflichtung, diesen wieder gutzumachen. Vor- und Nachteile, Wirkungen und Nebenwirkungen, Chancen und Risiken sowie Kosten und Nutzen einer Handlung sind abzuwägen, um das größte Wohlergehen für den Patienten zu gewährleisten (vgl. Rauprich 2005, S. 19 f.).

Für die Pflege heißt das, jedem Patienten die für ihn bestmögliche Pflege mit dem größtmöglichen Nutzen und dem geringstmöglichen Schaden unter Berücksichtigung neuester Erkenntnisse der Forschung zukommen zu lassen. Die Anwendung dieses Prinzips darf jedoch nicht zu einer paternalistischen Verhaltensweise der Pflegeperson führen, bei der das „theoretisch Gute" dem Patienten aufgezwungen wird (vgl. SBK 2003, S. 13 f.). Vielmehr sind Pflegende dazu aufgefordert, über den objektiven Pflegebedarf hinaus das aktuelle Situationserleben des Patienten mit seinen subjektiven Bedürfnissen bewusst wahrzunehmen und ihn bei pflegerischen Entscheidungsprozessen, die seine Person betreffen, mit einzubeziehen. Eine richtig verstandene Fürsorge orientiert sich an der Achtung der Würde, die jedem Menschen gleichermaßen zukommt (vgl. dazu Kapitel 2.3, Care-Ethik).

Das **Prinzip des Nichtschadens** (nonmaleficence) bezieht sich auf das Verbot, Handlungen durchzuführen, die dem Patienten schaden. Dieses Prinzip liegt dem Fürsorgeprinzip sehr nahe. Nach Beauchamp/Childress unterscheidet sich dieses Prinzip von der Fürsorgepflicht dadurch, dass es universell angewendet werden kann, unparteilich angewendet werden soll und juristische Sanktionen rechtfertigt (vgl. Rauprich 2005, S. 20).

In der Pflege erfordert das Prinzip des Nichtschadens ständige Aufmerksamkeit, um Gefahren zu erkennen, wobei ein gewisses Restrisiko nie ausgeschaltet werden kann. Zu Konflikten kann es beispielsweise kommen, wenn der Patient oder dessen Vormund (z. B. bei Kindern) wirksame, aber schmerzhafte oder emotional belastende Pflegemaßnahmen (z. B. Verbandwechsel bei schmerzhaften Wunden, Isolierung bei ansteckenden Krankheiten, Mundpflege u. a.) nicht zulassen will (vgl. SBK 2003, S. 16 ff.).

Das **Prinzip der Gerechtigkeit** (justice) beinhaltet die Verpflichtung einer fairen Verteilung von Ressourcen im Gesundheitswesen.

Im Kontext der Pflege bedeutet dies, dass Pflegende jedem Patienten auf kompetente Weise die Pflege zukommen lassen, die für ihn angemessen ist, und zwar unabhängig von Alter, Geschlecht, Nationalität, Religion, Kultur, Behinderung, Rasse oder sozialem Status (vgl. ICN-Ethikkodex 2006, S. 1).

Konflikte ergeben sich beispielsweise, wenn bei einer begrenzten Anzahl kompetenter Pflegepersonen ein einziger Patient ständig Pflege benötigt, sodass dadurch andere Patienten zu kurz kommen.

Ergänzt werden die vier Grundprinzipien durch Prinzipien zweiter Ordnung: Wahrhaftigkeit, Schweigepflicht und Wahrung der Privatsphäre, sie lassen sich dem Prinzip der Autonomie unterordnen.

Kernaussage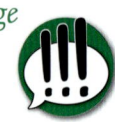

> Die Zuhilfenahme von mittleren Prinzipien gewährt einen rationalen Zugang zu Entscheidungen. Die ethische Entscheidung ergibt sich aus der Abwägung zwischen den in der jeweiligen Situation sich anbietenden Handlungsmöglichkeiten.

Nach der Pflicht zur *Wahrhaftigkeit* ist der Patient über seine Krankheit aufzuklären. Heute gilt nicht mehr die früher häufige Praxis der „barmherzigen Lüge", bei der im Falle einer todbringenden Krankheit der Patient verschont werden sollte. Die *Schweigepflicht* ist wie die Wahrhaftigkeit Basis für eine vertrauensvolle Arzt/Pflege-Patientenbeziehung. Der *Schutz der Privatsphäre* wird besonders in Altenpflegeeinrichtungen bedeutsam.

Diese vier Prinzipien gelten gleichermaßen verbindlich. Es gibt allerdings Situationen, in denen sie gegeneinander abgewogen werden müssen. So kann in einem Fall das Prinzip der Autonomie gewichtiger erscheinen als das Prinzip der Fürsorge, während bei einem anderen Fall die umgekehrte Gewichtung bedeutsam sein kann, z. B. wenn ein Patient eine Pflegehandlung ablehnt und dadurch eine Schädigung des Patienten zu erwarten ist. Problematisch dabei ist, dass die einzelnen Prinzipien interpretiert werden müssen und Interpretationen je nach Standpunkt unterschiedlich ausfallen können.

Dennoch finden die Prinzipien der Bioethik von Beauchamp/Childress breite Anerkennung. Durch die Praktikabilität dieser vier Prinzipien lässt sich ein ethischer Konflikt zunächst einmal grob strukturieren. Auch wenn dabei noch Fragen offen bleiben, liefert die Anlehnung an Prinzipien ein brauchbares Instrument als Einstieg in die Auseinandersetzung mit ethischen Konflikten und Dilemmata, um eine strukturierte Diskussion in Gang zu bringen (vgl. Rauprich 2005, 15 f.).

Prinzipienorientierte Ansätze sind in der Ethik im Gesundheitswesen sehr verbreitet und spielen auch für den Pflegeberuf eine bedeutende Rolle für die Reflexion und in Entscheidungsfindungsprozessen. Gegenwärtige Pflegeethikerinnen haben sich in ihren Ethikkonzepten nicht mehr auf traditionelle christliche Werte und Tugenden bezogen, sondern ethische Prinzipien zur Orientierung für die Ethik in der Pflege herangezogen. Beispielsweise beziehen sich Verena Tschudin (1988, S. 42 ff.) und Marianne Arndt (1996, S. 67 ff.) auf die fünf Prinzipien einer Ethik der Verantwortung: Das Prinzip vom Wert des Lebens, das Prinzip vom Guten oder Richtigen, das Prinzip der Gerechtigkeit oder Fairness, das Prinzip der Wahrheit und Ehrlichkeit und das Prinzip der persönlichen Freiheit.

Marianne Rabe (2009, S. 125 ff.) beschreibt sechs Prinzipien: Autonomie, Fürsorge, Gerechtigkeit, Dialog, Verantwortung und Würde als allen anderen übergeordnetes Prinzip.

Reinhard Lay (2004, S. 102) schlägt folgende fünf Prinzipien vor: Förderung von Wohlergehen/Wohlbefinden, Förderung von Autonomie/Selbstständigkeit, Gerechtigkeit, Aufrichtigkeit, dialogische Verständigung.

Professionelle Pflege, die sich aus einem **verantwortungsvollen Beziehungsprozess** ergibt, erfordert komplementäre Ansätze ethischer Reflexion und Urteilsbildung. Hier liefern die Care-Ethik und die Verantwortungsethik eine wertvolle Ergänzung zur Orientierung an Prinzipien und umgekehrt.

3.4 Care-Ethik (Fürsorgeethik)

Die **Care**-Ethik entwickelte sich aus der Feministischen Ethik und gewinnt in Heilberufen zunehmend an Bedeutung. Sie ist besonders auf Fürsorglichkeit und Anteilnahme bezogen, wobei Gefühle und Empfindungen eine wesentliche Rolle spielen. Sie wird dadurch eher einem ganzheitlichen moralischen Konzept gerecht.

Den Ausgang fand dieses Ethikkonzept in der Kritik der US-amerikanischen Entwicklungspsychologin **Carol Gilligan** („Die andere Stimme", 1982), die Lawrence Kohlbergs Stufenmodell (1964) moralischer Entwicklung kritisierte.

Bei Kohlbergs Untersuchungen zur moralischen Urteilsfähigkeit schnitten weibliche Probanden bei der Lösung moralischer Probleme eindeutig schlechter ab als die männlichen. Kohlberg ging von der Vorstellung aus, dass moralische Reife mit der Entwicklung der Person stufenweise zunimmt, und entwickelte (im Anschluss an Jean Piaget) ein sechsstufiges Modell. Die Einteilung der Stadien wurde aufgrund von Beobachtungen von männlichen Probanden entwickelt und basiert auf den kantischen Begriffen von praktischer Vernunft und den Prinzipien von Recht und Gerechtigkeit unter Ausklammerung moralischer Gefühle und zwischenmenschlicher Beziehungen.

Bei der Lösung von hypothetischen moralischen Dilemmasituationen erreichten die weiblichen Probanden meist nicht die höchste Stufe (vgl. Zimbardo/Gerrig [7]1996, S. 503 ff.).

Der „**Gerechtigkeitsperspektive**" Kohlbergs stellt Gilligan die „Fürsorgeperspektive" gegenüber. Nach Untersuchungen von Gilligan liegt den Entscheidungen von Frauen eine andere Auffassung von Moral zugrunde als den moralischen Urteilen von Männern. Frauen nähern sich moralischen Problemen vor allem mit Empathie und der Sorge für andere. Sie achten verstärkt auf die Beziehungsstrukturen in einer Handlungssituation und interessierten sich weniger für die rationalen, prinzipiengeleiteten Entscheidungshintergründe.

Gilligan deutet die sensible und empathische Herangehensweise von Frauen an moralische Probleme als ein Indiz der Fürsorge (Care). Sie beschreibt eine Ethik des Caring als Fürsorglichkeit, Anteilnahme und Aufmerksamkeit.

engl. *care* = Fürsorglichkeit
Eine exakte Übersetzung ins Deutsche gibt es nicht. Die Bedeutung reicht von Fürsorge und Anteilnahme bis zu Mitmenschlichkeit und Verantwortung (Conradi 2001, S. 31–44). Schnepp (1996) definiert Care mit *pflegekundiger Sorge*.

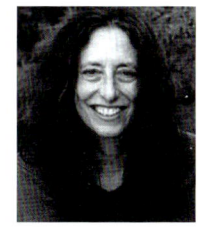

Carol Gilligan
(geb. 1936) in New York, Schülerin von Erik Erikson und wiss. Mitarbeiterin von Lawrence Kohlberg. Professorin für Psychologie an der Harvard University

Die Gerechtigkeitsethik beruht auf einem Konzept von Fairness, das allgemeingültige moralische Regeln und universale Verbindlichkeiten postuliert und das die Gleichheit aller Menschen als Subjekt moralischen Handelns zur Voraussetzung hat.

Care-Ethik stellt die zwischenmenschliche Beziehung und Verantwortung füreinander in den Vordergrund. Durch diese Sichtweise wird die Wahrnehmung für moralische Probleme geschärft, um gerechtes Handeln zu ermöglichen. Gilligan misst der Berücksichtigung moralischer Gefühle einen hohen Stellenwert bei, um Ungerechtigkeit und Gleichgültigkeit zu verhindern. Daher plädiert Gilligan für eine Änderung der Definition moralischer Reife. Für sie bedeutet die Fähigkeit zum Mitgefühl und zur Übernahme von persönlicher Verantwortung für andere eine beziehungsorientierte Form von *Rationalität* und Moralität. Für moralische Urteile ist diese Herangehensweise von gleichwertiger Bedeutung wie der männliche Zugang zur moralischen Urteilsbildung, der sich an abstrakt-allgemeinen Prinzipien von Recht und Gerechtigkeit orientiert.

Rationalität
von der Vernunft bestimmt; oft bezogen auf Verhalten, das auf Einsicht gegründet ist

Tabelle 6
Gegenüberstellung von Gerechtigkeitsethik (klassische Ethik) und Fürsorgeethik/Care-Ethik

Gerechtigkeitsethik (klassische Ethik)	Fürsorgeethik/Care-Ethik
rationales Vernunfturteil	Einbeziehung bestimmter Gefühle (Bindungsgefühle) wie Empathie, Wohlwollen, Mitleid und Anteilnahme
autonomes Subjekt	Subjekt in Beziehung (Logik von Beziehungen, Verantwortung und Sorge für andere)
abstrakte, allgemeine Urteile	konkrete Situation (Erfassen der Situation mit ihrem spezifischen Kontext)

Gilligan hat mit ihren Thesen als Ergebnis ihrer empirischen Untersuchungen zwar keine abschließenden Lösungen oder Methoden entwickelt, doch hat sie eine umfassende Diskussion zur Care-Ethik eingeleitet. Der Care-Gedanke wurde seither von einigen Autorinnen aufgegriffen und weiterentwickelt. Nachstehender Care-Ansatz ist konstituiert durch die Verwobenheit von Fühlen, Denken und Handeln (Verbindung von Gerechtigkeit und Fürsorge).

Care als Ethik der Achtsamkeit

Elisabeth Conradi (Take care, 2001) setzt bei Fürsorge als Praxisform an, indem sie die reale Care-Praxis in den Mittelpunkt der Ethikdiskussion stellt. Den Begriff „Care" definiert Conradi (2003, S. 32) als „[...] eine Praxis der Zuwendung, Achtsamkeit und Bezogenheit, die durch die daran Beteiligten gemeinsam gestaltet wird. Gemeint ist ein weiter Bereich, der von Selbstsorge über kleine Gesten der Aufmerksamkeit, pflegende und versorgende menschliche Interaktionen bis hin zu kollektiven Aktivitäten reicht."

Conradis Ansatz erfordert eine Erweiterung und Veränderung philosophischer Terminologie (vgl. Conradi 2001, 14 f.). Sie stellt den Begriffen der Autonomie, Gegenseitigkeit und Gleichheit – als fundamentalen Begründungen für die Achtung der Würde von Menschen –

eine andere Sichtweise gegenüber: die **Achtsamkeit**. Eine achtsame Pflegeperson achtet darauf, wie sie in alltäglichen Situationen denkt, sich verhält, wie sie handelt und über sich reflektiert. Damit bildet Achtsamkeit den Kern des Charakters. Achtsamkeit basiert direkt auf zwischenmenschlichen Beziehungen in der Pflege, denn pflegerisches Handeln ist Interaktion zwischen Pflegeperson und Patient. Achtsamkeit kann als alternative Begründung eines pflichtenethischen Achtungsbegriffs, der nicht auf Autonomie angewiesen ist, gesehen werden. Im pflegerischen Bereich gelten vor allem zwei Aspekte von Autonomie als elementar: die Möglichkeit, „selbst Entscheidungen zu fällen" sowie „selbsttätig" zu sein. Conradi skizziert den Menschen auch als hilfsbedürftig, fehlerhaft, auf andere angewiesen und zuwendungsfähig. Die Selbstständigkeit von Patienten zu fördern und zu erhalten ist ein zentrales Pflegeziel. Dabei ist für Conradi Achtung nicht darin begründet, den Menschen als selbst entscheidendes Wesen zu betrachten (vgl. Conradi 2003, S. 40), was beispielsweise Menschen mit geistiger Behinderung, Demenz oder Apallischem Syndrom unter Umständen ausschließen würde. Für Conradi ist Care eine menschliche Handlungspraxis zwischen unterschiedlich autonomen Subjekten und nicht an Gegenseitigkeit gebunden.

Care (Fürsorge) sieht Conradi nicht als Instinkt oder Affekt, sondern als eine sozial erwerbbare Fähigkeit, bei der Fühlen, Denken und Handeln miteinander verwoben sind. Demnach schließen Vernunft und Gefühl einander nicht aus. Gerade in der Pflege darf auf den vernünftigen Diskurs nicht verzichtet werden, doch sind es nicht allein die vernunftbasierten Argumente, die eine Handlung moralisch gut machen. Ebenso gilt Emotionalität als „wesentlicher Teil des Menschseins. Gefühle sind in einer zwischenmenschlichen Begegnung immer vorhanden und beeinflussen das Erleben der Beziehung und somit die Wirkung der pflegetherapeutischen Maßnahmen." (Hiemetzberger/Rupprecht 2013, S. 12)

Care ist nicht als weibliche Tugend oder Charaktereigenschaft zu betrachten, beide Geschlechter haben eine breite Gefühlsskala. Zwar wird Fürsorge von Frauen eher erwartet, jedoch muss eine sorgende Anteilnahme in bestimmten Situationen allen Menschen abverlangt werden können, um klassische Rollensterotype, in der sich wiederum eine Geschlechterhierarchie spiegelt, zu umgehen (vgl. Pauer-Studer 2003, S. 116).

Überdies sind Frauen nicht immer nur fürsorglich, auch Aggression und Gewalt können in der Interaktion zwischen Patient und weiblicher Pflegeperson aufkommen. Um solches Fehlverhalten zu verhindern, ist es unabdingbar, dass Pflegende ihre eigenen sowie die Wertvorstellungen der Patienten realistisch einschätzen und Bereitschaft zeigen, den Patienten zu ihren eigenen Entscheidungen zu verhelfen. Machtstellungen dürfen bei Pflegehandlungen nicht ausgenutzt werden, denn die Patienten sind sowohl in Bezug auf Fachwissen wie auch empathischer Haltung von den Pflegenden abhängig. Die Pflegewissenschaftlerinnen Benner und Wrubel (1997, S. 25) betonen eine sorgende Haltung als Basis der Pflegepraxis: „Erst durch eine von Sorge geprägte Beziehung erwächst das Vertrauen, das es der umsorgten Person möglich macht, die angebotene Hilfe anzunehmen und sich umsorgt zu fühlen".

Auch in der Definition von professioneller Pflege des Instituts für Pflegewissenschaft der Universität Basel (2003) wird dieser Aspekt betont. Pflege beruht *„auf einer Beziehung zwischen betreuten Menschen und Pflegenden, welche von letzteren geprägt ist durch sorgende Zuwendung, Einfühlsamkeit und Anteilnahme. Die Beziehung ermöglicht die volle Entfaltung von Ressourcen der Beteiligten, das Zulassen der zur Pflege nötigen Nähe und das Festlegen gemeinsamer Ziele."*

---

kognitiv
die Erkenntnis betreffend, erkenntnismäßig

Professionelle Pflege soll dadurch gekennzeichnet sein, dass sowohl die *kognitive* **Argumentationsfähigkeit** wie die Grundeinstellung der **Fürsorglichkeit** wichtige Merkmale der Bewältigung komplexer ethischer Konflikte darstellen. Pflege ist ein zwischenmenschlicher Beziehungsprozess und erfordert von der Pflegeperson neben fachlicher Kenntnis die Wahrnehmung des Menschen in seiner Ganzheit.

Beide Fähigkeiten sind sowohl für Männer als auch für Frauen erlernbar und sollen von beiden Geschlechtern verinnerlicht werden.

Vertiefung des Lernstoffes

Zusammenfassung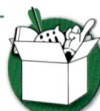

- Ethik in der Medizin
- Wandel des ärztlichen Ethos
- Ethik in der Pflege
- Berufskodizes
- Florence-Nightingale-Gelübde
- ICN-Ethikkodex
- Vier Prinzipien der Pflege- und Medizinethik („Principles of Biomedical Ethics")
- Care Ethik

Zum Üben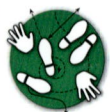

1. Wie unterscheiden sich Ethik in der Medizin und Ethik in der Pflege voneinander und wie stehen sie zueinander?
2. Wie unterscheiden sich die Ansätze (Konzepte) „Principalism" und „Care-Ethik" voneinander?
3. Welche Bedeutung kommt der Verantwortung in der Pflege zu?

4. Welche Werte und Normen nennt das „Nightingale-Gelübde"?
5. Welche Werte und Normen nennt der ICN-Ethikkodex?
6. Welche Funktion haben Berufskodizes?

Zum Nachlesen

Arend, Arie van der/Gastmans, Chris (1996): Ethik für Pflegende. Bern: Verlag Hans Huber.
In Kapitel 2.2 (S. 56–65) werden Funktionen, Ziele und Nutzen von Berufskodizes ausführlich erläutert.

Großklaus-Seidel, M. (2002): Ethik im Pflegealltag. Wie Pflegende ihr Handeln reflektieren und begründen können. Stuttgart: Kohlhammer.
In diesem Buch werden ethische Probleme des Pflegealltags aufgegriffen und reflektiert. Dabei ist ein umfassender Beitrag der Auseinandersetzung mit unserem Denken zugrunde liegenden Menschenbildern, die für unser Handeln prägend sind, gewidmet (Kapitel 2). Darüber hinaus wird auf die Wichtigkeit, dass die Pflege einen eigenständigen Beitrag zu ethischen Themen formuliert, eingegangen (Kapitel 1).

Monteverde, Settimio (Hg.) (2012): Handbuch Pflegeethik. Ethisch denken und handeln in den Praxisfeldern der Pflege. Stuttgart: Kohlhammer.
Dieses wissenschaftlich orientierte Handbuch bietet spezifische ethische Expertisen für die verschiedenen Praxisfelder der Pflege.

Wiesemann, Claudia/Erichsen, Norbert/Behrendt, Heidrun/Biller-Adorno, Nikola/Frewer, Andreas (Hg.) (2003): Pflege und Ethik. Leitfaden für Wissenschaft und Praxis. Stuttgart: Kohlhammer.
In diesem Buch werden zentrale Themen der Pflegeethik aus der Perspektive Pflegender umfassend dargelegt und Fragen und Nöte des Pflegepersonals unmittelbar aufgegriffen.

4 Entscheidungsfindung

„Jede Schwierigkeit ist auch eine Gelegenheit." (Albert Einstein)

Im Berufsalltag der Pflege, der sich an dem zu pflegenden Menschen orientiert, fallen häufig Entscheidungen mit ethischem Hintergrund an. Solche Entscheidungen werden meist spontan aus der Erfahrung heraus und weniger bewusst getroffen und reflektiert (vgl. Ruppert

2013, S. 95). In einem Spannungsfeld zwischen Autonomie, Fürsorge und gerechter Verteilung von Ressourcen ist nicht immer klar erkennbar, was in der besonderen Situation das Richtige und Gute ist. Pflegende stehen dann vor der großen Frage: „Was soll ich jetzt tun?" Zwar kann die Ethik keine Patentrezepte für schwierige Situationen liefern, aber sie kann Pflegenden Instrumente anbieten, um in schwierigen Situationen zu größerer Klarheit zu gelangen.

4.1 Ethische Entscheidung

Lernziel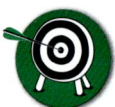

In diesem Kapitel geht es darum,
… moralische Probleme zu erkennen und zu kommunizieren sowie sich beeinflussender Faktoren der Entscheidungsfindung bewusst zu sein, um diesen mit Sensibilität zu begegnen.
… Methoden und Instrumente ethischer Entscheidungsfindung als strukturierte Hilfsmittel bei komplexen Entscheidungen einzusetzen.

„Entscheidung bezeichnet den (freien) Entschluss von einzelnen oder von Gruppen, mit dem man aus verschiedenen Handlungsmöglichkeiten eine als die eigene ergreift und sich dadurch zu einem Tun oder Lassen bestimmt."
(Höffe [5]1997, S. 58)

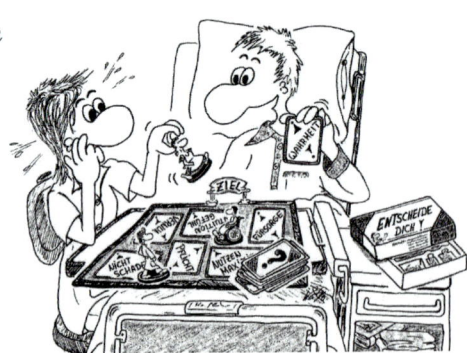

4.1.1 Wann brechen ethische Fragen auf?

Oftmals lassen sich Konflikte intuitiv bewältigen, führen aber zu Unsicherheiten und Schuldgefühlen – besonders dann, wenn diese sehr komplex sind und es an Erfahrungswissen durch ähnliche Situationen mangelt. „Wir können uns in der Pflege moralischen Entscheidungen nicht entziehen, und wir können uns ethisches Denken nicht ersparen." (Arndt 1996, S. 55). Wir können uns aber für andere Menschen und für Situationen sensibel machen und über die eigene Intuition hinaus überlegt handeln. Jede moralische Entscheidung hat Konsequenzen für Menschen und ist untrennbar an Verantwortung gebunden.

In diesem Zusammenhang lassen sich **vier Konfliktfelder** identifizieren (vgl. Lauber 2001, S. 270):

- **Konflikte zwischen Pflegepersonen und pflegebedürftigen Menschen sowie deren Angehörigen,** wenn Menschen mit unvereinbaren Wertvorstellungen aufeinandertreffen, wie dies in modernen pluralistischen Gesellschaften leicht vorkommen kann.
- **Konflikte innerhalb der Berufsgruppe:** Manche Konflikte sind durch Änderung bestehender Strukturen im Organisationsablauf verhältnismäßig einfach zu lösen. Beispielsweise kann es sich eingebürgert haben, dass alle Patienten bis zu einer gewissen Zeit (Visite, Frühstück ...) gewaschen sein müssen, obwohl dies nicht den Bedürfnissen des Patienten entspricht. (Tradierte) Arbeitsabläufe dürfen niemals wichtiger eingestuft werden als die Bedürfnisse von Patienten. Für einen neuen Mitarbeiter oder Schüler kann die von ihm geforderte Anpassung an die vorherrschende Routine Konflikte auslösen (Patientenwohl gegen Befolgung der Tradition, vgl. dazu Fallbeispiel „Waschen", Kap. 1.2).
- **Konflikte zwischen Pflegepersonen und Angehörigen anderer Berufsgruppen** (Management, Verwaltung, Ärzte, ...), Einschränkungen der Handlungsmöglichkeiten von Pflegenden infolge institutioneller Zwänge und unzureichender Rahmenbedingungen etc. (vgl. Fallbeispiel „Waschen" in Kap. 2.1), Patientenaufklärung, unklare Anordnungen und Vorgehensweisen.
- **Konflikte zwischen persönlichen und beruflichen Werten**

Bei moralischen Konflikten eine befriedigende Lösung herbeizuführen stellt Handelnde vor eine große Herausforderung, besonders wenn Konflikte unlösbar erscheinen. Man spricht dann von einem sogenannten *moralischen Dilemma*.

Ein Dilemma bezeichnet die klassische Form von moralischen Konflikten und kann nicht optimal gelöst werden. Moralische Dilemmata entstehen, wenn zwei oder mehrere fundamentale Werte aufeinanderstoßen und nur einer berücksichtigt werden kann.

So scheint beispielsweise eine Situation unlösbar, wenn ein stark pflegebedürftiger, bewegungseingeschränkter Patient zur Vermeidung von Druckgeschwüren zweistündlich umgelagert werden muss, obwohl dies der Patient ablehnt, weil ihm jede Berührung unerträgliche Schmerzen bereitet (vgl. ebd., 109 f.).

Moralisches Dilemma
di-lemma (griech. Doppelfang, Zwangslage)
Von einem moralischen Dilemma spricht man, wenn eine Situation zwei Möglichkeiten der Entscheidung bietet, die beide gleichermaßen schlecht sind.

4.1.2 Beeinflussende Faktoren in der Entscheidungsfindung

- **Zeit:** Viele Entscheidungen werden unter Zeitdruck getroffen. Nicht immer gelingt es, eine Entscheidung ohne negative Folgeerscheinungen zu treffen. Der Grund dafür kann darin liegen, dass in den objektiven Bedingungen ein Risiko enthalten ist, aber auch darin, dass nicht genügend Zeit zum Treffen der Entscheidungen vorhanden war (z. B. Notfälle).

- **Gefühle** sind Bestandteil einer zwischenmenschlichen Beziehung und fließen bewusst oder unbewusst in ethischen Entscheidungen ein. Pflegebeziehungen sind häufig durch ein asymmetrisches Machtverhältniss gekennzeichnet. Umso wichtiger sind eine gezielte Reflexion und Auseinandersetzung mit den eigenen Gefühlen und das Einfühlen in andere Menschen, das einen Perspektivenwechsel voraussetzt.
- **Kommunikationskultur:** Der Umgang mit Grenzsituationen, die persönliche Beziehung zu Patienten, das Mitleiden und Betroffensein, die innere Dissonanz in widersprüchlichen Situationen und Gewissenskonflikte führen bei betreuenden Personen oftmals zu starken emotionalen Belastungen und dem Gefühl der Hilflosigkeit. Daher ist es wichtig, in einem Team mit einer vertrauensvollen Kommunikationskultur Konflikte, Gefühle und Unsicherheiten offen ansprechen zu können. Erst eine symmetrische Verständigung innerdisziplinär wie auch zwischen den Fachdisziplinen durch gemeinsame Kommunikationsregeln ermöglicht einen gelingenden und offenen Diskurs, der über das fachlich Richtige hinausgeht und der moralisch-ethischen Komponente Rechnung trägt.
- **Rolle des Entscheidungsträgers:** Die Rolle Pflegender ist gekennzeichnet durch starke Nähe zum Patienten. Der Aufgabenbereich der Pflege umfasst sowohl eigenverantwortliche Tätigkeiten als auch die Durchführung ärztlicher Anordnungen. Pflegerische Handlungen und ärztliche Delegationen wirken sich unmittelbar am Menschen aus. Eine kritische Reflexion und sorgfältig überlegte Entscheidung ist daher unabdingbar.
- **Verfügbare Ressourcen:** Der klinische Alltag konfrontiert Betreuende mit begrenzten Ressourcen und ist von hoher ethischer Brisanz. Eine inadäquate Versorgung im Sinne einer Unter-, Über- und Ungleichversorgung bei schwer kranken und vulnerablen Patienten löst im Betreuungsteam Spannungen aus und bedeutet u. U. moralischen Distress (vgl. Reiter-Theil, Stella et al. 2010).

4.2 Der Entscheidungsfindungsprozess

Die Alltagspraxis hat mit ethischen Konflikten zu tun, die sehr vielschichtig und meist nicht allein durch die Berufsgruppe der Pflege bewältigbar sind. In diesen Situationen ist eine kollektive Beratung und Entscheidung im Behandlungsteam für das Wohl der einzelnen Patienten besonders förderlich. Dabei ist zu überlegen, inwieweit auch der jeweils betroffene entscheidungswillige Patient oder Heimbewohner bzw. seine Angehörigen mit einzubeziehen sind. Die enge Kooperation und offene Kommunikation zwischen Ärzten und Pflegenden sowie auch anderer Berufsgruppen in Gesundheitseinrichtungen sind vor allem deshalb so wichtig, weil den einzelnen Disziplinen unterschiedliche Auffassungen und Tätigkeitsfelder zugrundeliegen. Für die zentrale Frage, wie sich das Gute für den jeweils betroffenen Menschen definieren lässt, insbesondere wenn es um existenzielle Entscheidungen geht, die einen Patienten nicht mehr autonom treffen kann, müssen die individuellen Wünsche und Bedürfnisse des Patienten erkannt werden. Eine klare und transparente Entscheidung gelingt dann am ehesten, wenn sich alle betreuenden Personen in den Entscheidungsprozess konstruktiv einbringen. Letztlich muss die Entscheidung von allen Beteiligten mitgetragen werden können.

Das Fällen von komplexen Entscheidungen ist ein prozesshaftes Geschehen. Eine bewährte Möglichkeit bei der verantwortungsbewussten Suche nach einer Konfliktlösung können Entscheidungsfindungsmodelle bieten. Sie fungieren als brauchbare Unterstützung zur strukturierten Bearbeitung ethischer Problemsituationen und ermöglichen eine umfassendere Beurteilung der Situation, um keine wichtigen Aspekte zu übersehen.

Aus einer Vielzahl parallel existierender Methoden und Modellen werden im Anschluss einige vorgestellt, die sich sowohl für mono- als auch multidisziplinäre Fallbesprechungen eignen. Für die Berufsgruppe der Pflege haben Autorinnen wie Verena Tschudin (²1996) u.a ein Instrument für eine nachvollziehbare Entscheidungsfindung entwickelt, das nach der Struktur des Pflegeprozesses aufgebaut ist. Für komplexe, multidisziplinäre Fallbesprechungen wird die sehr bekannte Nimwegener Methode vorgestellt und für die retrospektive Reflexion und Fallanalyse Marianne Rabes (2009) Reflexionsmodell, das sich hervorragend für Falldiskussionen zu Lehr- und Lernzwecken eignet.

Kenntnisse der systematischen Entscheidungsfindung sind deshalb für die Pflege als Profession notwendig, da über einen methodisch gesicherten Weg vom Problem zur Entscheidungsfindung die eigenen Denkschritte bewusst reflektiert und für andere nachvollziehbar werden (vgl. Großklaus-Seidel 2002, S. 113).

4.2.1 Entscheidungsfindung nach der Strategie des Pflegeprozesses

Der Pflegeprozess als Problemlösungsprozess für die ethische Entscheidungsfindung wurde von Verena Tschudin (1988, 1996) u. a. genutzt, denn dieser ist Pflegenden vertraut. Er zeichnet sich durch eine einfache, klare und praxisorientierte Struktur aus und eignet sich daher vor allem gut für Konflikte innerhalb des eigenverantwortlichen Tätigkeitsbereiches der Pflege. Der Prozess pflegeethischer Entscheidungsfindung wurde von Marianne Arndt (1998) modifiziert. Er besteht aus vier aufeinanderfolgenden Schritten:

Erster Schritt: Informationssammlung und Analyse (Erkennen des Problems)

Das sorgfältige Einholen von Informationen dient der Klärung des Problems, es hilft, Ressourcen zu erkennen und Folgen abzuschätzen (Klärung, um welches Problem es sich handelt und ob es überhaupt ein ethisches Problem darstellt; persönliche Reaktion, medizinisches Wissen zum Krankheitsbild, pflegerische Konsequenzen, Auswirkungen der Folgen auf den Patienten usw.).

- **Benennen des Problems**
  - auf sachlicher Ebene
  - auf emotionaler Ebene
  - im rechtlichen Bereich
- **Klärung der ethischen Dimension**
  - Werteanalyse: Welche Werte und Normen der Beteiligten (Patient, Pflegeperson, Arzt, Angehörige) stehen auf dem Spiel?
  - Welche ethischen Prinzipien kommen zum Tragen bzw. geraten miteinander in Konflikt?
  - Wer ist wann, wo, wie betroffen?
  - Was ist meine Rolle als Pflegeperson?
  - Wer ist verantwortlich?

Zweiter Schritt: Planung

Erst nachdem ein klarer Überblick über die gegebene Situation unter Berücksichtigung aller Beteiligten gewonnen wurde, kann ein Ziel formuliert werden. Grundlage jeder weiteren Planung ist theoretisches Wissen über rechtliche und moralische Handlungsmöglichkeiten (ethische Argumentationsweisen) unter Einbeziehung von Erfahrungswissen sowie eine offene und flexible Haltung gegenüber anderen Beteiligten.

Der Schritt der Planung schließt das Hinterfragen und Abwägen von Lösungsmöglichkeiten und das daraus resultierende Verantwortungsbewusstsein mit ein. Aspekte, die für eine Lösung zu bedenken sind:

- Erfahrungswerte (z. B. ähnliche Situationen)
- Regeln und Normen (z. B. Berufskodex)
- Ethische Prinzipien (Autonomie, Gerechtigkeit etc.)
- Rechte
- Konsequenzen
- Folgen (vorhersehbar?)

Dritter Schritt: Durchführung

In diesem Schritt geht es um die Umsetzung der gewählten Handlungsoption. Die Art und Weise der Durchführung geplanter Interventionen entscheidet über die Qualität der Pflegehandlungen.

Vierter Schritt: Evaluation (Überprüfen der Resultate)

In diesem Schritt wird überprüft, welche Folgen die Entscheidung hatte, ob diese den Erwartungen entsprachen oder die Entscheidung revidiert werden muss. Weiters stellt sich die Frage, ob die Entscheidung für dieses Vorgehen verallgemeinert werden kann bzw. ob hiervon Regeln oder bestimmte Vorgehensweisen für ähnliche Fälle in der Zukunft ableitbar sind.

Arndt formuliert zwei weitere Fragen, die das Einüben der persönlichen Reflexionsfähigkeit unterstützen:
- Wie begründe ich meine Entscheidung?
- Was habe ich dabei gelernt?

(vgl. Arndt 1996, S. 81ff).

> Anhand der vier aufeinanderfolgenden Schritte der **Analyse, Planung, Durchführung und Evaluation** gelingt ein strukturiertes Vorgehen im Prozess der Entscheidungsfindung. Es hilft, das Problem zu formulieren, Lösungsmöglichkeiten abzuwiegen und die Folgen gestützt durch ethische Argumentation zu vertreten.

Kernaussage

Reflexionsmodell nach M. Rabe

Das Modell von Marianne Rabe strukturiert und unterstützt den Diskussionsprozess bei konkreten Fällen, damit dieser nicht in eine Beliebigkeit oder einseitige Betonung eines Detailaspekts abgleitet (vgl. Rabe 2009, S. 152). Dieses Modell eignet sich vor allem für retrospektive Falldiskussion als Übung und Lernprozess in der Fort- und Weiterbildung.

1. **Situationsanalyse:** Die persönliche Reaktion, der Ausdruck von Gefühlen (Empörung, Ärger, Mitleid, ...) und spontane Reaktionen weisen darauf hin, dass bei einer erlebten Situation Klärungsbedarf besteht. Ebenso sollen Beziehungen der Beteiligten zueinander thematisiert und verschiedene Handlungsmöglichkeiten diskutiert werden.

2. **Ethische Reflexion:** In diesem Schritt liegt die Konzentration auf der Frage nach dem ethischen Problem und deren Bewertung anhand von Prinzipien, ethischen Grundsätzen und Werthaltungen sowie Klärung der Verantwortung.

3. **Ergebnisse:** Die ethisch begründete Beurteilung der Situation fasst die wesentlichen Erkenntnisse der ersten beiden Schritte zusammen. Nicht immer kann ein Konsens gefunden werden und muss weiter bearbeitet werden. Dissense können auch auf Kommunikationsschwierigkeiten in einem interdisziplinären Team hinweisen.

4.2.2 Ethische Fallbesprechung auf der Station

Die ethische Fallbesprechung auf der Station wird in Österreich noch nicht so häufig eingesetzt wie beispielsweise in den Niederlanden, in der Schweiz und in Deutschland. Sie ist „der systematische Versuch, im Rahmen eines strukturierten, von einem Moderator geleiteten Gesprächs mit einem multidisziplinären Team innerhalb eines begrenzten Zeitraumes zu der ethisch am besten begründbaren Entscheidung zu gelangen." (Steinkamp/Gordijn ²2005, S. 220 f.)

Ethische Fallbesprechungen sind meist prospektiv und es geht dabei nicht darum, was wir tun können, sondern um die zentrale Frage der Ethik: Was sollen wir tun?

Die ethische Fallbesprechung findet in der Regel auf der jeweiligen Station statt und wird durch einen Ethikberater moderiert. Er soll ausgleichend durch die sensible und häufig emotionsgeladene Besprechung führen. Unter Anwesenheit aller Beteiligten wird eine nachvollziehbare Entscheidungsfindung angestrebt, wobei die Berufsgruppen immer ihre Entscheidungsfreiheit und die damit verbundene Verantwortung behalten. Verantwortung kann nicht an den Berater/das Beratungsgremium delegiert werden und bleibt beim behandelnden Arzt, der zuständigen Pflegeperson bzw. anderen Gesundheitsberufen. Ein weiteres wesentliches Merkmal für eine gelingende Entscheidungsfindung ist ein symmetrischer Diskurs. Wie auch in Ethikkommissionen unterliegen alle Beteiligten der Verschwiegenheitspflicht.

Geeignete Verfahren dafür bieten die sehr verbreitete **Nimwegener Methode**, das **Eskalationsmodell von METAP**, die **Sieben Schritte ethischer Urteilsbildung** nach Ruth Baumann-Hölzle, das **Entscheidungsfindungsmodell** nach Stella Reiter-Theil u. a.

Sie alle verfolgen das gleiche Ziel und sind gekennzeichnet durch einen prozesshaften Ablauf in mehreren Schritten:

- Bestimmung des ethischen Problems
- Analyse der medizinischen, pflegerischen, sozialen, organisatorischen und weltanschaulichen Fakten
- Bewertung und Entwicklung von Argumenten aus ethischen Normen und Prinzipien (häufig mittels der vier Prinzipien von Beauchamp/Childress)
- Zusammenfassung der Argumente für ein geplantes Vorgehen
- Evaluierung der Handlung(en)

Die Wahl der Methode richtet sich nach der Situation, der Betrachtungsweise und den Besprechungszielen des Teams (vgl. Hiemetzberger 2013a, S. 116 ff).

4.3 Klinische Ethikberatung (Ethikkomitee)

Ethikkomitees gelten in den USA bereits als Standardeinrichtungen in Krankenhäusern. Auch in Deutschland und in der Schweiz sind Ethikkomitees bereits institutionalisiert. So sind z. B. in Deutschland seit den späten 1990er-Jahren über 300 Klinische Ethikkomitees und andere Formen klinischer Ethikberatung entstanden. In Österreich wurde das erste Ethikkomitee 2006 im LKH-Univ. Klinikum Graz implementiert. Dem folgten 2007 Krankenhäuser der Vinzenzgruppe wie das St. Josef-Krankenhaus in Wien und einige weitere konfessionell geführte Einrichtungen. 2009 wurde im Landeskrankenhaus Innsbruck der klinische Ethikkreis (KEK) gegründet.

Zu beachten:
Ethikkommissionen dagegen haben einen anderen Aufgabenbereich. Sie prüfen, ob Forschungsvorhaben mit den gesetzlichen Rahmenbedingungen vereinbar sind und die Rechte und Unversehrtheit der Versuchspersonen geschützt werden. Auch wird auf die Transparenz und Nachvollziehbarkeit von Forschungsprojekten geachtet.

Der Aufgabenbereich eines Ethikkomitees umfasst **Ethikberatung in Form ethischer Fallbesprechung**, **Leitlinienentwicklung** sowie **Fort- und Weiterbildung**.

Die Ethikberatung verfolgt das Ziel, in konkreten schwierigen moralischen Konfliktfällen im klinischen Alltag den Prozess der interdisziplinären Entscheidungsfindung zu unterstützen und die Einhaltung von fairen Kommunikationsregeln zu fördern.

Neben der Beratungstätigkeit erstellen Ethikkomitees Leitfäden für immer wiederkehrende ethische Fragen und bieten Fort- und Weiterbildungen zu ethischen Themen für die Mitarbeiter der Institution an. Dadurch soll einerseits die medizin- und pflegeethische Sensibilität und Kompetenz sowie der Umgang mit ethischen Fragen und Konflikten neben kommunikativen und fachlichen Kompetenzen gefördert werden. Der Erwerb einer moralisch-ethischen Kompetenz wirkt sich auch auf die inner- und interdisziplinäre Kooperation aus und nicht zuletzt wird die Patientenbetreuung und eigene Zufriedenheit gesteigert. Allerdings braucht es dazu das Verständnis der Führungsebene und die Bereitstellung der entsprechenden organisationalen Rahmenbedingungen (vgl. Hiemetzberger 2013b, S. 112 ff.)

Vertiefung des Lernstoffes

- Problemfelder ethischer Entscheidungsfindung
- Moralische Konflikte und Dilemmata
- Reflexions- und Entscheidungsfindungsmodelle
- Ethikberatung (Ethikkomitee)
- Ethikkommission

Zusammenfassung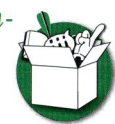

Anhand eines Fallbeispieles soll die Anwendung des vorgestellten Stufenplanes bzw. Reflexionsmodells eingeübt und reflektiert werden. Durch einen Perspektivenwechsel besteht die Möglichkeit, sich mit eigenen Wertvorstellungen, Einstellungen und Gefühlen auseinanderzusetzen und in Gegenüberstellung mit ethischen Normen und Prinzipien zu diskutieren.

Zum Üben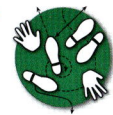

Fallbeispiel: Frau Emma

Frau Emma ist 84 Jahre alt und lebt alleine in einer kleinen Wohnung. Ihre Kinder besuchen sie regelmäßig und kümmern sich um sie.

Frau Emmas Gesundheitszustand hat sich in den letzten Monaten sehr verschlechtert, sie ist vor vier Monaten gestürzt und hat sich die linke Hüfte gebrochen. Nach der Operation war sie kurz in einem Heim zur Übergangspflege und kam dann wieder nach Hause. Dauerhaft in einem Pflegeheim leben wollte sie nicht. Leider ist Frau Emma in den letzten Wochen bereits drei Mal gestürzt. Zusätzlich hatte sie sich einen grippalen Infekt mit 38,7 °C Fieber zugezogen.

Frau Emma gab immer wieder Schwindel an und hatte einen unsicheren Gang. Daraufhin brachte sie die Familie zur Durchuntersuchung ins Krankenhaus, wo sie auf einer Internen Abteilung aufgenommen wird. Noch immer fiebert sie leicht. Innerhalb weniger Tage verschlechtert sich ihr Gesundheitszustand so weit, dass sie jegliche Nahrung und Flüssigkeit ablehnt. Sie presst die Lippen zusammen und dreht beim Versuch ihr Essen einzugeben den Kopf weg. Es gelingt den Pflegenden nicht, sie zu überzeugen, Nahrung und Flüssigkeit zu sich zu nehmen. Auch die Mundpflege lehnt sie ab.

Aufgrund der Verschlechterung ihres Zustandes wird Frau Emma zur PEG-Sondenanlage auf eine chirurgische Abteilung verlegt. Sie erhält Flüssigkeit in Form von Infusionen, die Körperpflege wird aufgrund ihres schlechten Allgemeinzustandes im Bett durchgeführt. Dieser verschlimmert sich zunehmend, Frau Emma wehrt sich bei der Pflege und bei der Mundpflege beißt sie zu. Frau Emma äußert dabei immer wieder, dass sie endlich nach Hause möchte.

Die Kinder von Frau Emma fühlen sich damit jedoch überfordert, da ihre Mutter nun vermehrt pflegebedürftig geworden ist. Die Ärzte empfehlen ihnen, einen Pflegeheimplatz zu organisieren. Frau Emma könne mit ihrer zunehmenden körperlichen Schwäche und einer PEG-Sonde nicht mehr alleine zu Hause leben. Dies gelingt schon nach kurzer Zeit, es kann ein Pflegeheim gefunden werden, das ca. 40 km von ihrem Wohnort entfernt ist.

Zum Nachlesen

Arbeitsgruppe „Pflege und Ethik" der Akademie für Ethik in der Medizin e.V. (2005): „Für alle Fälle …". Arbeit mit Fallgeschichten in der Pflegeethik. Hannover: Brigitte Kunz Verlag.

Dieses Buch beinhaltet eine Vielfalt von Fallgeschichten aus der Pfle-

gepraxis, die von einer Arbeitsgruppe diskutiert und in diesem Buch zusammengefasst wurden. Die Fälle sind folgendermaßen bearbeitet: Kurzbeschreibung der Fälle, Problemhintergrund, didaktische Verwendbarkeit, Zielgruppen sowie Hinweise zur Bearbeitung. Dieses Buch eignet sich daher sehr gut für Lehrpersonen und bietet eine umfassende Grundlage für den Ethikunterricht zur vertiefenden Auseinandersetzung mit moralischen Problemen der Pflege. Falldiskussionen können der Stärkung und Schulung der Urteils-, Argumentations- und Reflexionsfähigkeit sowie der Bewusstmachung eigener Wertmaßstäbe bei moralischen Problemen dienlich sein.

Krobath, Thomas/Heller, Andreas (Hg.) (2010): Ethik organisieren. Handbuch der Organisationsethik. Freiburg im Breisgau: Lambertus-Verlag.
Dieses Handbuch zeigt u. a., wie ethische Themen und Probleme in Organisationen aufgegriffen werden können und wie sich Organisationsethik im Klinikalltag umsetzen lässt.

5 Zusammenfassung und Schlussbetrachtungen

Der berufliche Alltag der Pflege spielt sich in, mit und um menschliche Beziehungen ab. Pflegerisches Handeln ist immer auch moralisches Handeln, welches sich auf das Ergebnis pflegetherapeutischer Maßnahmen auswirkt und das Wohlbefinden erheblich beeinflusst. Die Berufsethik der GuK besteht in der Auseinandersetzung und Klärung ethischer Begriffe, einer ethischen Urteilsbildung und der Anwendung dieser Erkenntnisse in der Pflegepraxis. Der Überblick über die Ethik soll als Grundlage für einen reflektierten und verantwortungsbewussten Umgang mit verletzlichen, kranken und physisch als auch psychisch instabilen Personen und ihren Angehörigen dienen.

Ein ethisches Grundwissen ist für alle Pflegenden wichtig, um den Diskurs im multiprofessionellen Team mittragen und vor allem auch mitdiskutieren zu können sowie bei ethischen Entscheidungen gehört zu werden.

Einige Inhalte sind mit den folgenden Abschnitten Berufsgeschichte und Berufskunde vernetzt und werden bei vertiefender Auseinandersetzung und Reflexion immer wieder hervortreten. Moralisches Handeln ist und war in pflegerischen Beziehungen immer schon präsent und wird es in allen künftigen Entwicklungen der Pflegewissenschaft, der Pflegepädagogik, des Pflegemanagements und nicht zuletzt der Pflegepraxis weiterhin sein.

Literaturverzeichnis

Amelung, Eberhard (Hg.) (1992): Ethisches Denken in der Medizin: Ein Lehrbuch. Berlin u. a.: Springer.

Ammende, Michael: Der Paradigmenwechsel in der Pflege. 1. Teil: Theorie von Martha Rogers. In: Pflege 9/1, S. 5–11)

Anzenbacher, Arno (^{7}1999): Einführung in die Philosophie. Freiburg im Breisgau/Basel/Wien: Herder.

Arbeitsgruppe „Pflege und Ethik" der Akademie für Ethik in der Medizin e.V. (2005): „Für alle Fälle ...". Arbeit mit Fallgeschichten in der Pflegeethik. Hannover: Brigitte Kunz Verlag.

Aristoteles (^{4}2000): Nikomachische Ethik. Aus dem Griechischen übersetzt von Olof Gigon. München: Deutscher Taschenbuch Verlag.

Van der Arend, Arie/Gastmans, Chris (1996): Ethik für Pflegende. Bern, Göttingen, Toronto, Seattle: Verlag Hans Huber.

Arndt, Marianne (1996): Ethik denken – Maßstäbe zum Handeln in der Pflege. Stuttgart, New York: Georg Thieme Verlag.

Arndt, Marianne (1996a): Ein wissenschaftlicher Diskurs über Theorien der Moral und Ethik. In: Pflege 9/1, S. 26–29.

Bauschke, Martin (2010): Die goldene Regel als moralisches Weltkulturerbe. http://www.iris-familienzentrum.de/fileadmin/Dokumente/Goldener_Regel_Vortrag_2011.pdf [Stand: 30.04.2013]

Bayertz, Kurt (1995): Verantwortung: Prinzip oder Problem? Darmstadt: Wissenschaftliche Buchgesellschaft.

Beauchamp, Tom L. /Childress, James F. (^{4}1994): Principles of Biomedical Ethics. New York, Oxford: Oxford University Press.

Benner, Patricia/Wrubel, Judith (1997): Pflege, Streß und Bewältigung. Gelebte Erfahrung von Gesundheit und Krankheit. Aus dem Amerikan. übersetzt von Irmela Erckenbrecht. Bern, Göttingen, Toronto, Seattle: Verlag Hans Huber.

Conradi, Elisabeth (2001): Take care. Grundlagen einer Ethik der Achtsamkeit. Frankfurt am Main: Campus.

Conradi, Elisabeth (2003): Vom Besonderen zum Allgemeinen – Zuwendung in der Pflege als Ausgangspunkt einer Ethik. In: Wiesemann, Claudia/Erichsen, Norbert/Behrendt, Heidrun/Biller-Adorno, Nikola/Frewer, Andreas (Hg.): Pflege und Ethik. Leitfaden für Wissenschaft und Praxis. Stuttgart: Kohlhammer, S. 30–46.

Düwell, Marcus/Hübenthal, Christoph/Werner, Micha H. (Hg.) (^{2}2006): Handbuch Ethik. Stuttgart, Weimar: Verlag J. B. Metzler.

Eilts-Köchling, Katrin/Heinze, Cornelia/Schattner, Petra/Voß, Martin/Dassen, Theo (2000): Der Bekanntheitsgrad berufsethischer Grundregeln innerhalb der Berufsgruppe der Pflegenden. In: Pflege 13/1, S. 42–46.

Fölsch, Doris (2008): Ethik in der Pflegepraxis. Anwendung moralischer Prinzipien im Pflegealltag. Wien: Facultas.

Gilligan, Carol (^{5}1999): Die andere Stimme. Lebenskonflikte und Moral der Frau. Aus dem Amerikanischen übersetzt von Brigitte Stein. München: Piper.

Großklaus-Seidel, M. (2002): Ethik im Pflegealltag. Wie Pflegende ihr Handeln reflektieren und begründen können. Stuttgart: Kohlhammer.

Heffels, Wolfgang M. (2003): Pflege gestalten. Eine Grundlegung zum verantwortlichen Pflegehandeln. Frankfurt am Main: Mabuse Verlag.

Hiemetzberger, Martina (2013a): Ethik in der Pflege. Wien: facultas.wuv.

Hiemetzberger, Martina (2013b): Ethikkommissionen und Ethikberatung. In: Kemetmüller, Eleonore: Berufsethik, Berufsgeschichte und Berufskunde für Pflegeberufe. Wien, facultas.wuv, S. 109–127.

Hiemetzberger, Martina/Ruprecht, Barbara (2013): Unterricht in der Pflegepraxis – eine Frage der Haltung? In: Rundbrief. Tut Forschung weh? Vereinsorgan des Internationalen Fördervereins Basale Stimulation® e.V. 22. Ausgabe 22, 2/2013, S. 10–15.

Höffe, Otfried (^{5}1997): Lexikon der Ethik. München: Verlag C. H. Beck.

ICN-Ethikkodex für Pflegende (ICN = International Council of Nurses) (2010). Bern: SBK-ASI. http://www.dbfk.de/download/download/10091DBfK-ICN-Ethik-E04kl-web.pdf [Stand: 20.04.2013]

Institut für Pflegewissenschaft Universität Basel (2003): Stellungnahme: Pflege als Beruf. http://nursing.unibas.ch/ins/deut/stellungnahmen/headlines/inhalte/inhalt-4.html (15.02.2007).

Just, Alexandra (2001): Ethische Entscheidungsfindungsmodelle in Pflege und Medizin. In: Pflege 14/5, 309–315.

Kant, Immanuel: Kritik der praktischen Vernunft. Grundlegung zur Metaphysik der Sitten. Werkausgabe Band VII (hg. von Wilhelm Weischedel). Frankfurt am Main: Suhrkamp.

Körtner, Ulrich H. J. (^{2}2012): Grundkurs Pflegeethik. Wien: facultas.wuv.

Küng, Hans: Handbuch Weltethos. Eine Vision und ihre Umsetzung. München: Piper 2012.

Lauber, Anette (2001): Grundlagen beruflicher Pflege. Stuttgart, New York: Georg Thieme Verlag.

Lay, Reinhard (2004): Ethik in der Pflege. Ein Lehrbuch für die Aus-, Fort- und Weiterbildung. Hannover: Schlütersche Verlagsgesellschaft.

Lenk, Hans (1991): Komplexe Ebenen der Verantwortung. In: Sänger, Monika (Hg.): Verantwortung. Arbeitstexte für den Unterricht. Stuttgart: Philipp Reclam, S. 64–73.

Lenk, Hans (1998): Konkrete Humanität: Vorlesungen über Verantwortung und Menschlichkeit. Frankfurt am Main: Suhrkamp.

Loewy, Erich H. (1995): Ethische Fragen in der Medizin. Wien, New York: Springer.

Monteverde, Settimio (Hg.) (2012): Handbuch Pflegeethik. Ethisch denken und handeln in den Praxisfeldern der Pflege. Stuttgart: Kohlhammer, S. 19–38.

Monteverde, Settimio (2009): Pflege – Die Ethik fürsorgerischer Zuwendung. In: Arn, Christof/Weidmann-Hügle, Tatjana (Hg.): Ethikwissen für Fachpersonen. Basel: Schwabe AG und EMH Schweizerischer Ärzteverlag AG.

Pauer-Studer, Herlinde (2003): Einführung in die Ethik. Wien: Facultas.

Pieper, Annemarie (^{6}2007): Einführung in die Ethik. Tübingen, Basel: A. Francke Verlag.

Pieper, Annemarie/Thurnherr, Urs (1998): Angewandte Ethik: Eine Einführung. München: Verlag C. H. Beck.

Pöltner, Günther (2002): Grundkurs Medizinethik. Wien: Facultas.

Rabe, Marianne (2009): Ethik in der Pflegeausbildung. Beiträge zur Theorie und Didaktik. Bern: Hans Huber Verlag.

Rauprich, Oliver/Steger, Florian (Hg.) (2005): Prinzipienethik in der Biomedizin. Moralphilosophie und medizinische Praxis. Frankfurt, New York: Campus Verlag.

Reiter-Theil, Stella/Mertz, Marcel/Albisser Schleger, Heidi/ Meyer-Zehnder, Barbara/ Kressig, Reto W./ Pargger, Hans (2010): Klinische Ethik als Partnerschaft – oder wie eine ethische Leitlinie für den patientengerechten Einsatz von Ressourcen entwickelt und implementiert werden kann. Zeitschrift Ethik in der Medizin, Springer-Verlag.

Rehbock, Theda (2005): Personsein in Grenzsituationen. Zur Kritik der Ethik medizinischen Handelns. Paderborn: mentis Verlag.

Ruppert, Sabine (2013): Entscheidungsfindungsmodelle in der Ethik. In: Kemetmüller, Eleonore: Berufsethik, Berufsgeschichte und Berufskunde für Pflegeberufe. Wien, Facultas Verlags- und Buchhandels AG, S. 95–108.

SBK (Schweizer Berufsverband der Pflegefachfrauen und Pflegefachmänner) (2003): Ethik in der Pflegepraxis. Bern: SBK.

Schnabl, Christa (2005): Gerecht sorgen. Grundlagen einer sozialethischen Theorie der Fürsorge. Freiburg (Schweiz): Paulusverlag.

Singer, Peter (^{2}1994): Praktische Ethik. Aus dem Englischen übersetzt von Oscar Bischoff, Jean-Claude Wolf und Dietrich Klose. Stuttgart: Philipp Reclam.

Steinkamp, Norbert/Gordijn, Bert (^{2}2005): Ethik in der Klinik. Ein Arbeitsbuch zwischen Leitbild und Stationsalltag. Neuwied u. a.: Luchterhand.

Steppe, Hilde (1994): Caritas oder öffentliche Ordnung? – Zur historischen Entwicklung der Pflege. In: Doris Schaeffer, Martin Moers, Rolf Rosenböck (Hg.): Public Health und Pflege. Zwei neue gesundheitswissenschaftliche Disziplinen. Berlin: Edition Sigma: 43–51.

Wagner, Pierre-André (2012): Interdisziplinäre Kooperation zwischen Ethik und Recht. In: Monteverde, Settimio (Hg): Handbuch Pflegeethik. Ethisch denken und handeln in den Praxisfeldern der Pflege. Stuttgart: Kohlhammer.

Waibl, Elmar (2004): Grundriß der Medizinethik für Ärzte, Pflegeberufe und Laien. Münster: Lit Verlag.

Wiesing, Urban (Hg.) (^{2}2004): Ethik in der Medizin. Ein Studienbuch. Stuttgart: Philipp Reclam.

Zimbardo, Philip G./Gerrig, Richard J. (^{7}1996): Psychologie. Bearbeitet und hg. von Hoppe-Graff, Siegfried/Engel, Irma. Berlin u. a.: Springer.

Zsifkovits, Valentin (2004): Medizinethik mit Herz und Vernunft. Münster: Lit Verlag.

Teil II GESCHICHTE DER PFLEGE

von Irene Messner

1 Antike

Alexander der Große • Aristoteles • Athen • Brot und Spiele • Christenverfolgungen • Christi Geburt • Cicero • Demokratie • Frauen rechtlos • Götterwelt • Julius Cäsar • Kultur • Kunst • Nero • Oikos • Peloponnesischer Krieg • Perserkriege • Platon • Polis • Punische Kriege • Römisches Reich • Sklaverei • Völkerwanderung • Wissenschaft

Nach dem Studium dieses Kapitels sollten Sie ...

... die zwei Ansätze der antiken Vorstellung zur Entstehung von Krankheit verstehen und die Unterschiede erklären können.

... Verfahren der Heilkunde in der Antike erklären können.

... Vertreter der antiken Heilkunde kennen und deren Arbeitsweise erklären können.

... die Auswirkungen der antiken Heilkunde auf unser Leben diskutieren können.

... Auswirkungen des Christentums auf die Entwicklung der Heilkunde und der Pflege sowie des Spitalwesens verstehen und diskutieren können.

Lernziel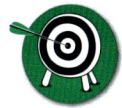

Mit „Antike" bezeichnen wir die Kultur- und Staatenwelt des Mittelmeerraumes in der Zeit von 1200 v. Chr. bis 500 n. Chr. Es ist eine Epoche, die unser heutiges Dasein entscheidend geprägt hat. In vielen Lebensbereichen wie Politik, Kultur und Wissenschaft und nicht zuletzt in Medizin und Krankenpflege finden wir bis heute die Spuren dieser Zeit.

In der Antike waren Pflege und Medizin in einer Hand, erst viel später kam es zu einer Trennung der beiden Tätigkeiten. Die herausragende Leistung der Antike liegt in der Begründung des wissenschaftlichen Denkens. Um den Einfluss auf heute darzustellen, genügt ein kleines Beispiel: Die medizinische Fachsprache verwendet heute noch griechische und lateinische Bezeichnungen.

1.1 Gesundheit und Krankheit im antiken Griechenland und Rom

Die Menschen der Antike waren sich des Wertes der Gesundheit sehr wohl bewusst. Heilmittel standen nur in beschränktem Ausmaß zur Verfügung, es galt also, das Gut Gesundheit zu erhalten. Der Begriff der Gesundheit war eng mit Schönheit gekoppelt: Die Idealvorstellung orientierte sich an den Göttern Aphrodite und Apollon. Das Streben nach

Gesundheit und Schönheit wurde zum Kult erhoben. Da es keinen Glauben an ein vollendetes Leben nach dem Tod gab, höchstens die Erwartung eines Schattendaseins im Hades, war alles Streben auf das irdische Leben ausgerichtet und auch darauf beschränkt.

Vorherrschend waren zwei Vorstellungen zu Gesundheit und Krankheit, die nebeneinander existierten.

1.1.1 Theurgisches Konzept

theurgisch
wundertätig, Geister bannend

Hinter dem *theurgischen* Konzept stand die Annahme, dass Gesundheit und Krankheit göttlichem Einfluss unterliegen. Seine Ausprägung fand es im *Asklepios-Heilkult*, der auf alten mythologischen Traditionen fußte. Asklepios galt als Gott der Heilkunst, seine Tochter Hygieia als Göttin der Gesundheit. Die Tempelanlagen des Heilkults nannte man Asklepieion, Ruinen derartiger Anlagen sind heute noch z. B. auf Kos zu finden. Sie wurden an Orten mit günstigen klimatischen Verhältnissen errichtet. Rund um die Tempelanlagen gab es zahlreiche Möglichkeiten zur Unterhaltung und Therapie. Der Kranke suchte das Asklepeion auf und wurde dort gegen Bezahlung behandelt. Die Kulthandlung umfasste ausführliche Anamnesen, Heilbäder, Gebete, Opfer und als wesentliches Element den heilenden Tempelschlaf, die *Inkubation*. Man hoffte, dass die Patienten aus dem Schlaf durch göttliche Hand geheilt erwachen oder in gottgesandten Träumen Ratschläge erhalten würden. Die Träume wurden vom Tempelpersonal und von Ärzten gedeutet und Heilbehandlungen daraus abgeleitet. Besonders herausragende Heilerfolge wurden auf großen Steintafeln beschrieben. Die folgende Inschrift stammt aus Epidaurus: „*Nikanor, lahm. Während dieser da saß, raubte ihm ein Knabe im Wachen seinen Stab und floh. Er stand auf, verfolgte ihn und wurde darauf gesund.*"

Asklepios/Äskulap
griech.-röm. Gott der Heilkunde, wurde als bärtiger Mann mit Stab, um den sich eine Schlange windet, dargestellt; der Äskulapstab ist heute noch das Symbol der Ärzte und der Pharmazie

Inkubation
histor.: Tempelschlaf der Antike; med.: das Sichfestsetzen von Krankheitserregern im Körper

1.1.2 Rational-wissenschaftliches Konzept

Einen entgegengesetzten Weg schlug das rational-wissenschaftliche Konzept ein: Seine Vertreter versuchten, sich vom magischen Denken zu lösen und die Welt auf ihrer natürlichen Grundlage zu verstehen. Das Interesse richtete sich auf alle Erscheinungen der Natur: Man war auf der Suche nach dem Ursprung des Kosmos. Dabei verband man praktische Naturforschung und Philosophie mit dem Ziel, das Leben im Einklang mit einer angenommenen Harmonie der kosmischen Weltordnung zu verstehen und zu führen (vgl. Mühlum/Bartholomeyczik 1997, S. 76 f.).

Corpus Hippocraticum
medizinische Schriften, vermutlich zwischen 420 v. Chr. und 200 n. Chr. von mehreren Autoren verfasst, ein geringer Teil stammt möglicherweise von Hippokrates selbst

Gelbe und schwarze Galle
konnte beim Erbrechen beobachtet werden, wobei nicht eindeutig geklärt ist, was unter schwarzer Galle zu verstehen ist. Eine Theorie besagt, es handle sich um eine Unterart der Galle, eine andere meint, es handle sich um Stuhl oder Urin, die durch Blutbeimengung schwarz erscheinen.

Auf diesem naturphilosophischen Ansatz gründete sich die **Humoralpathologie** oder **Viersäftelehre**. In der Schrift „Über die Natur des Menschen" aus dem *Corpus Hippocraticum* findet sich die Hypothese über die Grundstoffe im Menschen, der zufolge der Mensch aus vier Kardinalsäften besteht: Blut, Schleim, *gelbe Galle* und *schwarze Galle*. Den einzelnen Säften werden jeweils eine Eigenschaft, eine Jahreszeit und auch eine Lebensspanne zugeordnet. Verfasst wurde die These vermutlich von Polybos, einem Arzt der Antike, der in einigen Quellen als Schwiegersohn Hippokrates' bezeichnet wird. Grundlage war die *Elementenlehre* des Empedokles aus Agrigent (ca. 495–435 v. Chr.).

Die **ausgewogene Mischung unverdorbener Säfte** ist gleichbedeutend mit **Gesundheit**. Ist ein Saft im Übermaß vorhanden, verdorben oder im Körper umhergewandert, resultiert daraus ein Ungleichgewicht, folglich Krankheit, und zwar somatischer oder psychischer Natur. Nach dieser Theorie sind also alle Erkrankungen auf Säftefehler zurückzuführen, die wiederum als Folge ungesunder Lebensweise, falscher Ernährung oder klimatischer Einflüsse gesehen wurden. Der Ausgleich der Säfte wird vom Körper selbst bewerkstelligt. Unterstützend wirken Brech- und Abführmittel, Aderlass oder Diätvorschriften.

Polybos' Ausführungen wurden in den folgenden Jahrzehnten laufend erweitert. **Galen aus Pergamon** ordnete jeder Flüssigkeit ein Temperament zu und entwickelte daraus die *Temperamentenlehre*. Im Mittelalter folgten Verknüpfungen der Theorie mit den Sternbildern, Tonarten usw. Die Viersäftelehre hatte bis ins 19. Jahrhundert hinein Bedeutung.

1.1.3 Verfahren der Heilkunde und Krankenpflege

Drei Methoden standen den Heilkundigen zur Verfügung: die Behandlung durch **Arzneien**, die „Behandlung durch die Hand", d.h. die **Chirurgie**, die allerdings nur eingesetzt wurde, wenn alle anderen Maßnahmen ausgeschöpft waren, und die **Diätetik**, die sicher das wesentlichste Element war.

Diätetik stammt vom griechischen Wort *diaita* und bedeutet Lebensweise. Im Gegensatz zu heute waren damit nicht nur Ernährungsregeln gemeint, sondern eine Lebensordnung alle Bereiche betreffend, mit dem Ziel, krankhafte Zustände zu verändern und Gesundheit zu erhalten. Man unterschied dabei:
- die natürlichen Dinge (*res naturales*), die der Mensch nicht beeinflussen kann, z. B. Konstitution, individuelle Empfindlichkeit;
- die Dinge gegen die Natur (*res contra naturam*): „Widernatürliches", z. B. Krankheitsfaktoren, giftige Stoffe;
- die nicht natürlichen Dinge (*res non naturales*): Lebensbereiche, die der Mensch selbst aktiv „ordnen" kann, auf die er Einfluss hat.

Die sechs Lebensbereiche der „nicht natürlichen Dinge" sind:
- *aer*: Licht und Luft
- *cibus et potus*: Speise und Trank
- *motus et quies*: Arbeit und Ruhe
- *somnus et vigilia*: Schlaf und Wachen
- *secreta et excreta*: Absonderung und Ausscheidung
- *affectus animi*: Anregung des Gemüts

Elementenlehre
Demnach besteht die Welt aus vier Elementen: Luft, Feuer, Erde und Wasser, und vier Qualitäten: feucht, warm, trocken und kalt

Galen aus Pergamon
(ca. 129–ca. 210 n. Chr.) griech. Arzt und Anatom, von ihm sind mehr als 400 Schriften überliefert, die bis zur Renaissance großen Einfluss hatten

Temperamentenlehre
kategorisiert Menschen nach ihrer Wesensart, beruhend auf dem in dieser Person vorherrschenden Saft: Sanguiniker, Phlegmatiker, Choleriker und Melancholiker

Mit der Diätetik sollten die „nicht natürlichen Dinge" geordnet werden. Diese waren ein wichtiger Teil der allgemeinen Behandlung, aber vor allem der Prophylaxe, die Vorschriften waren umfassend und zeitaufwändig. Empfohlen wurden u. a. eine harte Liegestatt, regelmäßige gymnastische Übungen, Anregung durch das Spiel, Bäder und vieles mehr.

Da der gesamte Tagesablauf danach ausgerichtet war, konnten nur Menschen höherer Schichten alle Regeln tatsächlich befolgen.

Dass die Grundzüge der antiken Diätetik bis heute gültig sind, zeigt ein Vergleich der „nicht natürlichen Dinge" mit den allgemeinen Selbstpflegeerfordernissen (ASPE), die die Pflegewissenschafterin Dorothea Orem in ihrem Pflegemodell (1971) anführt.

Die acht Kategorien der ASPE:
1. Aufrechterhaltung einer ausreichenden **Sauerstoffzufuhr**
2. Aufrechterhaltung einer ausreichenden **Flüssigkeitszufuhr**
3. Aufrechterhaltung einer ausreichenden Zufuhr an **Nahrungsmitteln**
4. Gewährleistung einer Versorgung in Verbindung mit **Ausscheidungsprozessen** und Exkrementen
5. Aufrechterhaltung von **Aktivität und Ruhe**
6. Aufrechterhaltung eines Gleichgewichts zwischen **Alleinsein und sozialer Interaktion**
7. **Vorbeugung gegen Risiken** für das Leben, das menschliche Funktionieren und das menschliche Wohlbefinden
8. Förderung der menschlichen Funktionen und Entwicklungen innerhalb sozialer Gruppen, und zwar in Übereinstimmung mit dem menschlichen Potenzial, bekannten menschlichen Einschränkungen und dem Wunsch der Menschen, normal zu sein **(Normalität)**

Damals wie heute weiß man um die Wichtigkeit der Grundbedürfnisse des Menschen, die erfüllt werden müssen, um ein optimales Funktionieren, Gesundheit und Wohlbefinden zu erreichen oder zu erhalten (vgl. Dennis 2001, S. 69 f.).

1.1.4 Heilkundige der Antike

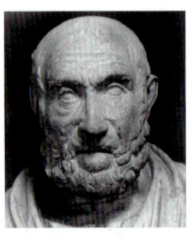

Hippokrates

Der bekannteste Vertreter der antiken Heilkundigen ist **Hippokrates**. Er lebte um 430/400 v. Chr. auf der Insel Kos und wird als „Vater der Medizin" bezeichnet. Über seine Person ist nur wenig bekannt, sicher ist lediglich, dass er als Arzt und Lehrer tätig war.

Hippokrates verkörperte den vollkommenen Arzt: jemand, der ein reines Leben führt, hilfsbereit, gütig und kunstfertig ist. Eines seiner Grundprinzipien war: *„Wenn schon nicht nützen, dann vor allem nicht schaden."*

Als Arzt „hippokratisch" zu sein, galt als tugendhaft – dies spiegelt sich auch im **hippokratischen Eid**. Der Arzt war männlich und ein **Physikus**, also jemand, der die Beschaffenheit der Dinge, ihre Eigenarten und Beziehungen, ihre Veränderungen und Entwicklungen registrierte und zu ordnen versuchte. So hatte er die Aufgabe, die Person und das gesamte Umfeld genau zu beobachten, d. h. sowohl Lebensgewohnheiten als auch Klima, Umgebung etc.

Wesentliche Bestandteile der Heilkunst waren *Prognose* und *Anamnese*. Ein Arzt konnte seine Kunstfertigkeit unter Beweis stellen, indem er nicht nur den Ausgang der Erkrankung vorhersah, sondern auch den bisherigen Verlauf der Krankengeschichte schildern konnte.

„Das Leben ist kurz; die Kunst ist lang; der rechte Augenblick geht schnell vorüber; die Erfahrung ist trügerisch, die Entscheidung schwierig. Der Arzt muss nicht nur selbst bereit sein, das Erforderliche zu tun, sondern auch der Kranke, die Helfer und die äußeren Umstände müssen dazu beitragen."

(Hippokrates 1994, S. 192)

Neben den Ärzten hatten Hebammen und kräuterkundige Frauen großen Anteil an der Versorgung der Bevölkerung. In Rom war die Volksmedizin sehr verbreitet, erst ab dem 3. Jahrhundert v. Chr. siedelten sich hier griechische Heilkundige an. **Aulus Cornelius Celsus** (25 v. Chr.– 50 n. Chr.), einer der wichtigsten Medizinschriftsteller des 1. Jahrhunderts n. Chr., verfasste das Werk „Über die Medizin" in lateinischer Sprache. Seine Schriften beruhen auf dem Corpus Hippocraticum, schließen aber auch Erkenntnisse der alexandrinischen Ärzte **Herophilos von Chalkedon** und **Erasistratos von Keos** mit ein. Viele griechische Ärzte ließen sich in Rom nieder, wie **Asklepiades von Bithynien**, der durch sein geschicktes Auftreten die Römer beeindruckte, oder **Soranos von Ephesos**. Daraus entwickelten sich unterschiedliche medizinische Schulen.

Zu dieser Zeit entstanden die ersten Krankengebäude, die **Valetudinarien** zur Aufnahme kranker Sklaven. Dahinter stand nicht Großmut der Gutsbesitzer, sondern wirtschaftliches Interesse. Das Gesellschaftswesen der Antike beruhte auf Sklaverei, für Gutsbesitzer war es entsprechend wichtig, die Arbeitskraft der versklavten Menschen zu erhalten. Die Idee der Valetudinarien wurde später für Militärlazarette übernommen, ist aber nicht gleichzustellen mit einem staatlich organisierten Gesundheitswesen. Die Pflege der Heilbedürftigen war Aufgabe der Sklaven, von einer Berufsgruppe der Pflegenden kann nicht gesprochen werden.

1.2 Pflege und frühes Christentum

Nach dem Tode Jesu von Nazareth bildete sich in Rom die erste christliche Gemeinde, bis zur Anerkennung des Christentums war es noch ein weiter Weg. Durch den Druck der Christenverfolgungen unter Kaiser Nero und die *Gebote der heiligen Schrift* setzte sich in der frühen christlichen Gemeinde der selbstlose Dienst am hilflosen Nächsten, die

---

Prognose
Vorhersage einer zukünftigen Entwicklung auf der Grundlage einer kritischen Beurteilung der gegenwärtigen Situation

Anamnese
Vorgeschichte einer Krankheit

Herophilos von Chalkedon
(ca. 325–255 v. Chr.)
Erasistratos von Keos
(ca. 305–250 v. Chr.)
wichtigste Anatome der Antike; nahmen Sektionen und Vivisektionen (= operativer Eingriff am lebenden Objekt zu Forschungszwecken) vor und erweiterten so den Stand des Wissens enorm. Herophilos erkannte u. a. den Unterschied zwischen sensorischen und motorischen Nerven, beschrieb die menschliche Leber und das Gehirn.

Asklepiades von Bithynien
(* um 124 v. Chr.)
griech. Arzt und Philosoph, prägte den Leitspruch, der Arzt solle sicher, schnell und angenehm heilen und dafür einfache und erprobte Mittel verwenden

Soranos von Ephesos
griech. Arzt, um 100 n. Chr. in Rom tätig. Seine Werke enthalten genaue Beschreibungen pflegerischer Maßnahmen.

Gebote der heiligen Schrift
z. B.: „Wahrlich, ich sage euch, was ihr getan habt einem dieser meiner geringsten Brüder, das habt ihr mir getan" (Evangelium nach Matthäus)

> *Caritas*
> lat. Nächstenliebe, Hochschätzung

Caritas, als Dienst an Gott durch. Die Unerschrockenheit und Selbstlosigkeit der christlichen Gemeinden dieser Zeit beeindruckten viele Menschen und trugen zur schnellen Verbreitung des Christentums bei.

Die Einstellung der Christen zu Gesundheit, Krankheit und Leid war anders als die der alten Griechen. Der Wert der Gesundheit relativiert sich mit der Perspektive auf das Kommende, das Reich Gottes. Das bedeutet nicht, dass Gesundheit keinen Stellenwert hatte, aber sie stand im Dienste des Nächsten und war nicht selbstbezogen. Im Christentum war Gesundheit ein erstrebenswertes Gut, um damit dem Nächsten zu dienen. Das irdische Leben diente als Vorbereitung auf das Jenseits.

Die Fürsorge für andere beruhte auf dem Gedanken der brüderlichen Nächstenliebe und Barmherzigkeit, eine Einstellung, die die Krankenpflege bis heute entscheidend geprägt hat.

> *Diakonie*
> griech. *diakonein*: das schlichte Dienen

Organisiert war die Caritas in der frühen Kirche in Form der *Diakonie*, jeder Bischof hatte innerhalb seiner Gemeinde dafür Sorge zu tragen. Im folgenden Zitat sind die Obliegenheiten der Diakone dargestellt:

> *Diakon*
> Diener, Knecht. Die Diakone des frühen Christentums waren ursprünglich Gehilfen der Apostel.

„Sie [die Diakone] sollten den Schwachen, Fremden und den Witwen dienen, Vater der Waisen sein, in allen Häusern der Armen umhergehen, um Not, Krankheit oder Bedürftigkeit festzustellen. Die Diakone sollten die Fremden versorgen, die Paralytischen und Schwachen waschen, damit sie eine Erquickung hatten in ihren Schmerzen. Jedem sollte das Nötigste zuteil werden. Sie sollten auch die Herbergen besuchen, um festzustellen, ob Arme oder Kranke eingekehrt oder ein Toter vorhanden seien. In Seestädten sollten sie am Strande nachsehen, ob das Meer einen Toten an Land gespült habe und, falls dem so war, ihn begraben." *(Käppeli 2004, S. 199)*

Die Diakonie konnte in den frühen christlichen Gemeinden von Männern und Frauen ausgeführt werden. Im Neuen Testament findet man z. B. in der Gestalt von **Phoebe** eine Diakonissin, die den Römern den Brief des Apostels Paulus überbringt. Erst später wurden die Aufgaben aufgeteilt: Während die Männer vor allem den Bischof bei der Verwaltung der Gemeinde unterstützten, wurde den Frauen die Fürsorge gegenüber Kranken und Hilfsbedürftigen aufgetragen. Keine dieser Hilfeleistungen erfolgte gegen Entgelt, der Dienst am Nächsten galt als Tugend und wurde für „Gottes Lohn" geleistet.

Einige verwitwete und wohlhabende römische Patrizierfrauen um den Kirchenvater Hieronymus stellten ihre Häuser zur Verfügung und pflegten dort selbst Kranke und Bedürftige, um sich dadurch Seelenheil im Jenseits zu erwerben. Im nachstehenden Nekrolog des **Hieronymus** über **Fabiola** wird deutlich, wie weit die Begriffe Barmherzigkeit und Nächstenliebe gefasst waren und gelebt wurden.

> **Fabiola von Rom**
> († 399 n. Chr.)
> römische Wohltäterin und Heilige, die ihr Vermögen zur Unterstützung der Armen verwendete

„Fabiolas ganzes Besitztum [...] bot sie um billiges Geld zum Verkauf an. Nachdem sie es veräußert hatte, bestimmte sie den Erlös für die Armen. Zuerst errichtete sie ein Krankenhaus, in welches die Kranken von der Straße

aufgenommen werden sollten. Dort wurden dann die von Schwäche und Hunger erschöpften Glieder der Unglücklichen wieder gestärkt. Soll ich nun das mannigfache Elend der Menschen aufzählen, die verstümmelten Nasen, die ausgestochenen Augen, die halbbrandigen Füße, die abgestorbenen Hände, die wassersüchtigen Leiber, die kraftlosen Hüften, die geschwollenen Beine und das Leid jener, deren angefressenes und faulendes Fleisch von Maden strotzte? Wie viele, die mit ekelerregendem Aussatz behaftet waren, trug sie selbst auf ihren Schultern? Wie oft hat sie die eiternden Wunden, welche andere nicht einmal ansehen konnten, ausgewaschen?"

(Ebd., S. 206)

Mit der Legalisierung der christlichen Religion entstanden die ersten öffentlichen Einrichtungen zur Betreuung Hilfsbedürftiger, da es den Christen nun möglich wurde, ihren Auftrag zur tätigen Nächstenliebe auch außerhalb des privaten, versteckten Bereiches auszuüben. Diese Einrichtungen waren auch zur Aufnahme Fremder gedacht, daher nannte man sie griech. **Xenodocheion** (zu *xenos* = Fremder) bzw. lat. **Hospital** (zu *hospes* = Gastfreund, Fremder). Es handelte sich dabei mehr um eine soziale Einrichtung für Kranke, Alte und hilfsbedürftige Menschen, erst im 18. Jahrhundert entstanden Krankenhäuser im heutigen Sinn.

Die Hospitäler breiteten sich rasch über Nordeuropa aus, viele Bischöfe und christliche Könige unterstützten diese Bewegung.

Gegen Ende des 4. Jahrhunderts entstanden die ersten **Klöster**, damit begann ein neues Zeitalter der Krankenpflege und Heilkunde: Nun übernahmen die Ordensfrauen und -männer den barmherzigen Dienst am Nächsten. Das Christentum war mittlerweile in allen sozialen Schichten verbreitet, und das Mönchtum bot den Gläubigen ein neues Betätigungsfeld für die Ausübung der christlichen Lehre.

Die christliche Auffassung von Nächstenliebe und Barmherzigkeit bestimmt zum Teil heute noch die Krankenpflege. Das Motiv des mitleidenden Gottes ist zentraler Glaubensinhalt und Leitmotiv christlich-religiös motivierter Pflegender, sie sehen in ihrem selbstlosen Einsatz für die Kranken und Leidenden den Ausdruck der Gottes- und Nächstenliebe, also ihrer spirituellen Haltung. Das aus ihrer Haltung resultierende eigene Leiden nehmen sie als Gnade Gottes wahr. Die neuzeitliche christlich-religiöse Krankenpflege deckt sich also mit den Vorstellungen der Spätantike.

Die freiberufliche Krankenpflege des ausgehenden 19. Jahrhunderts distanzierte sich vom religiösen Hintergrund. Da aber vor allem in Deutschland viele Pflegende aus bürgerlichen Häusern kamen, die traditionell der Kirche sehr nahe standen, blieb auch die freiberufliche Pflege vom christlich-humanistischen Ideal geprägt. Hochstehende moralisch-ethische Werte, die gemeinschaftliche Lebensform der Pflegenden, wie sie vor allem in Deutschland bis in die 60er-Jahre des letzten Jahrhunderts üblich war, Arbeitsbedingungen, schlechte Bezahlung, Berufskleidung etc. bewirkten, dass sich freiberufliche Schwestern und ihre Praxis nicht sehr von der religiös motivierten Pflege unterschieden.

An der Förderung der Pflege als Wissenschaft hatte die christlich motivierte Pflege, für die Gottes- und Nächstenliebe und Dienen im Vordergrund standen, nur geringen Anteil. Erst seit die Ausbildung für Krankenpflege institutionalisiert wurde, hat sich das verändert (vgl. ebd., S. 379 ff.)

Vertiefung des Lernstoffes

Zusammenfassung

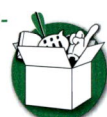

- Theurgisches Konzept
- Asklepios-Heilkult
- Rational-wissenschaftliches Konzept
- Humoralpathologie
- Corpus Hippracticum
- Galen aus Pergamon
- Temperamentenlehre
- Diätetik
- die „nicht natürlichen Dinge"
- Hippokrates
- Aulus Cornelius Celsus
- Valetudinarium
- Caritas
- Diakonie
- Hospital

Zum Üben

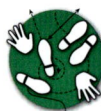

1. Welche Einstellung zu Gesundheit hatten die Menschen der Antike?
2. Was versteht man unter theurgischem Krankheitskonzept?
3. Was versteht man unter rational-wissenschaftlichem Krankheitskonzept?
4. Wovon leitet sich die Humoralpathologie ab und was versteht man darunter?
5. Welche Behandlungsmöglichkeiten verwendete die Humoralpathologie? Erklären Sie anhand eines Beispiels.
6. Was ist unter dem Begriff Diätetik zu verstehen?
7. Wer wird als Vater der Medizin bezeichnet und welche Eigenschaften wurden ihm zugesprochen?
8. Wie entwickelte sich die Heilkunde in Rom?
9. Worauf beruht die christliche Caritas und von wem wurde sie hauptsächlich ausgeübt?
10. Was verstand man zu damaliger Zeit unter Hospital?
11. Welche Auswirkungen hat die christliche Caritas auf die heutige Pflege?

Diller, Hans (Hg.) (1994): Hippokrates. Ausgewählte Schriften. Stuttgart: Reclam.

Eckart, Wolfgang U. (^{5}2004): Geschichte der Medizin. Berlin u. a.: Verlag Springer.
Für alle an der Medizingeschichte Interessierten; kompakte Darstellung von der Antike bis zum 20. Jahrhundert.

Hauff, Adelheid M. von (Hg.) (2007): Frauen gestalten Diakonie. Band 1 + 2. Stuttgart: Kohlhammer.
Lebensbilder von Frauen der Diakonie – von den Anfängen bis ins 20. Jahrhundert.

Käppeli, Silvia (2004): Vom Glaubenswerk zur Pflegewissenschaft. Bern u. a.: Verlag Hans Huber.
Für alle, die Interesse daran haben, welchen Einfluss der biblische Auftrag der Nächstenliebe auf die gegenwärtige Pflege hat.

Kollesch, Jutta (Hg.) (1994): Antike Heilkunst: Ausgewählte Texte aus den medizinischen Schriften der Griechen und Römer. Ditzingen: Reclam.
Auszüge aus Originalquellen geben interessante Einblicke in die Denkweise der antiken Medizin.

Leven, Karl-Heinz (Hg.) (2005): Antike Medizin, Ein Lexikon. München: Verlag C. H. Beck.
Wissenschaftlich fundiertes Nachschlagewerk.

Zum Nachlesen

2 Mittelalter

> Buchdruck • Byzantinisches Reich • Christliche Geisteshaltung • Dreifelderwirtschaft • Frauenfeindlichkeit • Feudalismus • Geozentrisches Weltbild • Hundertjähriger Krieg • Investiturstreit • Jeanne d'Arc • Karl der Große • Klostergründungen • Kreuzzüge • Lehnswesen • Pestepidemien • Rittertum • Scholastik • Ständegesellschaft • Universitätsgründungen • Zünfte

Nach dem Studium dieses Kapitels sollten Sie ...

... die Bedeutung der Klöster für die Heilkunde verstehen und diskutieren können.

... die Auswirkungen der Universitätsgründungen erörtern können.

... Einrichtungen der Krankenversorgung im Mittelalter beschreiben können.

Lernziel

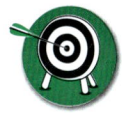

Regel aus dem Regimen Sanitatis Salernitanum:
„Willst du dich tüchtig erhalten, gesund,
so höre, was wir dir künden itzund:
Fort mit den drückenden Sorgen: Zorn ist,
o glaub mir, gemein:
Nimmst du nur kargen Imbiss, hüt' dich vor starkem Wein:
Hast du gespeist, so erhebe dich gern;
halte den Schlaf dir um Mittag fern!
Halte den Harn zurück nicht lang, regt sich's im Darm, so folge dem Drang.
Tust du genau, wie wir es dir weisen, wirst du lange durchs Leben reisen."

Durch den Zerfall des Römischen Reiches kam es im Mittelalter zu einem Verlust an Wissen. Neue Träger und Bewahrer von Gelehrsamkeit wurden die Klöster. Europa stand weiter unter dem Zeichen des Christentums, d. h. die Einstellung zu Gesundheit, Krankheit und Caritas hatte sich nicht geändert. Was sich änderte, waren die Einrichtungen, in denen Krankenversorgung stattfand. Im Mittelalter entwickelte sich ein komplexes System an Versorgungseinrichtungen, bestehend aus der **Krankenpflege in den Klöstern**, der Versorgung in den **Hospitälern** und den ersten **bürgerlichen Krankenanstalten**.

Heilkunde war in das tägliche Leben eingewoben. Im 13. Jahrhundert entstand ein volkstümliches Gesundheitsbuch, das **„Regimen Sanitatis Salernitanum"**. Es ist in Versen und humorvoll abgefasst, wurde in mehrere Sprachen übersetzt und erreichte daher viele Menschen. Es war weniger ein medizinisches Werk als eine Anleitung zur Selbsthilfe. Einige Aussagen daraus finden wir heute noch in Sprichwörtern, z. B.: *„Nach dem Essen sollst du ruhn / oder tausend Schritte tun."*

2.1 Geistliche Ordensgemeinschaften und Klöster

Im Konzil von Aachen (816) wurden die Domherren verpflichtet, Hospitäler zu errichten. Die Ausübung der Heilkunde und Krankenpflege wurde somit großteils in die Hände der Ordensgemeinschaften übergeben.

Jedes noch so kleine Kloster sollte über ein eigenes Haus zur Krankenpflege verfügen. 830 entstand im Kloster St. Gallen ein Musterplan, der allerdings nie in dieser Weise verwirklicht wurde. Er enthielt einen Krankensaal, Badehaus, Latrinenanlagen, Ärztehaus, eine Apotheke, Ärztezimmer und einen Kräutergarten. Außerhalb der Klosteranlagen entstanden *Leprosorien*.

Leprosorien
Häuser für Leprakranke, außerhalb der Gemeinden angesiedelt, um Ansteckung zu verhindern

In den Regeln der monastischen Gemeinschaften gab es den gezielten Auftrag zur Krankenpflege. In der berühmtesten Mönchsregel, der Regula Benedicti, verfasst von **Benedikt von Nursia**, dem Gründer des Benediktinerordens, findet sich neben der bekannten Aufforderung *„ora et labora"* (bete und arbeite) auch der Auftrag der *„Sorge über Gesunde und Kranke"*.

Benedikt von Nursia
(480–547)
gründete am Monte Cassino in der Nähe Neapels ein Kloster und verfasste dort die berühmte „Regula Benedicti", eine Mönchsregel, die weite Verbreitung fand und die Grundlage vieler Ordensregeln bildet

Nicht nur die Pflege der Kranken und Armen war den Klostergemeinschaften wichtig, sondern auch die **Ausbildung**. Gefördert durch einflussreiche Männer der Politik und des Klerus erschienen erste *Lehrpläne* für das Studium *der Medizin*, und es wurden neue Orden gegründet, die sich schwerpunktmäßig der Betreuung Kranker widmen sollten.

Lehrpläne der Medizin
Lehrinhalt waren Werke der antiken griechischen Medizin und Kenntnisse der Kräuterkunde.

Die Klöster waren das Zentrum der Bildung, im Früh- und Hochmittelalter galt das auch für die Frauenorden. Die Aufnahme war oft nur möglich, wenn man eine entsprechende Mitgift mitbrachte. Mädchen und Frauen niederer Schichten dienten daher häufig als Laienschwestern oder Mägde. Für viele Frauen war es die Suche nach einem sinnvollen, religiösen Leben, andere zogen das Kloster einer *Muntehe* vor. Für unverheiratete und verwitwete Frauen war es eine Möglichkeit der Versorgung. Auf keinen Fall zu vernachlässigen ist, dass die Klöster eine hervorragende Aussicht auf Bildung boten, die es außerhalb der Klostermauern nicht gab.

Im Spätmittelalter (12. Jahrhundert) finden wir die **Anfänge der Universitäten**; zu diesen Bildungszentren wurde den Frauen der Zugang verwehrt. Es waren privilegierte Vereinigungen lehrender und lernender Männer – da Lesen und Schreiben Voraussetzung war und das nur in den Klosterschulen gelehrt wurde, waren dies größtenteils Geistliche.

Die wissenschaftliche Medizin wurde die Domäne der Männer. Da die zumeist geistlichen Männer laut Kirche „kein Blut vergießen durften", kam es zu einer Trennung zwischen Medizin und dem Handwerk der Chirurgie und der Bader. Diese formale Trennung endete erst mit der Säkularisierung während der Französischen Revolution.

Die **Zunft der Bader** arbeitete in den Badestuben; sie durften kleine Wunden versorgen, Brüche richten, schröpfen und zur Ader lassen. Da Badestuben oft einen zweifelhaften Ruf hatten, haftete dieser auch den Badern an. Der Stand der Ärzte hingegen genoss hohes Ansehen, sah man doch in Christus selbst den ersten Arzt.

Mit Beginn des 14. Jahrhunderts begann die Zurückdrängung der Frauen aus der medizinischen Versorgung, es gab jetzt genug ausgebildete Ärzte. Viele Ärztinnen, Hebammen, Baderinnen, heilkundige Frauen und ihre Gehilfinnen waren davon betroffen. Die beginnenden Hexenverfolgungen trugen ein Übriges dazu bei. Die Krankenpflege in den Klöstern verlagerte sich hingegen immer mehr zu den weiblichen Ordensgemeinschaften.

2.2 Weltliche Ordensgemeinschaften

Neben den geistlichen Orden nahmen sich auch sogenannte **weltliche Orden** vermehrt der Krankenpflege an. Es waren Laiengemeinschaften, die sich aber unter den Schutz der Kirche stellten. Bekannt ist die *Kongregation* der Brüder und Schwestern vom **Orden des Heiligen Geistes**, auf die die *Heilig-Geist-Spitäler* zurückgehen.

Franz von Assisi gründete die **Tertiare**, einen Laienorden für beide Geschlechter, dem auch **Elisabeth von Thüringen** angehörte.

Der Zustrom zu den Frauenklöstern war sehr groß, viele Orden verweigerten aber die Aufnahme von Frauen oder die Gründung von Frauenklöstern. Da nur Priester befugt waren, die Sakramente zu spenden, zu lehren und zu unterrichten, mussten sie diese Tätigkeiten auch in den Frauenklöstern übernehmen und fühlten sich dadurch überlastet. Daneben sah man die Frau auch als sittliche Gefährdung (vgl. Schmölzer 1994, S. 60 ff.).

Muntehe

gebräuchlichste Eheform des Mittelalters, mit der Hochzeit ging die Bestimmungsgewalt über die Frau vom Brautvater auf den Ehemann über

Kongregation

lat. *grex* = Herde, Schar; Zusammenschluss mehrerer Klöster eines Ordens zu einem Verband

Heilig-Geist-Spitäler

karitative Einrichtungen zur Alten- und Krankenpflege, die zum Teil bis heute bestehen, z. B. in Nürnberg

Elisabeth von Thüringen (1207–1231) Landgräfin von Thüringen, gilt als die deutsche „Nationalheilige" des Mittelalters; wegen ihrer karitativen Dienste sehr populär

> „Da es auf der Welt nicht mehr gibt, was in seiner Schlechtigkeit den Frauen gleichkommt, und das Gift von Vipern und Drachen dem Mann weniger schadet als ihre Nähe, verkünden wir hiermit, dass wir zum Wohle unserer Seele, unseres Leibes und unserer Besitztümer von nun an keine Schwestern mehr in unseren Orden aufnehmen und uns von ihnen wie von wildgewordenen Hunden fernhalten wollen."
>
> (Schrift aus dem Prämonstratenserkloster Marchthal, zitiert nach: Shahar 1984, S. 49)

Einige Frauen organisierten sich in **Beginengemeinschaften**, die im 12. Jahrhundert im Gebiet des heutigen Belgien ihren Ausgang nahmen und sich dann entlang des Rheins ausbreiteten. Die Beginen bildeten religiöse Gemeinschaften, die im Vergleich zu Ordensgemeinschaften relativ viele Freiheiten gewährten, die Ordensfrauen durften sich innerhalb einer Hausordnung frei bewegen, privates Eigentum besitzen und einem Handwerk nachgehen und sich „durch ihrer Hände Arbeit" selbst erhalten. Sie lebten fromm und enthaltsam, und es war möglich, aus der Gemeinschaft auszutreten (vgl. Schmölzer 1994, S. 250 f.). Durch ihre seelsorgerische und krankenpflegerische Tätigkeit hatten sie zentrale gesellschaftliche Bedeutung. Den Beginen beizutreten hatte nicht nur religiöse Gründe, es war auch eine Möglichkeit, dem „normalen" Frauenleben, das ein Unterwerfungsverhältnis zum Ehemann, körperliche Züchtigung, viele Pflichten und wenig Rechte einschloss, zu entkommen. Die meisten Beginen entstammten dem niederen Adel und dem Stadtpatriziat, der Anteil von Frauen aus dem niederen Bürgertum und dem Handwerk dürfte eher gering gewesen sein (vgl. Dinzelbacher 1988, S. 14). Die Anziehungskraft dieser Konvente für die Frauen im Mittelalter ist gut vorstellbar. Betritt man den Beginenhof mitten in Amsterdam, vermitteln die kleinen Häuschen mit ihren Gärten einen beschaulichen und friedlichen Eindruck.

Manche Autoren bezeichnen das Beginentum als bewusste oder auch unbewusste Emanzipationsbestrebung vieler Frauen, die sich den entwürdigenden Bedingungen des Frauendaseins und der auf der Lehrmeinung vieler Kirchenväter basierenden *Frauenfeindlichkeit im Mittelalter* entgegensetzten (vgl. Beer 2001, S. 12).

Um ihre Anerkennung und auch einen gewissen Schutz mussten die Beginen ständig kämpfen. Wurden sie zunächst wohlwollend behandelt, schlug dieses Wohlwollen Mitte des 13. Jahrhunderts um: Der Verdacht der *Häresie* entstand, schließlich wurden die Beginengemeinschaften am Konzil von Vienne (1311) verboten. Dieses Verbot wurde mehrmals zurückgenommen und erneut bekräftigt. Die Unsicherheit in der Beginenfrage führte zu unterschiedlicher Handhabung je nach Einstellung der Bischöfe und Inquisitoren: In manchen Gegenden wurden sie vertrieben und ihr Eigentum wurde eingezogen; in anderen stellten sich Bischöfe und Gemeinden schützend vor sie. Bis zum

---

Frauenfeindlichkeit im Mittelalter

Aus der Sicht der Kirche war die Frau gleichzusetzen mit Sinnlichkeit, Körperlichkeit, mit dem Unvollkommenen und der Vergänglichkeit, der Mann aber mit der zu Gott strebenden Geistseele. Da der Frau die Schuld für die Erbsünde und ein permanentes Streben zur Beherrschung der männlichen Geistseele zugeschrieben wurden, galt sie als ein sündhaftes, minderwertiges Geschöpf.

Häresie

von der offiziellen Kirchenmeinung abweichende Lehre, Irrlehre, Ketzerei

16. Jahrhundert verschwanden die Beginengemeinschaften fast ganz (vgl. Schmölzer 1994, S. 253 ff.).

2.3 Ritterorden und Hospitäler

Ab dem 11. Jahrhundert entstand durch die Kreuzzüge, Wallfahrten und **Pilgerreisen** ein vermehrter Bedarf an Fürsorge, der durch die Klöster nicht mehr gedeckt werden konnte.

Die ersten *Ritterorden*, meist männliche Ordensgemeinschaften, entstanden. Die Johanniter gründeten im 11. Jahrhundert das erste Johanniterspital in Jerusalem. Entlang der Pilgerwege gab es bescheidene Unterkünfte, die im Laufe der Zeit zu beachtlicher Größe mit Kapazitäten von mehreren hundert Personen anwuchsen. Da eine Pilgerreise oft zur Heilung eines Leidens gemacht wurde, war die Krankenversorgung eine wichtige Aufgabe in diesen **Häusern der Gäste Gottes** (*Hôtel-Dieu*), wie sie auch genannt wurden.

Die **Versorgung** in den Hospitälern oblag **geistlichen Schwestern und Brüdern** und ihren Gehilfen, Ärzte wurden nur bei Bedarf herangezogen.

Ein Auszug aus der Hospitalordnung der Johanniter zu Jerusalem (1182) gibt Einblick:

„Die Betten sollen in Länge und Breite so bequem wie möglich zum Ruhen gemacht werden, jedes Bett soll eine Zudecke erhalten und passende Betttücher. Je zwei Kranke erhielten gemeinsam einen Schafpelz, ein paar Schuhe und Wollmütze, die sie anzogen, wenn sie zu den Klosetts gingen.
An drei Wochentagen sollten die Kranken frisches Hammel- oder Schweinefleisch bekommen, oder wenn sie dies nicht vertrugen, gab es Hühnerfleisch. Für jeden Krankensaal stehen neun Helfer zur Verfügung, die den Kranken die Füße waschen, ihre Tücher reinigen, die Betten richten, den Schwachen die Speisen reichen und liebevoll zu trinken geben sowie in allen Dingen dem Wohl der Kranken gehorchen." (Zitiert nach: Schipperges 1990, S. 206)

2.4 Entstehung bürgerlicher Krankenanstalten

Vor allem in den Städten entstanden bürgerliche Krankenanstalten, die im Gegensatz zur christlichen Caritas die Bezahlung ihrer Leistungen einforderten. Die Architektur der Spitäler änderte sich: Waren früher die Säle kreuzförmig auf einen Altar hin ausgerichtet, damit die Kranken und ihre Betreuer ungehindert am Gottesdienst teilhaben konnten, rückte der Altar nun auf die Seite und befand sich in der Krankenkapelle. Säkularisierte Einrichtungen waren aber auch bürgerliche Spitäler keineswegs: Viele dieser Institutionen waren Stiftungen reicher Bürger, die häufig durch die Angst vor dem Fegefeuer dazu motiviert wurden.

Ritterorden

Die ersten geistlichen Ritterorden waren während der Kreuzzüge entstandene Ordensgemeinschaften, die ursprünglich zum Schutz und Geleit der Pilger ins Heilige Land gegründet wurden.

Hôtel-Dieu

ursprünglich Pilgerherbergen, die bald zu Einrichtungen für die Kranken- und Altenversorgung wurden. Einige findet man heute noch, z. B. in Beaune/Frankreich.

Im 15. Jahrhundert setzte sich der Brauch durch, ein Hospitalbett als Altersvorsorge zu kaufen. Von einer Krankenversorgung oder einem Gesundheitswesen im heutigen Sinne kann nicht gesprochen werden, bei Weitem nicht jeder kam in den Genuss der Klostermedizin, in den Hospitälern fanden je nach Einzugsgebiet Pilger oder Menschen der Umgebung Aufnahme. Ärzte waren nur in wenigen Krankenanstalten angestellt, meist wurden sie nur als *Konsiliare* gerufen. Ein großer Teil der Bevölkerung verließ sich auf traditionelle Heilmethoden.

Konsiliar
in einem unklaren Krankheitsfall zur Beratung hinzugezogener Arzt

2.5 Weise Frauen und Hexenverfolgungen

Ein Großteil des Wissens, das von den sogenannten **weisen Frauen** bewahrt und weitergegeben wurde, ging mit der Hexenverfolgung zwischen 1400 und 1800 verloren. Seit jeher schrieb man Menschen die Fähigkeit zu, mit den geheimen Kräften der Natur in Verbindung zu treten und dadurch sowohl Gutes als auch Böses bewirken zu können. Unter dem Einfluss der mittelalterlichen Theologie wandelte sich dieses Bild in ein ausschließlich negatives, das nun mehr und mehr auf die (weise) Frau projiziert wurde. Den Frauen wurde ein besserer Zugang zum Übersinnlichen nachgesagt, und sie praktizierten heidnische Bräuche. Ihre Naturnähe und der Bezug zum eigenen Körper standen im krassen Gegensatz zum idealen Frauenbild der Kirche, das in der Jungfrau Maria verkörpert war (Schmölzer 1994, S. 405 ff.)

Viele Heilpflanzen trugen Namen, die auf die Heilkunst der weisen Frauen hinwiesen, so war die Waldrebe als Hexenwinde, der Bovist als Hexenpilz bekannt.

So wurde den weisen Frauen vielfach vorgeworfen, einen **Pakt mit dem Teufel** geschlossen zu haben. Dagegen musste etwas unternommen, die Schuldigen mussten bestraft werden – und die Saat fiel auf fruchtbaren Boden, war es doch eine Zeit furchtbarer Not und Entbehrung. Krankheiten wie die Pest und Lepra rollten über das Land, Kriege wurden ausgetragen, Reformation und Gegenreformation trieben einen Keil in die Gesellschaft, durch die Auflösung der Zünfte und die Einführung des Geldhandels fanden wirtschaftliche Veränderungen statt, es gab Hungersnöte, und es kam zur Verelendung großer Bevölkerungsgruppen.

Als Zeichen des Paktes mit dem Teufel erhielt die Frau vom Teufel ein Hexenmal – meist ein Muttermal, das vor dem Prozess vom Folterknecht ausfindig gemacht wurde.

„An den Sonntagen nach der Messe kamen die Kranken zuhauf und flehten um Hilfe – Worte waren alles, was man ihnen schenkte: ‚Ihr habt gesündigt, und Gott züchtigt euch. Danket ihm; umso weniger werdet ihr im nächsten Leben leiden müssen. Duldet, leidet, sterbt. Denn hat die Kirche nicht ihre Gebete für die Toten?'"
(Vgl. Michelet 2005, S. 66)

Im *Hexenhammer* findet man genaueste Angaben über das Wirken der Hexen, Möglichkeiten der Abwehr, Verhörtechniken usw. Um verdächtigt zu werden, genügte ein schlechter Ruf oder ein nicht der Norm entsprechendes Aussehen. Konnte eine Heilerin jemanden heilen, war sie verdächtig ob des Erfolges, konnte sie es nicht, hatte sie sicher einen Schadenszauber angewandt.

Hexenhammer
„Malleus maleficarum", 1487 veröffentlichtes Handbuch für Hexenprozesse. Zitat aus dem Hexenhammer: *„Wenn eine Frau alleine denkt, denkt sie Böses."*

Wurde man als Hexe beschuldigt, begann ein Prozess, den man nicht gewinnen konnte. Viele starben schon an den Folgen der Folter, die angewandt wurde, um herauszufinden, ob es sich tatsächlich um eine Hexe handelte. Überstand man die Folter, galt dies als sicherer Beweis für Hexerei, denn nur durch den Pakt mit dem Teufel konnte man dagegen unempfindlich sein. Ein Schuldspruch war gleichzusetzen mit einem Todesurteil, meist Tod durch Verbrennen.

Das Ende der Hexenprozesse finden wir erst in der Zeit der Aufklärung. Preußens König Friedrich Wilhelm I. erließ 1714 ein Edikt *„gegen die Abstellung der Mißbräuch bey denen Hexen Prozessen"*. Unter dem Einfluss ihres Arztes Antonius de Haen folgte Maria Theresia von Österreich diesem Beispiel (vgl. ebd., S. 408).

Vertiefung des Lernstoffes

- „Regimen Sanitatis Salernitanum"
- Krankenpflege in den Klöstern
- Universitätsgründungen
- Bader und Badestuben
- Tertiare und Beginen
- Ritterorden
- Hôtel-Dieu
- Bürgerliche Krankenanstalten
- Weise Frauen
- Hexenverfolgungen
- „Hexenhammer"

Zusammenfassung

1. Welches Standardwerk der Heilkunde entstand im Mittelalter und warum war es so populär?
2. Wie kam es dazu, dass die Ausübung der Heilkunde und Krankenpflege hauptsächlich bei den christlichen Ordensgemeinschaften lag?
3. Wer war Benedikt von Nursia und welche Bedeutung hatten seine Ordensregeln für die Entwicklung der Krankenversorgung?
4. Wozu kam es durch das Verbot, „Blut zu vergießen", das den Geistlichen auferlegt war?
5. Was versteht man unter weltlicher Ordensgemeinschaft und welche Aufgaben hatte sie?
6. Wer waren die Beginen, welche Aufgaben übernahmen sie?
7. Wodurch entstanden die Ritterorden?
8. Wo entstanden Herbergen zur Versorgung der Pilger und wie nannte man sie?
9. Wo entstanden die ersten bürgerlichen Krankenanstalten?
10. Wie wirkte sich die Hexenverfolgung auf die Heilkunde aus?
11. Warum wurden gerade Frauen häufig Opfer der Hexenprozesse?

Zum Üben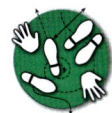

Grün, Anselm (⁵2002): Benedikt von Nursia. Freiburg: Verlag Herder. *Die Benediktinerregeln in moderner Sprache, nicht nur als Teil der Pflegegeschichte interessant.*

Zum Nachlesen

Zum Nachlesen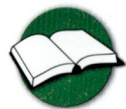

Jankrift, Kay Peter (2003): Krankheit und Heilkunde im Mittelalter. Darmstadt: Wissenschaftliche Buchgesellschaft.
Geht der Frage nach dem Umgang mit Krankheit im Mittelalter nach.

Matheus, Michael (2005): Funktions- und Strukturwandel spätmittelalterlicher Hospitäler im europäischen Vergleich. Stuttgart: Verlag Franz Steiner.Schipperges, Heinrich (1993): Die Kranken im Mittelalter. München: Verlag C. H. Beck.

Schipperges, Heinrich (1990): Der Garten der Gesundheit. Medizin im Mittelalter. München: dtv.

Schipperges, Heinrich (^{5}2001): Hildegard von Bingen. München: Verlag C. H. Beck.
Drei Werke des Autors, die die Lebens- und Symbolwelt des Mittelalters verständlicher machen und uns Zugang verschaffen zur Vergangenheit; schöne beispielhafte Darstellungen zu Pflege und Medizin.

Sieck, Annerose (2008): Heilerinnen im Mittelalter. Das verlorene Wissen der Frauen. Verlag Tosa.
Heilkunst und Wissen der mittelalterlichen Frauen werden anschaulich geschildert.

3   16. bis 18. Jahrhundert

Alphabetisierung • Barock • Dreißigjähriger Krieg • Galileo Galilei • Geldwirtschaft • Heliozentrisches Weltbild • Hexenverfolgungen • Judenverfolgungen • Kolonialismus • Kolumbus • Kopernikus • Leonardo da Vinci • Ludwig XIV. • Marco Polo • Martin Luther • Michelangelo • Mikroskop • Naturwissenschaft • Rationalismus • René Descartes • Reformation • Renaissance • Reunionskriege • Syphilis • Welthandel

Aufklärung • Dampfmaschine • Französische Revolution • Immanuel Kant • Industrialisierung • Irrenanstalten entstehen • Krankheitslehre • Voltaire • Maria Theresia • Pockenschutzimpfung • Prävention • Rokoko • Säkularisierung • Wohlfahrtsstaat

Lernziel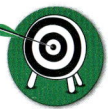

Nach dem Studium dieses Kapitels sollten Sie ...
- ... die Entstehungsgeschichte des Mutterhaussystems erklären können.
- ... über die Inhalte eines Mutterhausvertrages Bescheid wissen und dessen Vor- und Nachteile diskutieren können.
- ... die Arbeit Pflegender der damaligen Zeit mit dem heutigen Aufgabengebiet in Beziehung setzen können.
- ... Eigenschaften und Fähigkeiten, die von den Wärterinnen erwartet wurden, beschreiben und diskutieren können.
- ... die Verhältnisse in den Krankenhäusern des 18. Jahrhunderts beschreiben können.

In der Medizin des 16. und 17. Jahrhunderts wurde der Ruf nach Veränderung lauter, eine Überarbeitung der antiken Lehren wurde gefordert. Griechisch wurde vermehrt – neben Latein – als Bildungssprache genutzt. Viele Quellen wurden neu übersetzt und durch den Buchdruck verbreitet, es entstanden neue Lehren, die zum Teil auch Verwirrung hervorriefen.

Gesellschaftlich war der Humanismus das Ideal dieser Zeit. Es waren immer noch kriegerische Zeiten, Hunger, Pest und Lepra waren weit verbreitet. Martin Luther veröffentlichte seine Thesen, die Glaubensgemeinschaft der Christen spaltete sich, und die Hexenverfolgungen waren an ihrem Höhepunkt angelangt.

3.1 Organisationsformen der Krankenversorgung im 16. und 17. Jahrhundert

Die traditionelle christliche Caritas verlor langsam an Einfluss, und es entstanden neue Organisationsformen. Von besonderer Bedeutung war hier 1540 die Ordensgründung der Barmherzigen Brüder durch **Johannes von Gott** in Granada, Spanien. Der Orden legte neben den drei üblichen Gelübden (Armut, Keuschheit und Gehorsam) ein viertes, das der **Hospitalität** (Gastfreundschaft), ab. Rasch breiteten sich die Barmherzigen Brüder über ganz Europa aus, auch heute haben sie noch großen Einfluss.

In Frankreich gründete der Priester **Vinzenz von Paul** die **Confrérie des Dames de la Charité**, die **Bruderschaft der Damen der christlichen Liebe**, als er Missstände in der Kranken- und Armenversorgung in einer kleinen französischen Gemeinde entdeckte. Seine Idee war es, die Frauen der Pfarrgemeinde für pflegerische Tätigkeiten zu gewinnen. Bald gab es an vielen Orten derartige Pflegegemeinschaften. In Paris unterstützten zunächst die Damen der Gesellschaft die Vereinigung, sie vernachlässigten aber bald ihre Pflichten, daher wurden junge Landmädchen angeworben, die allgemein als fromm, arbeitsam und kräftig

Johannes von Gott
(1495–1550)
als João Cidade Duarte in Portugal geboren, Gründer des Ordens der Barmherzigen Brüder und Pionier des Krankenhauswesens. In seinem Hospital trennte er erstmals die Patienten nach ihrer Krankheit, und jeder Patient erhielt ein eigenes Bett. 1690 heilig gesprochen.

Vinzenz von Paul
(1581–1660)
französischer Priester, Gründer des Männerordens der Lazaristen (Vinzentiner) und der karitativen Frauenvereinigung „Confrérie des Dames de la Charité". Er gilt als Begründer der neuzeitlichen Caritas und wurde 1737 heilig gesprochen.

Louise de Marillac (verwitwete le Gras) (1591–1660) gründete, nachdem sie mit 33 Jahren Witwe geworden war, gemeinsam mit Vinzenz von Paul den Orden der „Töchter der christlichen Liebe", auch Vinzentinerinnen genannt. Sie wurde 1934 heilig gesprochen und gilt als Schutzpatronin der Sozialarbeiter.

Vinzentinerinnen
Auch heute noch sind sie weltweit karitativ tätig. Für die „Missionarinnen der Nächstenliebe" unter Mutter Theresa hatten sie Vorbildwirkung.

galten. Diese Mädchen standen unter der Obhut von **Louise de Marillac**, einer Anhängerin Vinzenz von Pauls. Sie und ihre Mädchen bezogen ein Haus in Paris, von wo aus die Mädchen zu ihren Arbeitsstätten entsandt wurden. Als die Zahl der Mitarbeiterinnen stetig stieg, arbeitete Louise de Marillac Regeln für sie aus; sie wurde die erste Oberin der „**Barmherzigen Schwestern**" oder auch *Vinzentinerinnen*, wie sie ab nun genannt wurden. Die Schwestern waren weder durch eine Klausur noch durch ein Gelübde gebunden, es war ihnen daher auch möglich, außerhalb des Hauses zu arbeiten. Sie wurden unterrichtet, mussten lesen, schreiben und rechnen lernen, sich aber auch Fachkenntnisse, etwa über das Schröpfen oder den Aderlass, aneignen. Sie waren verpflichtet, den **Anordnungen der Ärzte vertrauensvoll und immer Folge zu leisten**. Ihre Popularität nahm zu, und bald waren sie weithin bekannt und anerkannt. 1639 sollte erstmals eine Gruppe der Barmherzigen Schwestern die gesamte Pflege in einem Hospital übernehmen. Aus diesem Grund wurde von Louise de Marillac ein Vertrag mit folgenden Inhalten aufgesetzt:

▶ Die Schwestern unterstehen in Fragen der allgemeinen Ordnung und in geistlichen Dingen dem Mutterhaus.
▶ Das Mutterhaus hat das Recht, die Schwestern von der Dienststelle abzuziehen.
▶ Die Hospitalleitung stellt Unterkunft, Verpflegung und Betreuung im Krankheitsfall zur Verfügung und verpflichtet sich, die Würde der Schwestern zu achten, sie dürfen beispielsweise nicht im Beisein eines Patienten zurechtgewiesen werden.
▶ In arbeitsmäßigen Angelegenheiten sind die Schwestern dem Hospital unterstellt, sie leisten die erforderliche Arbeit und haben ärztlichen Anordnungen unbedingt zu gehorchen.

Dieser Vertrag war ein Vorläufer der Mutterhausverträge späterer Zeiten.

3.2 Die Arbeit Pflegender im Spital des 16. Jahrhunderts

Die „**Ordnung der Mägde im Straßburger Spital 1547**" gibt exemplarisch Einblick in die Arbeit in einem Hospital dieser Zeit:

Ordnung der Mägde im Straßburger Spital 1547

– Es sollen alle Mägde, die ob den Spital angenommen werden, versprechen und geloben, dem Spital treu und ergeben zu sein, [...] sie sollen auch gleich den Kranken täglich, sofern sie es vermögen und die Betreuung der Kranken dies zulässt, in die Predigt und zum Worte Gottes gehen. [...]

> Sie sollen auch alle dem Schenken, der Meisterin, der Küsterin und der Brotmutter (nur die Kranken betreffend) gehorsam sein, und was die ihnen als Dienst für den Kranken auftragen, das sollen sie ohne alle Widerrede tun, wie nämlich Fußwasser bereiten, Betten machen, [...] die Stube, den Hof oder anderes fegen, Feuer machen, die Tische, Ecken und Winkel [...], Fußschemel und Servierbretter scheuern und reinigen, den Kranken kochen oder ihnen das Gekochte geben etc. Sie auch kämmen und bürsten, sie legen, heben, waschen, zum Stuhlgang und wieder davon weg (wenn nötig) führen etc., nichts ausgenommen, womit den Kranken gedient werden mag. Und soll alle Zeit daran denken, was wir den Bedürftigen tun, das tun wir für Christus selbst [...]
> Sie sollen auch den Kranken ihre Morgensuppe, [...] auftragen und gleich austeilen, nicht einem zuviel und dem anderen zuwenig geben, [...] sie sollen auch den Kränksten und Schwächsten, ja den Gelähmten ihr Essen und Trinken (weil sie es selbst nicht ohne Nachteil nehmen können) in deren Münder führen und fleißig und sorgfältig darauf achten, dass sie dieselben nicht mit heißer Kost beschütten oder verbrennen, sondern mit Verstand diese und dergleichen alle, ja alle Dinge ausrichten.
> Sie sollen auch zwischen den Mahlzeiten (wo es nötig ist) den Kranken kochen, es sei Tag oder Nacht [...]
> Sie sollen auch täglich die Betten der Kranken machen und das nicht nur einmal am Tag, sondern so oft und häufig es für die ganz Schwachen, die die ganze Zeit im Bett liegen müssen, nötig ist, damit sie sich nicht wund legen und dann jedermann desto mehr dadurch belastet und geschwächt wird. Es sollen auch die Betten und Strohsäcke, auch Kissen und Bettlaken nicht verfaulen oder verderben oder zu Schanden gehen oder zerstört werden [...]
> Sie sollen auch den Kranken gegenüber in allen Dingen mit Worten und Taten freundlich sein, sie nicht anschnauzen, nicht mit ihnen zanken oder hadern, sie in keiner Weise schmähen oder beschimpfen, sondern in allen Dingen sich ihnen erkenntlich zeigen und dies auch von Herzen tun, wie sie das möchten, dass es ihnen geschähe (wenn sie dort lägen) mit Waschen, Reinigen, Heben, Bürsten, Kämmen, damit das Ungeziefer nicht überhand nimmt und ein solcher Gestank entsteht, dass weder sie noch die anderen bleiben möchten und Kranke und Gesunde darüber vergehen möchten und versterben [...].   (Zitiert nach: Rüller 1999, S. 9)

Deutlich wird hier der Aufgabenbereich, der sowohl eindeutig pflegerische Elemente enthält als auch eine Fülle an hauswirtschaftlichen Tätigkeiten – ein Umstand, der Pflegende bis ins vorige Jahrhundert begleitet hat.

3.3 Die Entstehung der ersten Krankenhäuser

Die gesellschaftlichen Veränderungen brachten es mit sich, dass sich Struktur und Verwaltung der Hospitäler veränderten. Immer häufiger wurden sie Einrichtungen öffentlicher Hand, viele wurden über Schenkungen und Stiftungen, die von der Stadt verwaltet wurden, finanziert. Es entstand die Ansicht, dass die Gesundheitserhaltung und Krankenversorgung der Bevölkerung eine allgemeine Aufgabe ist, die auch festgelegte Regeln braucht. Viele Anordnungen zu Berufen wie Apotheker und Bader wurden herausgegeben, nach wie vor deckten diese gemeinsam mit Hebammen, Chirurgen und Wundärzten einen Großteil der Leistungen im Gesundheitsbereich ab.

Das Hospital war eine Versorgungsstätte für soziale Randgruppen und Stätte der Armenfürsorge. Die Häuser waren überfüllt und die hygienischen Bedingungen denkbar schlecht. Die Insassen wurden dazu angehalten, anfallende Arbeiten selbst zu verrichten. Es war üblich, dass sie sich gegenseitig mehr schlecht als recht versorgten.

Um den nie enden wollenden Strom an Hilfsbedürftigen in geordnete Bahnen zu lenken, setzte es sich von Frankreich ausgehend durch, eigene Häuser für **heilbare Kranke** zu errichten und von den Anstalten für sozial Schwache zu trennen. Die ersten Vorläufer des heutigen Krankenhauses gab es bereits seit einiger Zeit, um der **Syphilis** Herr zu werden: Eigene Syphilis-Hospitäler wurden gegründet, in denen sich Erkrankte mehr oder weniger erfolgreich mit Quecksilberkuren und Gujak-Holz behandeln lassen konnten.

Ärzte waren nach wie vor nur als Konsiliare in den Hospitälern und ersten Krankenhäusern zu finden, sie waren auf Beobachtungen der Pflegenden angewiesen, um ihre Patienten gut behandeln zu können. Vermehrt entstand der Wunsch nach ausgebildetem Personal. Es wurden Unterweisungen für Krankenwärter herausgegeben, in denen immer wieder betont wurde, wie wichtig eine gute „Wartung" für den Heilerfolg ist. **Georg Dethardingen**, Arzt aus Kiel, schrieb 1679, dass für den Heilerfolg derjenige, der den Kranken pflegt, ebenso wichtig sei wie der „Medico" selbst, da der Krankenwärter die *„Abwechslung der Krankheit siehet und merket"* und dem *„Medico"*, der sonst nichts darüber wüsste, Bericht geben muss. Selbstverständlich hat er Anordnungen wie die Verabreichung von Medikamenten gewissenhaft auszuführen, und keinesfalls darf durch Verwahrlosung und Unachtsamkeit der *„Krancke ins höchste Verderben gesetzet werden"*, da, wenn ein Patient Schaden nimmt, aus welchen Gründen auch immer, dies *„dem Medico beygemessen wird"*.

Am besten für die Krankenpflege geeignet hält Dethardingen nicht zu junge Frauen (über 40 Jahre), weil sie besser wachen können und wissen, was *„schwarz und weiß"* ist, aber andererseits auch noch nicht so alt sind, dass sie den Kranken durch *„verdrießliches murren"* vergrämen. Außerdem seien sie gut bei Kräften, können daher dem Kranken aufhelfen, *„ihm das Bette zurechtelegen"* und das *„Gemach und was in demselben enthalten ordentlich und auffgepuzet [...] halten"*.

Die Wärterinnen sollten nicht zu viel plaudern, vor allem nicht mit ihrem Gerede die Patienten hinsichtlich ihrer Prognose beunruhigen, statt dessen sollten sie ihnen Mut zusprechen und beherzt sein sowie im Zweifelsfall und Notfall immer nach dem „Medico" rufen, damit *„durch die Verabsäumung der Krancke nicht seinen Geist aufgeben möge"* (vgl. Panke-Kochinke 2001, S. 40).

3.4 Krankenversorgung im 18. Jahrhundert

Im angehenden 18. Jahrhundert war der Staat immer mehr bestrebt, eine öffentliche Gesundheitsversorgung aufzubauen, um mit Präventivmaßnahmen und öffentlicher Gesundheitsbelehrung das Volk gesund zu erhalten. Das Motiv dazu lag in der fortschreitenden Industrialisierung, die es notwendig machte, die Arbeitskraft des Einzelnen zu erhalten.

Die Hospitäler – immer noch ihren alten Traditionen verpflichtet – quollen über, die räumliche Enge und die vielen Hilfe Suchenden erschwerten die Arbeitsbedingungen für Pflegende; dazu gab es hygienische Missstände. Um die Personalknappheit in den Griff zu bekommen, wurden *Lohnwärter* und **Lohnwärterinnen** eingestellt. Viele davon waren jedoch ungebildet und hatten keinen guten Leumund, was dazu führte, dass sie ihre Dienste nur mangelhaft versahen. Manchmal war es sicher mehr Aufsicht als Pflege. Pflegeorden waren nur begrenzt verfügbar, die Versorgung in den Hospitälern wurde immer schwieriger. Begüterte Bürger hätten damals zur Behandlung einer Erkrankung niemals ein Krankenhaus aufgesucht. Natürlich kann man davon ausgehen, dass die Qualität der Versorgung regional unterschiedlich war.

Gegenläufig dazu errang die Ärzteschaft immer mehr Ansehen; Medizin und die Erforschung des menschlichen Körpers wurden nun als Grundlage der Wissenschaft am Menschen betrachtet. Tierversuche wurden zur gängigen Methode der Forschung, neues Wissen entstand, und die Ausbildung der Ärzte fand nun neben dem Studium auch direkt am Krankenbett statt. Neue Krankenanstalten mit Spezialabteilungen entstanden, alte Hospitäler wurden adaptiert. Das Aufnahmekriterium war nunmehr die medizinische und nicht mehr die soziale Indikation.

Als Vorbild für viele Städte galt das Wiener Allgemeine Krankenhaus, 1784 von Kaiser Joseph II. gegründet. Es hatte Platz für 2000 Patienten, die von insgesamt 140 Wärterinnen und Wärtern versorgt wurden (Dorffner 2000, S. 31). Es bot eine Vielzahl an Verbesserungen wie kleinere Krankenzimmer und sogar Einzelzimmer. Erstmals gab es ein eigenes Gebäude für psychisch Kranke, einen Rundbau, der „Narrenturm" genannt wurde. In diesen Spitälern wurde direkt am Kranken-

Lohnwärter

Im Jahre 1784 war im Wiener AKH etwa die Hälfte des Wartpersonals männlich, um 1858 nur mehr ein Zehntel.

In Wien entstand die berühmte Wiener Medizinische Schule; Gerard van Swieten (1700–1772), Leibarzt Maria Theresias, gilt als Begründer. Er setzte sich für eine Veränderung des österreichischen Gesundheitswesens und der Universitätsausbildung der Ärzte ein. Viele berühmte Ärzte gingen daraus hervor, wie Semmelweis und Billroth.

bett gelehrt und geforscht. Ärzte wurden nicht mehr nur als Konsiliare bestellt, sondern praktizierten vor Ort. Das Ansehen der Klinikärzte wuchs, sie konnten nun eine wissenschaftliche *und* praktische Ausbildung vorweisen. Das Krankenhaus wurde gesellschaftsfähig, und auch Adelige und reiche Bürger suchten im Bedarfsfall die Spezialabteilungen auf.

Das Pflegepersonal war dieser Entwicklung nicht gefolgt und bestand vorwiegend aus ungebildeten Wärtern und Wärterinnen. Erschwert wurde die Situation durch die Aufhebung katholischer Pflegegemeinschaften im Zuge der Französischen Revolution. Nun galt es, die anstehenden Probleme zu bewältigen, viele Ärzte entwickelten Vorschläge die Ausbildung der Pflegenden betreffend.

Franz Anton May, ein Professor aus Heidelberg, erkannte, dass eine schlechte Wartung nicht nur Hindernis für eine rasche Genesung, sondern häufig auch Todesursache war (vgl. Sticker 1960, S. 62). Er wollte diesen Missstand durch ausgebildetes Personal beheben und gründete mit Unterstützung des Kurfürsten 1781 in Mannheim eine *„öffentliche Schule zur Erziehung wohlunterrichteter Krankenwärter"*. Für die dreimonatige Ausbildung, die mit einer Prüfung vor einer Kommission abschloss, verfasste er auch ein Lehrbuch.

Der Versuch, die Wärterausbildung an die Universität zu verlegen und hier auch junge Frauen auszubilden, scheiterte. May wurde aus dem Kollegenkreis angegriffen, vermutlich aus Sorge, dass sich die Pflege als Konkurrenz zur Medizin entwickeln könnte. Daneben passte es auch nicht in das Bild einer männlich dominierten Gesellschaft, Frauen ein Studium zu ermöglichen.

May hatte vorausblickend erkannt, dass es kaum mehr möglich war, den Bedarf an Pflegepersonal über geistliche Schwestern und Brüder zu decken, die den Beruf aus Nächstenliebe und für Gottes Lohn ausübten. Er hielt es für unabdingbar, gut ausgebildete und bezahlte Arbeitskräfte einzusetzen. Leider wurde seine Ansicht nicht geteilt, seine Bemühungen wurden nicht anerkannt.

Franz Anton May
Gründer der ersten öffentlichen deutschen Krankenpflegeschule. Inhalte seines Lehrbuchs *„Unterricht für Krankenwärter zum Gebrauch öffentlicher Vorlesung"* waren *„leicht fassliche Grundsätze aus der Naturlehre, Diätetik und Vorsagungslehre"*. Unter Vorsagungslehre verstand man die Krankenbeobachtung durch den Wärter, der *„mit allen seinen fünf Sinnen Schildwache am Krankenbett des Kranken zu stehen hat"* (vgl. Seidler 2003, S. 171).

Vertiefung des Lernstoffes

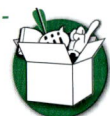

Zusammenfassung

- Johannes von Gott
- Vinzenz von Paul
- Louise de Marillac
- Vinzentinerinnen
- Mutterhausvertrag
- Syphilis-Hospitäler
- Georg Dethardingen
- Lohnwärter und Lohnwärterinnen
- Wiener Allgemeines Krankenhaus
- Franz Anton May

Zum Üben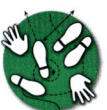

1. Wer war Johannes von Gott und was gründete er?
2. Was veranlasste Vinzenz von Paul zur Gründung seiner Bruderschaft und welche Aufgaben übertrug er den Mitgliedern?
3. Welche Bedeutung hat Louise de Marillac für die Vinzentinerinnen?
4. Was war das Besondere an den Barmherzigen Schwestern im Vergleich zu geistlichen Ordensgemeinschaften?
5. Nennen Sie die Inhalte des Vertrages, den Louise de Marillac für ihre Schwestern aufgesetzt hat.
6. Welche pflegerischen Tätigkeiten finden Sie im Text „Ordnung der Mägde im Straßburger Spital 1547", welche anderen Aufgaben hatten die Mägde noch zu erfüllen?
7. Warum kam es zur Entstehung der ersten Krankenhäuser im heutigen Sinne und welche Erkrankung war der eigentliche Auslöser?
8. Wie begründete Georg Dethardingen den Wunsch nach ausgebildetem Pflegepersonal?
9. Welche Eigenschaften sollen Pflegende seiner Ansicht nach haben?
10. Welche Veränderungen in Medizin und Pflege lassen sich im 18. Jahrhundert erkennen und welche Auswirkungen hatten sie?

Zum Nachlesen

Kolling, Hubert (2008): Biografisches Lexikon zur Pflegegeschichte: „Who was who in nursing history", Band 4. München: Elsevier.
Ebenso wie die von Horst-Peter Wolff herausgegebenen Bände 1–3 ein umfassendes Nachschlagewerk zu Persönlichkeiten der Pflege.

Panke-Kochinke, Birgit (2003²): Die Geschichte der Krankenpflege (1679–2000). Ein Quellenbuch. Frankfurt/Main: Verlag Mabuse.
Briefe, Verordnungen, Buchauszüge ... – kurze Texte, chronologisch geordnet, die Geschichte lebendig werden lassen.

Regal, Wolfgang/Nanut, Michael (2005): Medizin im historischen Wien. Von Anatomen bis zu Zahnbrechern. Wien, New York: Verlag Springer.
„Reiseführer" durch die Geschichte der berühmten Wiener Medizinischen Schule, enthält viele Informationen zu Ausstellungen und Museen.

4 19. Jahrhundert

Asepsis • Alternativmedizin • Arbeiterbewegung • Choleraepidemien • Dampfschiff • Eisenbahn • Evolutionstheorie • Emanzipationsbewegung • Ignaz Philipp Semmelweis • Kinderkrankenhäuser • Krankenversicherung • Krimkrieg • Marxismus • Napoleonische Kriege • Nationalismus • Narkose • Robert Koch • Romantik • Säuglingsfürsorgestellen • Sebastian Kneipp • Stethoskop • Telegrafie • Theodor Billroth • Unabhängigkeitskriege • Wilhelm Conrad Röntgen

Lernziel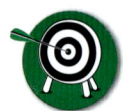

Nach dem Studium dieses Kapitels sollten Sie …

… die Situation der Pflege zu Beginn des 19. Jahrhunderts sowie die daraus resultierenden Reformen darstellen können.

… bedeutende Persönlichkeiten für die Entwicklung der Pflege kennen und über deren Leben und Werk Bescheid wissen.

… die unterschiedlichen Organisationsformen der Pflege kennen und Gemeinsamkeiten sowie Unterschiede erläutern können.

Im 19. Jahrhundert wurde das Lohnwärtertum zunehmend abgelöst durch die katholischen Ordensgemeinschaften, die evangelischen Diakonissen, die weltlichen Mutterhausverbände und die freien Schwesternschaften. Die Ausbildung innerhalb der Verbände war immer noch sowohl von der Dauer als auch von den Inhalten her gesehen sehr unterschiedlich. Auch von einem gemeinsamen Berufsverständnis war man noch weit entfernt.

4.1 Der Ruf nach qualifizierter Ausbildung

Die Nachfrage nach ausgebildetem Personal war ungebrochen, aber ein Großteil der Pflegetätigkeit wurde von „Wartpersonal" ausgeführt, für die Ausübung waren keinerlei Fachkenntnisse vonnöten. Die Bezahlung war, trotz schwieriger Arbeitsbedingungen, sehr gering. Trinkgelder und Geschenke waren Teil des Lohnes. Vielerorts hätte es die angespannte finanzielle Situation der Krankenhäuser auch nicht erlaubt, besser ausgebildetes und damit teureres Personal anzustellen. Das Ansehen des Wartpersonals in der Öffentlichkeit und beim Ärztestand war äußerst schlecht.

Der Berliner Arzt Johann Friedrich Dieffenbach beschrieb das 1832 ziemlich drastisch:

"§ 3 Es ist ein wahrer Jammer anzusehen, welche Menschen man als Krankenwärter und Wärterinnen anstellt. Jeder Alte, Versoffene, Triefäugige, Blinde, Taube, Lahme, Krumme, Abgelebte, jeder, der zu nichts in der Welt mehr taugt, ist dennoch nach Meinung der Leute zum Wärter gut genug.
Menschen, die ein unehrliches Gewerbe getrieben haben, Faulenzer, Taugenichtse, alle die scheinen vielen noch außerordentlich brauchbar als Krankenwärter.
So ist denn dieser schöne, edle Beruf in Verruf gekommen. Man suche Krankenwärter und welcher Auswurf der Menschheit sammelt sich da und wie wenig ehrbare, brave, tüchtige Menschen ..."
(Möller/Hesselbarth 1996, S. 57)

Die Medizin hingegen erlebte weiterhin einen Aufschwung. Reformen im Pflegebereich waren dringend nötig, waren doch, neben der allgemeinen Erhaltung der Arbeitskräfte, auch die zahlreichen Verwundeten der Kriege adäquat zu versorgen.

Die Französische Revolution hatte dazu beigetragen, dass sich die Anzahl der katholischen Pflegegemeinschaften stark reduziert hatte. Um die Lage zu verbessern, hob Napoleon I. das Verbot der weiblichen Ordensgemeinschaften auf. Rasch breitete sich der Gedanke der christlichen Nächstenliebe wieder aus. In der Auswahl der Schwestern wurde man wählerischer, um sich vom Wartpersonal mit seinem schlechten Ruf zu distanzieren und um bekannte Missstände zu vermeiden. Ihre Tätigkeit versahen sie wie immer in selbstloser Hingabe, angeleitet von erfahrenen Mitschwestern, aber ohne theoretische Ausbildung.

Das protestantische Gegenstück zu den katholischen Gemeinschaften entstand aus dem Gedanken, die Diakonie des frühen Christentums wiederzubeleben und die Frauen der Gemeinde für die Pflege Kranker und Hilfsbedürftiger zu motivieren. So gründete beispielsweise **Amalie Sieveking** den Verein für Armen- und Krankenpflege in Hamburg. Die Mitglieder waren meist unverheiratete und gebildete Frauen, die ehrenamtlich arbeiteten, häufig wurden sie in der Hausfürsorge eingesetzt. Ihr Ziel, die Pflege als Erwerbstätigkeit für die bürgerliche Frau zu etablieren, konnte Sieveking jedoch nie erreichen.

Amalie Sieveking
(1794–1859)
Kaufmannstochter aus Hamburg, arbeitete freiwillig in der Armenfürsorge. Nachdem sie sich während einer Choleraepidemie (1831) bewährt hatte, übertrug man ihr die Aufsicht über die Pflegekräfte. Sie motivierte viele Frauen, es ihr gleich zu tun.

4.1.1 Theodor Fliedner

Für Deutschland von besonderer Bedeutung waren der evangelische Pfarrer **Theodor Fliedner** und seine Frau **Friederike**. Fliedners Forderung war es, aus der Krankenpflege einen Beruf mit Ausbildung zu machen und das Ansehen der Krankenpflege in der bürgerlichen Gesellschaft zu heben. In einem zum Krankenhaus umgebauten Gebäude in Kaiserswerth gründete er die erste Diakonissenanstalt, eine Ausbildungsstätte für Pflegerinnen.

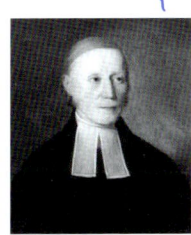

Theodor Fliedner
(1800–1864)
evangelischer Pfarrer in Kaiserswerth und Gründer der evangelischen Diakonie. Auf einer Spendenreise hatte er in England die Gefangenenfürsorge kennengelernt. Zurück in der Heimat begann er sein soziales Engagement.

Vaterländische Frauenvereine entstanden während der Befreiungskriege Deutschlands gegen Frankreich; Frauen aller Stände organisierten sich, um verwundete Soldaten zu pflegen.

Neu dabei war, dass Fliedner mehrere frühere Ansätze verknüpfte: erstens das **System des Mutterhauses** nach dem Vorbild der Barmherzigen Schwestern, zweitens **Unterricht**, der **von Ärzten abgehalten** wurde, wie es schon Franz Anton May vorgesehen hatte, drittens den **Vereinsgedanken** nach dem Vorbild der *„Vaterländischen Frauenvereine"* und viertens die Anlehnung an die frühchristliche **Diakonie**.

Ihre praktische Ausbildung bekamen die Pflegerinnen am Krankenbett, unter Anleitung einer erfahrenen Diakonisse, die theoretische Ausbildung beinhaltete Anatomie, Arzneimittelkunde, Grundlagen der Pflege und Hygiene. Fliedner erkannte, wie wichtig eine gute Ausbildung war, war aber gleichzeitig der Meinung, dass ein Zuviel mehr schade als nütze. Er hatte Sorge, dass die Pflegerinnen dann die Autorität des Arztes untergraben könnten. Dies spiegelt sich auch in der Hausordnung wider:

„§ 18 Die Diakonissen dürfen bei ihrer leiblichen und geistlichen Pflege der Kranken, wo die leibliche Pflege stets die Hauptstelle einnehmen und die letztere derselben untergeordnet bleiben muss, nicht vergessen, dass sie, wie ihr Amtsname sagt, nur Dienerinnen seien, nur Handreichungen tun sollen und haben sich mit aller Vorsicht zu hüten, weder in das Amt des Arztes noch des Seelsorgers überzugreifen." (Möller/Hesselbarth 1998, S. 70)

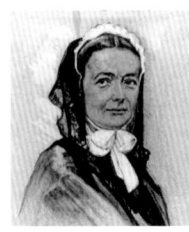

Friederike Fliedner (1800–1842) war „Gehilfin und segensreiche Gefährtin" ihres Mannes, eine Rolle, die er ihr bereits in seinem Brautwerbebrief zugedacht hatte. Sie war Vorsteherin der Diakonissenanstalt Kaiserswerth, daneben bekam sie zehn Kinder, von denen nur drei überlebten. Sie starb 1842 nach einer Frühgeburt.

Diakonissen waren, vom Mutterhaus ausgesandt, in vielen Institutionen tätig. Das Mutterhaus war in allen Belangen für sie zuständig und auch „zweite Heimat", wie Fliedner zu sagen pflegte. Seiner ersten Ehefrau **Friederike Fliedner** war es, anders als ihrem Mann, ein Anliegen, auch weltliche Schwestern auszubilden, ihr war bewusst, dass es sehr schwierig war, den Aufgaben der Diakonie, nämlich der Seelsorge *und* der leiblichen Krankenpflege, gerecht zu werden. Dafür hatte ihr Mann zwar kein Verständnis, aber er hatte eine Institution geschaffen, in der unverheiratete bürgerliche Frauen Arbeitsmöglichkeit und Versorgung im Alter fanden, und er legte den Grundstein für eine Ausbildung in der Pflege.

Neben den Pflegegemeinschaften, die sich am christlichen Gedankengut orientierten, entstanden in Europa, vornehmlich bedingt durch Kriege und die Engpässe in der Versorgung verwundeter Soldaten, weitere Pflegeorganisationen.

Vorbild waren die Vaterländischen Frauenvereine. Ins Leben gerufen wurden diese, als 1813 – zur Zeit der Befreiungskriege gegen das napoleonische Frankreich – preußische Prinzessinnen in einer Petition die Frauen Preußens aufriefen, Hilfe zu leisten. Das Echo war enorm, viele Frauen folgten dem Aufruf. Im Gegensatz zu den kirchlichen Pflegegemeinschaften waren Idealismus und Nationalpatriotismus vorrangige Motive, aber auch der Wunsch und die Forderung der Frauen nach *Gleichberechtigung*.

Gleichberechtigung Mitte des 19. Jahrhunderts finden sich die Anfänge der modernen Frauenrechtsbewegung. Man kämpfte für politische und bürgerliche Rechte wie das Wahlrecht für Frauen, das Recht auf Bildung und auf Erwerbstätigkeit.

In direktem Zusammenhang mit der Kriegskrankenpflege stehen zwei bekannte Persönlichkeiten, Florence Nightingale und Henry Dunant.

4.1.2 Florence Nightingale

Sie wurde am 12. Mai 1820 als Tochter wohlhabender Eltern in Florenz geboren. Florence war ein lernbegieriges Kind, gemeinsam mit ihrer Schwester wurde sie von ihrem Vater unterrichtet. Wie für junge Frauen ihres Standes üblich, hatte sie gesellschaftliche Pflichten zu erfüllen, bei denen sie viele einflussreiche Persönlichkeiten kennenlernte. Sie war tief religiös und schrieb mit 17 Jahren in ihr Tagebuch: *„Gott hat zu mir gesprochen und mich in seine Dienste berufen"* (Vasold 2003, S. 16).

Nightingales Wunsch, als Krankenpflegerin zu arbeiten, lehnten ihre Eltern schlichtweg ab: Es war für eine junge Dame ihres Standes unschicklich, Krankenschwester zu werden, denn der Beruf genoss wenig Ansehen, das Personal galt als nicht gebildet, grobschlächtig und häufig betrunken (vgl. ebd., S. 9). Ihr Wunsch war jedoch so groß, dass sie sogar einen Heiratsantrag ablehnte, mit der Begründung, dass ihre Berufung eine Ehe ausschließe. Sie ließ sich nicht von ihrem Weg abbringen und machte sich mit dem Gegenstand vertraut. Sie las viel über Pflege und unternahm Reisen zu evangelischen und katholischen Pflegegemeinschaften, unter anderem auch nach Kaiserswerth. Die Arbeit der Diakonissen unter Theodor Fliedner beeindruckte sie tief. 1853 konnte sie endlich ihre Fähigkeiten unter Beweis stellen, sie übernahm die Leitung des *„Institute for the Care of Sick Gentlewomen in Distressed Circumstances"* in London.

Kurz darauf begann der *Krimkrieg*, in den Lazaretten der englischen Soldaten herrschten gravierende Missstände. Nightingale wurde beauftragt, nach Skutari (heute Üsküdar, ein Vorort Istanbuls) zu reisen. Gemeinsam mit 38 Krankenschwestern und voll Enthusiasmus machte sie sich auf den Weg. Am Ziel angekommen, hatte sie mit vielen Problemen zu kämpfen: Die Organisation, Versorgungslage und die Hygiene waren denkbar schlecht, auch die Ärzte des Lazaretts standen ihr zunächst nicht wohlwollend gegenüber. All das hielt sie nicht davon ab, unermüdlich für eine Verbesserung zu kämpfen. Da sie oft auch nachts die Kranken besuchte, erhielt sie den Beinamen *„the Lady with the lamp"*.

Nach Kriegsende arbeitete Nightingale an ihren Reformideen weiter, sie verfasste Bücher, in denen sie sich mit der Bauweise von Hospitälern, dem Gesundheitswesen und vor allem mit Hygienemaßnahmen befasste. In *„Notes on Nursing"* (*„Bemerkungen zur Krankenpflege"*), das an alle Frauen Englands, nicht nur an Pflegende, gerichtet war, findet man zahlreiche Hinweise dazu:

„Aber niemals, niemals sollte das Vorhandensein dieses unabdingbaren Deckels [gemeint ist der Deckel des Nachtgeschirrs, Anm.] Euch in der abscheu-

---

12. Mai
Tag der Krankenpflege

Krimkrieg (1853–1856)
vordergründig durch religiöse Motive ausgelöster Konflikt zwischen Russland und einer Allianz Großbritanniens, Frankreichs, der Türkei und Piemont-Sardiniens

lichen Gewohnheit bestärken, das Bettgeschirr ungeleert in einem Krankenzimmer stehen zu lassen und es nur einmal in 24 Stunden auszuleeren, das heißt, wenn das Bett gemacht wird." (Nightingale 2005, S. 44)

Ihr Wunsch, den Stand der Krankenpflege zu heben, war nicht in Vergessenheit geraten, sie war der Überzeugung, dass theoretisches Wissen und das Erlernen praktischer Fertigkeiten die Voraussetzung guter Pflege sind. 1860 gründete sie daher die *"Nightingale Training School of Nurses at St. Thomas Hospital"*. Die finanziellen Mittel stammten aus einem Fonds, der ihr zu Ehren gegründet worden war. Persönlich wählte sie aus den Bewerberinnen diejenigen aus, die ihr am fähigsten erschienen.

Die ideale Krankenschwester war nach Nightingales Meinung diejenige, die mit dieser Tätigkeit ihrer Berufung folgte, also darin auch eine Liebestätigkeit am Nächsten sah. Sie sollte einen nüchternen, ehrbaren Charakter besitzen und verständig, genau und schnell beobachten können. Sie sah in der Krankenpflege eine verantwortungsvolle Aufgabe und erwartete, dass man sie mit totaler Hingabe ausführte.

Vor allem in den Kolonialländern Englands, in Amerika und Skandinavien fand Nightingales Schulmodell Nachahmer. Es hatte großen Einfluss auf die Professionalisierung des Berufes und eröffnete vielen Frauen einen Weg, eine öffentlich anerkannte und qualifizierte Ausbildung zu erhalten.

Manche Ansichten Nightingales waren für damalige Verhältnisse revolutionär und erscheinen uns heute überholt, andere wieder sind durchaus aktuell.

"Ich benutze das Wort Krankenpflege, weil ich kein besseres kenne. Man hat den Sinn des Begriffs darauf beschränkt, dass er kaum mehr umfasst als das Verabreichen von Arzneien und das Auflegen von Umschlägen. Er sollte jedoch bedeuten: richtiger Gebrauch von frischer Luft, Licht, Wärme, Sauberkeit, Ruhe und die richtige Wahl und Verabreichung der Diät – all dies bei geringstmöglicher Schwächung der Lebenskraft des Patienten." (Ebd., S. 23)

"So tief verwurzelt und allgemein ist die Überzeugung, dass man durch die Verabreichung von Arznei etwas – oder vielmehr alles – tut; Sorge für Luft, Wärme, Sauberkeit etc. dagegen heißt nichts tun. Die Antwort lautet, dass bei diesen und vielen anderen ähnlichen Krankheiten der genaue Wert besonderer Heilmittel und Behandlungsmethoden keineswegs gesichert ist, während die allgemeine Erfahrung besagt, wie ungeheuer wichtig sorgfältige Krankenpflege ist, um den Ausgang der Krankheit zu bestimmen." (Ebd., S. 24)

"Kein Mann jedoch, nicht einmal ein Arzt, gibt je eine Definition von dem, was eine Krankenschwester sein sollte, als die folgenden – ‚hingebungsvoll und gehorsam'. Diese Definition würde ebenso auf einen Pförtner zutreffen. Sie könnte sogar für ein Pferd gelten. Sie würde nicht auf einen Polizisten zu-

---

Nightingale-Schulen waren finanziell unabhängig und wurden von einer Oberin geleitet, die für die Krankenpflege und das hauswirtschaftliche Personal verantwortlich war. Aus sittlichen Gründen lebten die Krankenpflegeschülerinnen im Internat unter der Obhut der „Heimschwester". Sie wurden theoretisch und praktisch von erfahrenen Pflegerinnen ausgebildet.

treffen." Ein Polizist soll ihrer Ansicht nach Gefahrensituationen richtig einschätzen und umsichtig handeln können, eine Forderung, die sie auch an Pflegende stellt. *(Ebd., S. 18)*

„Wenn eine Krankenschwester es ablehnt, solche Dinge [Ausleeren und Spülen des Bettgeschirres, Anm.] für ihren Patienten zu verrichten, ‚weil es nicht ihre Aufgabe ist', so würde ich sagen, dass sie nicht zur Krankenpflege berufen ist. […] Und ich sage: diejenigen Frauen, die darauf warten, dass das Hausmädchen dieses oder die Putzfrau jenes verrichtet, während ihre Patienten leiden, haben nicht das Zeug zur Krankenschwester." *(Ebd., S. 44)*

Nightingale verlangte allen Pflegenden die Fähigkeit zur Selbstaufopferung ab, besaß aber gleichzeitig eine sehr hohe Meinung von der Tätigkeit an sich. Es war ihr gelungen, aus der Krankenpflege einen Beruf zu machen, den man, genauso wie das für den Mann vorgesehen war, beherrschen musste und nicht instinktiv ausüben konnte.

Florence Nightingale blieb, so lange es ihr möglich war, aktiv, obwohl sie selbst krank wurde und einige Schicksalsschläge hinnehmen musste. Fast blind und geistig verwirrt starb sie am 13. August 1910. Ihr Grab befindet sich auf dem Friedhof St. Margaret's East Wellow in London. In der „New York Times" schrieb man zwei Tage nach ihrem Tod: *„Nur wenige Leben verliefen nutzbringender und anregender als ihres"* (Vasold 2003, S. 256).

4.1.3 Henry Dunant und das Rote Kreuz

Auf dem Heimweg von einer Reise kam der damals 31-jährige **Henry Dunant** am 24. Juni 1859 am Schauplatz der Schlacht von **Solferino** vorbei. Die Truppen Piemont-Sardiniens und Frankreichs hatten gegen die österreichische Armee gekämpft, auf dem Schlachtfeld lagen noch Tausende verwundete Soldaten, doch niemand leistete Hilfe. Dunant war zutiefst erschüttert und organisierte eine Hilfsaktion. Es gelang ihm, die Bevölkerung zu mobilisieren, vor allem Frauen kümmerten sich um die Versorgung der Verwundeten. Berühmt wurde die Losung *„tutti fratelli"* (ital.: *„alles Brüder"*), da die Helfer keinen Unterschied machten bezüglich der Nationalität der Verwundeten. Zurück in Genf, schrieb er das Erlebte nieder, sein Werk *„Eine Erinnerung an Solferino"* entstand. Es enthielt Vorschläge, wie man zukünftig besser handeln könnte – alle Länder sollten neutrale und freiwillige Hilfsorganisationen schaffen, die sich im Bedarfsfall um die Verwundeten kümmern. Er ließ das Buch auf eigene Kosten drucken und verteilte es an führende Politiker und Militärs in ganz Europa. Das Interesse und die Sympathien waren groß. In der Ersten Genfer Konvention (1864) unterzeichneten zwölf Staaten eine Vereinbarung, in der den Lazaretten sowie militärischem und zivilem Hilfspersonal Neutralität zugesichert wurde. Als Symbol wurde das **rote Kreuz auf weißem Grund** gewählt.

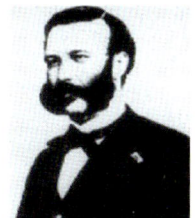

Henry Dunant (1828–1910) Sohn einer wohlhabenden und sozial engagierten Genfer Familie. Geprägt durch seine Erziehung und seine Religiosität, zeigte er schon früh den Wunsch, sich humanitär zu betätigen. 1901 erhielt er den Friedensnobelpreis.

Dunants Neugründung stieß nicht nur auf Zustimmung: Florence Nightingale etwa vertrat die Meinung, Hilfsorganisationen zu gründen sei Aufgabe der jeweiligen Regierungen.

Die Rotkreuzgesellschaften verbreiteten sich rasch und bekamen auch Bedeutung für die Krankenpflege in Friedenszeiten, da sich viele Frauenvereine der Bewegung anschlossen. Rund um den Globus entstanden Rotkreuzschwesternschaften, aber nur in Deutschland orientierten sie sich am Mutterhaussystem.

4.2 Die freiberuflichen Pflegenden

Freiberufliche Pflegende
Nur einen geringen Teil der Pflegekräfte konnte man damals als erwerbstätig einstufen, der Großteil arbeitete um Gottes Lohn oder ehrenamtlich.

Die *freiberuflichen Pflegenden*, ohne Bindung an ein Mutterhaus, standen erst in ihren Anfängen. Die sogenannten freien oder auch wilden Schwestern hatten einen äußerst zweifelhaften Ruf. Man unterstellte den Frauen, ihren Beruf nur *„zum Vergnügen"* auszuüben und unter dem *„Deckmantel der Barmherzigkeit zu verrichten, obwohl es sich in Wahrheit um unsittliche Dienste handle. Den weltlichen Schwestern sei der ganze männliche Körper schrankenlos freigegeben, von dieser Lizenz machen sie den ausgiebigsten Gebrauch. Man ging sogar so weit zu behaupten, dies fällt sofort auf, da diese Schwestern einen eigenartig lüsternen und oft verlebten Gesichtsausdruck hätten und eine gewisse Koketterie im Benehmen"* (Möller/Hesselbarth 1994, S. 96).

Die Arbeitsbedingungen dieser Schwestern waren katastrophal mit Arbeitszeiten bis zu 36 Stunden, gefolgt von zwölf Stunden Ruhe (vgl. Seidl 1991, S. 98). Die Bezahlung entsprach keineswegs der Arbeitsleistung. *„Die Schwestern müssen aufopferungsfähig sein, stark, kräftig und robust, sie sollen über die nötigen Geistesgaben verfügen und das ohne gebührender gesellschaftlicher Stellung und angemessenem Gehalt"* (ebd., S. 104).

Viele Mediziner vertraten die Meinung, die gesellschaftliche Gleichstellung der Frau widerspreche ihrer natürlichen Rolle, Frauen sollten sich dieser Rolle entsprechend verhalten, sowohl im häuslichen Bereich als auch im Berufsfeld. In der Krankenschwester sahen sie die Gehilfin des Arztes, die ihnen zu Gehorsam verpflichtet war, eine Ansicht, die auch von manchen Pflegenden geteilt wurde:

„Die Schwester ist Untergebene des Arztes in allen dienstlichen Beziehungen, und damit ist ihre Stellung ein für alle mal festgelegt [...] die Schwester fügt sich willig den ärztlichen Anordnungen, und Konflikte entstehen höchstens dadurch, dass sie einmal die Grenzen ihrer Befugnis überschreitet und sich in Dinge einmischt, die sie nichts angehen ---"
(Deutsche Krankenpflegezeitschrift 1900, zitiert nach: Möller/Hesselbarth 1998, S. 68)

„Wir Krankenschwestern sind nur Dienerinnen der Ärzte und werden nie etwas anderes sein, und wir sollten gute Dienerinnen sein, glücklich in unserer Abhängigkeit, die mit dazu beiträgt, große Taten zu vollbringen."
(Hospital, 7.4.1906, zitiert nach: Möller/Hesselbarth 1998, S. 68)

Agnes Karll

Im Gegensatz zu den Mutterhausschwestern waren die freien Pflegerinnen im Krankheitsfall auch nicht abgesichert. In Deutschland wurde die ehemalige Rotkreuzschwester **Agnes Karll** (1868–1927) Vorkämpferin für die freien Schwestern. Da es für Frauen nicht möglich war, Medizin zu studieren, begann Karll sich für die Krankenpflege zu interessieren, sie trat dem Clementinenstift, einem Rotkreuzmutterhaus, bei. Während ihrer Tätigkeit als freie Schwester in Berlin begleitete sie eine Patientin nach Amerika, lernte eine andere Welt und auch Freiheiten kennen, die ihr bis dahin unbekannt waren. Der Wunsch, die Krankenpflege zu reformieren, wuchs ständig, und so gründete sie – nach Überwindung zahlloser bürokratischer Hindernisse – am 11. Januar 1903 die Berufsorganisation der Krankenpflegerinnen Deutschlands (*BO*). Im Rahmen der Gründungsversammlung sprach sich Agnes Karll für die *Berufsbezeichnung Schwester* aus. Sie sah darin die *„schwesterliche Zugehörigkeit zueinander"*, nur so könne das Ziel erfüllt werden, Fachverband und Schwesternschaft **im christlichen Sinne** zu sein (Dorschner 1999, S. 14).

Wesentliche Ziele des Berufsverbandes waren eine staatliche geregelte Ausbildung, die mit einer Prüfung abschloss und dazu berechtigte, ein staatlich geschütztes Abzeichen zu tragen, die soziale Absicherung der Pflegekräfte bei Krankheit und Alter und geregelte Arbeitszeiten. Von den Diakonissen und den Rotkreuzschwestern erhielt Agnes Karll nur wenig Unterstützung.

Im Juli 1904 erreichte ihre Arbeit einen Höhepunkt, als sich die von ihr gegründete Organisation mit Berufsvereinigungen aus England, Irland und den USA zum Weltbund der Krankenpflege, dem *International Council of Nursing (ICN)*, zusammenschloss, deren Präsidentin sie bis 1912 war.

Der Ausbruch des Ersten Weltkrieges verhinderte Karlls Vorhaben, eine zweijährige Ausbildung an einer Fachhochschule zu gründen. In den Aufbaujahren nach dem Krieg erkrankte sie an Krebs, sie starb am 12. Februar 1927. Von manchen wurde sie als die deutsche Florence Nightingale bezeichnet, auch heute gibt es noch vieles, das an sie erinnert: So verleiht der Deutsche Berufsverband für Pflegeberufe (DBfK) die Agnes-Karll-Medaille an Pflegende, die einen nationalen und internationalen Beitrag zur Weiterentwicklung der Pflege geleistet haben.

In einer kritischen Stellungnahme fasst Magdalena Rübenstahl das Lebenswerk von Agnes Karll zusammen:

„Mit der Gründung der B.O.K.D. schlossen sich erstmals Pflegerinnen zu einem Fachverband zusammen, die ohne Bindung an das Mutterhaus Krankenpflege als Erwerbsberuf ausübten. Für seine Mitglieder konnte der Verband wesentliche Verbesserungen erreichen. Er trug außerdem dazu bei, die öffentliche Aufmerksamkeit auf die Verhältnisse in der Krankenpflege zu richten, und förderte ihre Wahrnehmung als qualifizierte Tätigkeit. [...] Den Refor-

---

BO (Berufsorganisation der Krankenpflegerinnen)

Die BO wurde während der Gewaltherrschaft des Dritten Reiches aufgelöst, nach dem Zweiten Weltkrieg entstand sie neu als Agnes-Karll-Verband. 1973 entstand daraus der DBfK (Deutscher Berufsverband für Pflegeberufe).

Berufsbezeichnung „Schwester"

Eine Mitstreiterin Karlls, Maria Cauer, wollte hingegen für die Pflegenden den Beamtenstatus, ähnlich, wie es Lehrerinnen hatten, und die Anrede „Frau". In den Nightingale-Schulen wurden die Pflegenden mit Miss angesprochen.

merinnen fehlte allerdings ein klares Berufsverständnis. Weder lösten sie Krankenpflege aus ihrem religiös-karitativen Zusammenhang, noch tasteten sie das Hierarchieverhältnis zwischen Medizin und Krankenpflege an [...] Für den Beruf Krankenpflege bedeutete darüber hinaus seine Deklaration als dezidiert weibliche Tätigkeit, dass seine konstituierenden Strukturen nicht aufgehoben, sondern im Gegenteil neu zementiert wurden."*

(Rübenstahl 1994, S. 125)

4.3 Das Berufsbild zu Beginn des 20. Jahrhunderts

Wie sehr das Berufsbild weiterhin von den alten Traditionen bestimmt war, zeigt ein Auszug aus einem Lehrbuch der Jahrhundertwende von Julius Fessler (München 1902). Zunächst sind die erforderlichen Eigenschaften der Pflegenden aufgezählt:

„[...] pflichttreu, ehrenhaft, wahrheitsliebend, ehrlich, verschwiegen, geduldig, aufopfernd, unverdrossen, gehorsam, pünktlich, reinlich, fleißig, ordentlich, mäßig, sittlich, gleichmütig, nicht zu lustig, nicht zu ernst, von rascher Auffassungsgabe, gesund, besonnen, von angenehmen Äußeren und gekleidet in einfacher dauerhafter Kleidung."

Es folgt eine Beschreibung der Pflege des bettlägerigen Kranken:

„Gesicht, Mund, Hände und Haare sind täglich zu reinigen. Das Beste ist ein kurzes, warmes Vollbad. Wo aber dieses nicht anzuwenden ist, muss auf eine fleißige Körperwaschung Gewicht gelegt werden. In der Woche mehrmals muss der ganze Körper, unter Vermeidung von Abkühlung, ein Teil nach dem anderen, mit warmen Seifenwasser abgerieben und mit erwärmten Tüchern getrocknet werden.
Die Reinigung des Mundes geschehe nach jeder Mahlzeit mit Zahnbürste, Zahntinktur und Gurgelwasser. Kann der Kranke es selber nicht besorgen, mittelst eines um den Finger gewickelten, in das Mundwasser getauchten Gazeläppchens."

Weiters finden sich in diesem Text Maßnahmen der Dekubitusprophylaxe, Angaben zur Krankenbeobachtung und zum Verhalten gegenüber dem Arzt:

„Die Anordnungen des Arztes sollen pünktlich und willig vom Pflegepersonal ausgeführt werden, die Wirkung des dargereichten Mittels soll genau beobachtet werden. Wird die Wahrnehmung gemacht, dass der Kranke das Mittel nicht verträgt, so ist dies dem Arzt sofort zu melden. Eigenmächtig oder mit Gewalt darf das Pflegepersonal hierbei nicht vorgehen. [...] Durch solche Handlungen würde die Autorität des Arztes, auf welche sich das Pflegeperso-

nal allein stützen kann, und das Vertrauen des Kranken zum Arzt und zum Pflegepersonal selbst untergraben werden."

(Zitiert nach: Panke-Kochinke 2001, S. 120ff.)

4.4 Die Verweiblichung der Pflege

Zu allen Zeiten waren Männer an der Pflege beteiligt, erst im 19. Jahrhundert überstieg die Zahl der Frauen die der Männer. Nun gab es Bestrebungen, die Krankenpflege als rein weibliche Tätigkeit zu definieren. Die Mediziner mit ihrer naturwissenschaftlichen Ausbildung gewannen an Einfluss – um aber den Ansprüchen gerecht zu werden, brauchten sie die Hilfe der Krankenpflege als „Ergänzung zur Medizin": einerseits, um Hilfsdienste für den Arzt zu erbringen, aber auch, um Mitmenschlichkeit, Wärme, persönliche Anteilnahme zu garantieren (vgl. Bischoff 1994, S. 97), die im wissenschaftlichen Menschenbild keinen Platz hatten. Dafür eignete sich in geradezu perfekter Weise die bürgerliche Frau.

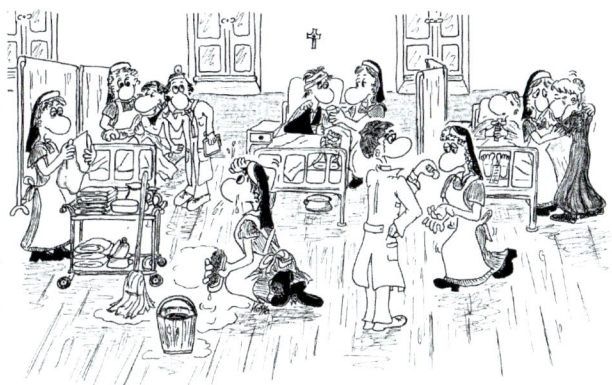

gezeichnet von Katja Daum

Mit der Industrialisierung wurde die proletarische Frau als Arbeitskraft in der Industrie eingesetzt. Im patriarchalischen System des Bürgertums entstand als Pendant zur männlichen Berufsarbeit die unbezahlte weibliche Hausarbeit. Hausarbeit wurde als bestmögliche Tätigkeit für die Frau idealisiert, die „durch Liebe allein" entlohnt werde und in der die Frau ihrem Wesen und ihrer Natur entsprechend wirken könne (vgl. ebd., S. 54 ff.). Man sprach ihr *intellektuelle Fähigkeiten* ab, hob dafür ihre Emotionalität hervor. Das waren ideale Voraussetzungen für die Krankenpflege: Die bürgerliche Frau war es aufgrund ihrer Erziehung gewohnt, sich Männern unterzuordnen, ihr Pflichtgefühl verlangte es, alle aufgetragenen Arbeiten – wenn nötig, bis zur Erschöpfung – auszuführen, und sie war in der Lage, die sozialen Bedürfnisse ihrer Patienten zu befriedigen – und das alles zu einem geringen Lohn.

Die folgenden Zitate geben einen kleinen Einblick in das Berufsbild zu Beginn des 20. Jahrhunderts:

„Soll man aber eine Eigenschaft hervorheben, die vor allen anderen unentbehrlich ist zur Krankenpflege, so ist das zweifellos die Selbstlosigkeit und Selbstverleugnung [...]." (1902, zitiert nach: Bischoff 1994, S. 84)

„Die wesentlichste Bedeutung der Krankenpflege liegt meines Erachtens darin, dass sie der Medizin den Charakter der hingebenden, helfenden Nächs-

> „Mangelnde intellektuelle Fähigkeiten"
>
> In seinem Werk „Vom physiologischen Schwachsinn der Frau" begründete der Arzt und Wissenschafter Dr. Paul Julius Möbius (1853–1907) diese These unter anderem mit dem geringeren Schädelumfang der Frau.

Nächstenliebe

Man beachte, dass hier die Nächstenliebe eingefordert wird, damit der Arzt ein „wahrer Arzt" sein kann!

tenliebe sichert, ohne welchen der gelehrteste Arzt kein wahrer Arzt sein kann."
(1902/03, zitiert nach: ebd., S. 97)

Durch die Entwicklung der Krankenhäuser und der Medizin entstand also ein Bedarf an Personal, das einerseits qualifiziert genug war, vorhandene Defizite zu kompensieren, und andererseits zu gehorsamer Unterordnung fähig war. Durch die Verbindung der Krankenpflege mit der Weiblichkeitsideologie und dem Rollenbild der bürgerlichen Frau gelang es, brachliegende Arbeitskraft gezielt zu nutzen – mit dem positiven Nebeneffekt, dass diese Pflege als „hausarbeitsnah" galt und schlecht bezahlt war.

„Die erhebliche Minderausgabe der letzten beiden Jahre ist zurückzuführen auf den Ersatz von Oberwärtern und Wärtern, bzw. Wärterinnen durch geringer besoldete Oberschwestern, Schwestern und Probeschwestern."
(Um 1905, zitiert nach: ebd., S. 121)

Vertiefung des Lernstoffes

Zusammenfassung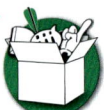

- Amalie Sieveking
- Theodor und Friederike Fliedner
- Diakonissen
- Vaterländische Frauenvereine
- Kriegskrankenpflege
- Florence Nightingale
- Henry Dunant
- Schlacht von Solferino
- Rotes Kreuz
- Agnes Karll
- Berufsorganisation der Krankenpflegerinnen Deutschlands (BO)
- International Council of Nursing (ICN)

Zum Üben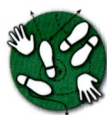

1. Wer war Theodor Fliedner, welche Idee zur Reformierung der Krankenpflege hatte er?
2. Welche Meinung vertrat Fliedner in Bezug auf die Ausbildung seiner Diakonissen?
3. Welche Aufgaben hatten die Diakonissen?
4. Wer war Florence Nightingale und welche besonderen Leistungen verbindet man mit ihrer Person?
5. Wie sah Florence Nightingale die Krankenpflege und wer war ihrer Ansicht nach eine ideale Krankenschwester?
6. Wie heißt der Gründer des Roten Kreuzes und wodurch wurde er zur Gründung veranlasst?
7. Was versteht man unter „freiberuflich Pflegende", wie wurden sie in der Gesellschaft gesehen?

8. Wer war Deutschlands Vorkämpferin für die freien Schwestern, was sind ihre bedeutendsten Errungenschaften?
9. Welche Eigenschaften erwartete der Arzt Julius Fessler von Pflegenden?
10. Welche Gemeinsamkeiten bzw. Unterschiede finden Sie im Text „zur Pflege des bettlägerigen Kranken" im Vergleich zu heute?
11. Welche Rolle spielte das Bild der bürgerlichen Frau in der Verberuflichung der Pflege?

Zum Nachlesen

Bischoff, Claudia (²1994): Frauen in der Krankenpflege. Zur Entwicklung von Frauenrolle und Frauenberufstätigkeit im 19. und 20. Jahrhundert. Frankfurt/Main: Verlag Campus.
Sehr anschauliche Schilderung, lesenswert und interessant.

Nightingale, Florence (2005): Bemerkungen zur Krankenpflege. Die „Notes on Nursing", übersetzt und kommentiert von Christoph Schwenkhardt und Susanne Schulze-Jaschok. Frankfurt/Main: Verlag Mabuse.
Manches in diesem Buch hat auch heute noch Gültigkeit – was, sollten Sie selbst herausfinden!

Walter, Ilsemarie (2004): Pflege als Beruf oder aus Nächstenliebe. Die Wärterinnen und Wärter in Österreichs Krankenhäusern im „langen 19. Jahrhundert". Frankfurt/Main: Verlag Mabuse.
Berufsalltag, Rahmenbedingungen und Wege zum Pflegeberuf werden aufgezeigt – vor allem als Teil der österreichischen Pflegegeschichte eine empfehlenswerte Lektüre.

5 Das 20. Jahrhundert

Apparatemedizin • Beatles • Computer • Computertomografie • DDR • Endoskopie • Frauenstudium • Fernsehen • Erster Weltkrieg • Gentechnik • Gustav Klimt • John F. Kennedy • Kalter Krieg • Karl Landsteiner • Kernenergie • Mauerfall • Maria Callas • Molekularbiologie • Nahostkonflikt • Nationalismus • Oktoberrevolution • Papst Johannes Paul II. • Radio • Raumfahrt • Reproduktionsmedizin • Rosa Luxemburg • Ultraschalldiagnostik • Weltwirtschaftskrise • Weimarer Republik • Winston Churchill • 68er-Bewegung

Adolf Hitler • Holocaust • NSDAP-Gründung • Zweiter Weltkrieg

Lernziel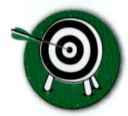

Nach dem Studium dieses Kapitels sollten Sie ...

... die Situation der Pflegenden während und nach dem Ersten Weltkrieg darstellen können.

... über die Beteiligung der Medizin und der Pflege am Nationalsozialismus Bescheid wissen.

... Propagandamethoden der Nationalsozialisten in Bezug auf Kriegskrankenpflege und Euthanasie kennen, analysieren und diskutieren können.

... die Entwicklung der Pflege nach 1945 bis heute darstellen können.

Bedingt durch die Kriege in der ersten Hälfte des 20. Jahrhunderts kam es zu einer Stagnation in der beruflichen Weiterentwicklung. Erst danach wurden die Professionalisierungsbestrebungen wieder aufgenommen und rückten zunehmend in den Mittelpunkt des Interesses. Die Medizin entwickelte sich rasant weiter, und der Anspruch an die Pflegenden stieg stetig.

5.1 Erster Weltkrieg

Erster Weltkrieg (1914–1918)
in Europa, im Nahen Osten, in Afrika und Ostasien geführt, forderte über 9 Millionen Menschenleben

Hilfsschwestern
erhielten eine behelfsmäßige Ausbildung, die etwa sechs Monate dauerte

Die Uneinigkeit der Berufsorganisationen wurde durch den Ausbruch des *Ersten Weltkrieges* zumindest kurzfristig unwesentlich. Rund 25.000 Krankenschwestern waren im Ersten Weltkrieg im Einsatz (vgl. Seidler 2003, S. 238). Ausgelöst durch eine allgemeine nationale Begeisterung, die auch schon in den Befreiungskriegen spürbar war, meldeten sich viele *Hilfsschwestern* und Helferinnen, die ihre Arbeitskraft unentgeltlich dem Vaterland zur Verfügung stellten.

Für die Privatpflegerinnen war die Situation schwieriger, sie wurden nur dann in die Kriegskrankenpflege übernommen, wenn sie freiwillig auf die Bezahlung verzichteten. Viele arbeiteten daher in österreichischen Lazaretten.

Die Krankenschwestern wurden in den Lazaretten hinter der Kriegsfront eingesetzt. Sie versorgten Verwundete, assistierten bei Operationen und arbeiteten in Seuchenlazaretten. Aber auch Kochen, Putzen, Waschen und sogar der Anbau von Gemüse gehörten zu ihren Aufgaben. Phasen des Nichtstuns und Wartens wechselten mit Zeiten höchster Arbeitsbelastung.

Die Arbeit an sich wurde trotz der hohen Anforderungen als befriedigend erlebt. Mit der Dauer des Krieges wurden die Berichte der Schwestern zum Lazaretteinsatz immer kürzer, die Erzählungen über gemeinsame Feste, Ausflüge und Freundschaften immer länger. Die Sehnsucht nach Frieden trat in den Vordergrund (vgl. Panke-Kochinke/Schaidhammer-Placke 2002, S. 17).

5.2 Die Zeit des Nationalsozialismus

In der Zeit nach dem Ersten Weltkrieg gab es in Deutschland deutlich mehr weltliche Pflegende, Gewerkschaften entstanden, und man war bemüht, geregelte Arbeitszeiten einzuführen, Dienstverträge zu erstellen und die Ausbildung zu reformieren (vgl. Steppe 1993, S. 33 ff.). Zu einheitlichen Regelungen sollte es jedoch nicht mehr kommen, da die Machtergreifung Hitlers bevorstand. Die ideologischen Grundlagen dafür waren längst gegeben: Sozialdarwinismus und Rassenlehre wurden schon länger in der Gesellschaft diskutiert und fanden großen Anklang. Durch Hitler erlangten sie jedoch politische Dimensionen und konkrete Ausformungen, die sich in jener schrecklichen Weise äußerten, die uns allen bekannt ist. Bis heute wird diskutiert, inwieweit Pflege und Medizin an den Verbrechen des Nationalsozialismus beteiligt waren, ob und wer vom Regime zur Kooperation gezwungen war, ob und wer aus eigenem Interesse handelte. Sicher ist, dass die Krankenpflege in die Verbrechen gegen die Menschlichkeit hineingezogen wurde, bzw. sich auch bereitwillig hineinziehen ließ. Pflegepersonen haben sowohl in Deutschland als auch in Österreich in Ausübung ihres Berufes aktiv dazu beigetragen, die nationalsozialistischen Ziele in den Gesundheitseinrichtungen umzusetzen. Die Beteiligung österreichischer Pflegepersonen an den NS-Patientenmorden ist höher einzuschätzen, als zu Beginn vermutet wurde (vgl. Fürstler/Malina 2004, S. 25 ff.). Lange Zeit war dies kein Thema in der Ausbildung, erst seit den 80er-Jahren des 20. Jahrhunderts wurde die Aufarbeitung in Angriff genommen. Hier kann allerdings nur ein kleiner Überblick zu diesem umfassenden Thema gegeben werden.

Der Anteil der Ärzte in NS-Organisationen war sehr hoch. Die Vertreibung und Ermordung der jüdischen Ärzte führten zu einem vermehrten Angebot an Arbeitsplätzen für nationalsozialistisch eingestellte Mediziner. Auch in der Krankenpflege wurden Pflegepersonen abgesetzt, die entweder jüdischer Abstammung oder politisch unerwünscht waren. Neben den Maßnahmen zur „Reinhaltung des Erbgutes", an denen viele Ärzte beteiligt waren, wurden in den Konzentrationslagern grauenvolle Experimente durchgeführt. **Josef Mengele**, Lagerarzt in Auschwitz, gilt als einer der grausamsten.

Josef Mengele
(1911–1978)
Arzt und SS-Offizier, ab Mai 1943 Chefarzt im Vernichtungslager Auschwitz-Birkenau, wo er zahlreiche Menschenversuche durchführte, um seine Vererbungstheorien zu beweisen. Die meisten der grausamen und wissenschaftlich sinnlosen Experimente endeten mit dem Tod der Opfer. Mengele lebte noch bis 1949 unerkannt in Deutschland und flüchtete dann nach Südamerika. Er starb 1978 bei einem Badeunfall in Brasilien.

5.2.1 Krankenpflege und Nationalsozialismus

Für den Nationalsozialismus hatte die Krankenpflege aus mehreren Gründen einen besonderen Stellenwert – zur Umsetzung der sogenannten „Volksgesundheitspflege" und für den Einsatz an der Front.
Eine umfassende Neuordnung sollte im Wesentlichen zwei Ziele erreichen:
▶ die Vereinheitlichung und organisatorische Straffung der vielen verschiedenen Berufsverbände unter nationalsozialistischer Führung,

- die inhaltliche „Gleichschaltung", d. h. die möglichst weitgehende Durchdringung der pflegerischen Berufsauffassung mit der nationalsozialistischen Weltanschauung.

Dabei wurde vor allem von den konfessionellen Verbänden Widerstand erwartet (vgl. Steppe 1996, S. 61). Mehrere Organisationen forderten die Zuständigkeit für die Durchsetzung der nationalsozialistischen Ziele ein, Folge waren häufige Änderungen der Zuständigkeitsbereiche. Die NSV (Nationalsozialistische Volkswohlfahrt), eine Teilorganisation der NSDAP, hatte vermutlich den größten Einfluss:

„Das Primat, Schwestern im Sinne Adolf Hitlers auszubilden und zu einer nationalsozialistischen Gemeinschaft zusammenzuschweißen, liegt deshalb einzig und allein bei der Schwesternschaft der NSV. Alle Schwesternarbeit der Zukunft wird sich deshalb nach den Gedanken und Methoden dieser Schwesternschaft zu richten haben." (1934, zitiert nach: Steppe 1996, S. 62)

5.2.2 Die Organisation der Krankenpflege in der Zeit von 1933 bis 1945

Die konfessionellen, die freien sowie die Schwestern der NSV waren zunächst der RAG (Reichsarbeitsgemeinschaft der Berufe im ärztlichen und sozialen Dienst) unter der Leitung von **Erich Hilgenfeldt** und **Amalie Rau** unterstellt. Zur Vereinheitlichung der Pflege wurde das Erscheinen der Fachzeitschriften für Krankenpflege zwangsweise eingestellt und die „Amtliche Zeitschrift der Reichsschaft Deutscher Schwestern", später „Die deutsche Schwester" genannt, eingeführt.

Laufende Unstimmigkeiten führten 1936 zur Auflösung der RAG, die Schwesternschaften wurden nun dem „Fachausschuss für Schwesternwesen in der Arbeitsgemeinschaft freie Wohlfahrtspflege" unter der Leitung Hilgenfeldts unterstellt. Seine Vertretung war Reichsfrauenführerin **Gertrud Scholtz-Klink**, die Geschäftsführung oblag Oberin **Karin Huppertz**.

Mitglieder des Fachausschusses waren:
- die NS-Schwesternschaft (*„Braune Schwestern"*),
- der Reichsbund freier Schwestern und Pflegerinnen („Blaue Schwestern"),
- die Schwesternschaft des deutschen Roten Kreuzes,
- die Diakoniegemeinschaft und
- der Caritasverband.

Im Sinne der Gleichschaltung gab es diese Schwesternverbände ab 1938 auch in der „Ostmark". Wobei die Rotkreuzschwesternschaft erst gegründet werden musste, da sie bis dahin in Österreich nicht existent war (vgl. Fürstler/Malina 2004, S. 122 ff.). Die beiden ersten Verbände wurden 1942 zum NS-Reichsbund Deutscher Schwestern vereinigt, was nach dem Krieg für die „Blauen Schwestern" schwerwiegende Fol-

---

Amalie Rau (1888–1974)
Die „Reichsfachschaftsleiterin" war ehemalige Agnes-Karll-Schwester.

Gertrud Scholtz-Klink (1902–1999)
Die „Reichsfrauenführerin" gehörte zu den führenden Frauen des Nationalsozialismus.

Karin Huppertz (1894–1978)
entwarf gemeinsam mit Dr. Harmsen das „Tätigkeitsheft", das zur Vereinheitlichung der Pflegeausbildung beitragen sollte, und arbeitete maßgeblich an der Fachzeitschrift „Die deutsche Schwester" mit.

„Braune Schwestern"
NS-Schwestern wurden wegen ihrer braun gemusterten Berufskleidung als „Braune Schwestern" bezeichnet.

gen hatte, da man sie mit den „Braunen Schwestern" gleichsetzte (vgl. Steppe 1996, S. 62 ff.).

Den Nationalsozialisten lag viel daran, Frauen für die Krankenpflege zu interessieren, da es einen Mangel an Pflegepersonal und großen Bedarf an Frontschwestern gab. Durch strenge Auswahl sollte der Beruf mehr Ansehen in der Gesellschaft erlangen und attraktiver werden. Hitlers Ziel, die NS-Schwesternschaft zur zahlenmäßig größten Gruppe zu machen, scheiterte trotz Bevorzugung bei der Stellenvergabe und massiven Werbekampagnen. Die Propagandamaßnahmen orientierten sich am nationalsozialistischen Rollenbild der Frau. Demnach war die spezifisch weiblichste Aufgabe der Frau die Mutterschaft, in ihren Händen lag die Verantwortung zur Reinhaltung der Rasse; die deutsche Mutter war Mittelpunkt der Bevölkerungspolitik, die auf Auslese und „Aufnordung" hin ausgerichtet war.

Auf einem Werbeplakat für die Krankenpflege war zu lesen:

„Neben der Aufgabe als Mutter hat die Frau keine schönere und weiblichere Betätigung als im Beruf der Schwester." (zitiert nach: ebd., S. 71)

In der Krankenpflege sollte die deutsche Frau ihre *„seelische Mütterlichkeit"* (Gertrud Scholtz-Klink, zitiert nach: Wagner 1996, S. 8) zum Einsatz bringen. Die Krankenpflege wurde bewusst aufgewertet, weil sie unverzichtbar war für die nationalsozialistische Politik. Jede deutsche Schwester sollte sich als wichtiger Teil des politischen Systems sehen. Als Zeichen der Aufwertung wurden auch hohe Positionen in den Schwesterorganisationen mit Schwestern besetzt, etwas, das es zuvor nicht gegeben hatte. Tatsächlich blieb die Krankenpflege jedoch der Medizin in allen fachlichen Belangen unterstellt, und es wurde auch absoluter Gehorsam eingefordert. Trotzdem begrüßten viele Schwestern die Neuorganisation der Pflege, sie sahen darin eine positive und zukunftsweisende Entwicklung.

Die Ausbildung zur Krankenpflege wurde der nationalsozialistischen Sichtweise angepasst. Inhaltlich gewann die weltanschauliche Schulung an Bedeutung, daneben wurde die körperliche Ertüchtigung als sehr wesentlich erachtet. Nur die Besten sollten den Titel „deutsche Schwester" tragen dürfen; es gab strenge Aufnahmekriterien. Neben dem „Ariernachweis" war politische Zuverlässigkeit gefordert, und ein absolviertes Hauswirtschaftspraktikum. Der Unterricht, dem das „amtliche Krankenpflegelehrbuch" zugrunde gelegt war, wurde von Ärzten und Schwestern gehalten. Im Lehrbuch findet man Voraussetzungen für den Schwesternberuf wie Selbstüberwindung und Pflichttreue, die untergeordnete Position gegenüber dem Arzt wurde betont. Im Kapitel zur Erb- und Rassenpflege sollte die Schwester ideologisch auf ihre künftige wichtige Rolle vorbereitet werden. Ihre Freizeit war geplant und diente dem Ziel, die Gemeinschaft zu stärken.

„Ich hoffe, man wird mich nun verstehen können, wenn ich sage, dass der Nationalsozialismus nicht darauf verzichten kann, seine Einflussnahme auf eine so große und wichtige Berufsgruppe wie die Schwesternschaft auszudehnen. Ja, er muss unabweisbar besonders und gründlichst die Schwesternschaft erfassen, denn die Schwestern gehören zu dem Personenkreis, der einmal wichtige Aufgaben auf dem Gebiet der Volksgesundheitspflege mit zu erfüllen hat, und der zweitens mit seinen Volksgenossen so eng und unmittelbar und unter solchen besonderen Umständen in Berührung kommt, dass er außerordentlich großen, erzieherischen Einfluss auf diese seine Volksgenossen nehmen kann [...]"
(Hermann Jensen, Chefarzt des Rudolf-Heß-Krankenhauses in Dresden, zuständig für die weltanschauliche und berufliche Schulung der NS-Schwesternschaft, 1934, zitiert nach: Steppe 1996, S. 62)

„Wir wollen unsere Schülerinnen nicht nur fachlich aufs beste schulen, sondern darüber hinaus wollen wir sie durch intensiven Weltanschauungsunterricht mit den idellen [sic!] Gedankengut des Nationalsozialismus bekannt machen, sie sportlich stählen und sie durch unsere umfassende Gemeinschaftserziehung zu starken und reifen Menschen werden lassen."
(M. Zanders, NS-Gauvertrauensschwester, zitiert nach: Steppe 1996, S. 105)

> **Der NS-Eid**
>
> „Ich schwöre Adolf Hitler, meinem Führer, unverbrüchliche Treue und Gehorsam. Ich verpflichte mich, an jedem Platz, an den ich gestellt werde, meine Berufsaufgaben als nationalsozialistische Schwester treu und gewissenhaft im Dienste der Volksgemeinschaft zu erfüllen, so wahr mir Gott helfe."
> (Bundesarchiv Koblenz, NS 37/1039)

Am Ende der Ausbildung standen der *Eid* und die Verpflichtung, Adolf Hitler treu und gehorsam zur Verfügung zu stehen. Folgende Aufgaben warteten nun:

- *Volksgesundheitspflege*: Haupteinsatzgebiet der NS-Schwesternschaft. Die Gemeindeschwester sollte das nationalsozialistische Gedankengut verinnerlicht haben und aktiv an der Rassenpflege mitwirken. Sie hatte somit eine Schlüsselposition für die Umsetzung der NS-Ideen.
- *Krankenhauspflege*: wurde von Schwestern der verschiedensten Verbände ausgeübt und war auch das Einsatzgebiet der Pfleger, die immerhin etwa 15 bis 17 Prozent der Pflegenden ausmachten.
- *Krankenpflegerische Versorgung des Parteiapparates*: Hier wurden ausschließlich NS-Schwestern eingesetzt, ihr Einsatzgebiet waren u. a. die Lebensbornheime, die Jungendorganisationen wie HJ und BDM, Waffen-SS und Konzentrationslager.
- *Krankenpflege in den eroberten Gebieten*: Schwestern wurden im Erziehungs- und Pflegedienst eingesetzt, um das nationalsozialistische Gedankengut weiterzuverbreiten.
- *Kriegskrankenpflege*: war eigentlich Monopol des Roten Kreuzes. Bei Kriegsausbruch erhielten die Rotkreuzgemeinschaften Unterstützung von allen Verbänden und zusätzliches Hilfspersonal.
- *Beteiligung an der „Euthanasie"*: Schwestern und Pfleger waren aktiv an den Tötungsdelikten beteiligt.

Die beiden letzten Punkte sollen im Folgenden noch etwas genauer behandelt werden.

5.2.3 Kriegskrankenpflege

Während der Vorbereitungen für den Kriegseinsatz erklärte sich das Deutsche Rote Kreuz schnell bereit, fehlendes Personal zur Verfügung zu stellen. Ohne diese Unterstützung wäre die deutsche Wehrmacht nicht in der Lage gewesen, die medizinische Versorgung an der Front sicherzustellen. Das DRK war natürlich an die Genfer Konvention gebunden und musste zumindest nach außen neutral sein. Tatsache ist aber, dass das DRK genauso wie alle anderen Vereinigungen gleichgeschaltet wurde, 1937 übernahm der Reichsarzt der SS Dr. Ernst Robert Grawitz die Leitung. Das DRK mobilisierte alle Kräfte, schulte Schwestern und Hilfsschwestern, um für den Bedarfsfall gerüstet zu sein. Die

Kriegskrankenschwester stellte ein ideologisches Modell dar; genährt durch Propaganda, war sie der Inbegriff der deutschen Frau, stand dem deutschen Soldaten als Kameradin und Helferin zur Seite. Gemeinsam dienten sie der Volksgemeinschaft. Sie ist selbstlos, diszipliniert und jederzeit bereit, freudig ihre Pflicht zu erfüllen, egal wo. Schwesterlich/mütterlich kümmert sie sich um die Verwundeten, nimmt teil an Freude und Schmerz aus dem Gefühl heraus, helfen und dienen zu wollen. Sie ist es auch, die zu neuer Kampfbereitschaft anspornt. Ihr Ansehen ist untadelig, und in ihrer Rolle als Schwester ist sie sexuell tabu (vgl. Panke-Kochinke/Schaidhammer-Placke 2004, S. 126). Diese Heroisierung der Schwestern führte dazu, dass viele es kaum erwarten konnten, einberufen zu werden. Die Realität sah dann oft ganz anders aus: In den Lazaretten herrschten vielfach unmenschliche Bedingungen, der Lazarettdienst forderte alles von den Schwestern, aufgrund des Schwesternmangels waren Urlaub oder Rückkehr in die Heimat kaum möglich. Viele ließen ihr Leben oder ihre Gesundheit.

5.2.4 Beteiligung an der Euthanasie

1934 trat das Gesetz zur „*Verhütung erbkranken Nachwuchses*" in Kraft. Weitere Gesetze zur „Erhaltung der Volksgesundheit" und der „Reinhaltung der Rasse" folgten. Das Vorgehen wurde durch Propaganda in Presse, Film und Schulen beworben. Die Konsequenz daraus waren Zwangssterilisationen, Verbot der Mischehe („Blutschutzgesetz") und die „*Vernichtung unwerten Lebens*". Die Nationalsozialisten argumentierten diese Vorgangsweise mit der Rassenhygiene und Einsparungen, die durch den Wegfall der „*Ballastexistenzen*" zu erzielen seien und die dem Volk – oder besser gesagt der Kriegswirtschaft – zugute kämen.

Ab Sommer 1939 mussten alle behinderten Kinder gemeldet werden, viele davon wurden in die sogenannten „Kinderfachabteilungen" gebracht und getötet. Die Einweisung in eine Kinderfachabteilung war auch für „nicht angepasste" Kinder und Jugendliche vorgesehen.

Die eingewiesenen Kinder wurden von den Anstaltsärzten untersucht und nach Berlin gemeldet, wenn man für sie den Tod vorgesehen hatte. Dort entschieden drei Gutachter über das weitere Schicksal. Wurden sie zur Tötung freigegeben, bekamen sie Schlafmittel in Dosen, die einen langsam schlechter werdenden Krankheitsverlauf bewirken sollten, der zum Tod führte. Eine andere Todesursache war die Kombination aus Infektionen und Hunger. Aus der Anstalt Spiegelgrund in Wien weiß man, dass die eingewiesenen Kinder für Versuchszwecke missbraucht wurden, indem beispielsweise Impfstoffe an ihnen getestet wurden.

Mindestens 30 solcher „Kinderfachabteilungen" führten bis 1945 Tötungen durch. Wie viele Kinder tatsächlich getötet wurden, lässt sich nur vermuten, da viele Beweise zu Kriegsende und auch noch danach vernichtet wurden.

5.2.5 Die Aktion T4

Mit 1. September 1939 beauftragte Hitler den Reichsleiter Philipp Bouler und den Arzt Prof. Dr. Karl Brandt mit der Durchführung der Aktion T4 (benannt nach dem Sitz der Organisation in der Tiergartenstraße 4 in Berlin). Im Zuge dieser Aktion sollte *„unheilbar Kranken"* der *„Gnadentod gewährt"* werden. Die Insassen und Insassinnen der psychiatrischen Heil- und Pflegeanstalten des Reiches sollten systematisch ermordet werden.

Gutachter wählten diejenigen aus, die zur Vergasung in eine der sechs umgebauten Anstalten verlegt wurden. Aus einer internen T4-Statistik geht hervor, dass bis zum 1. September 1941 70.273 Personen „desinfiziert", also getötet wurden, davon in Hartheim bei Linz 18.269 (vgl. Klee 2001, S. 233).

Im August 1941 reagierte Hitler auf eine Predigt und eine Flugzettelaktion des Bischofs Clemens August Graf von Galen, in denen dieser die Tötungen offen anprangerte, mit dem offiziellen Ende der T4-Aktion. Tatsächlich gingen die Tötungen aber weiter, die Auswahl trafen jetzt die ärztlichen Leiter der Anstalten, benötigte Medikamente wurden weiterhin über die T4-Zentrale in Berlin bereitgestellt. Immer häufiger wurden auch der Nahrungsentzug und die Verabreichung von Luftinjektionen zur Ermordung verwendet. Dieses Vorgehen bis 1943 wird auch als **„wilde Euthanasie"** bezeichnet.

Pflegende waren an diesen Verbrechen in unterschiedlichem Ausmaß beteiligt. Die Pflegenden kamen vorwiegend aus dem kleinbürgerlichen Milieu, wiesen geringe Schulbildung auf und waren vor der Pflegeausbildung hauswirtschaftlich oder handwerklich tätig gewesen. Eine Mitgliedschaft bei der NSDAP lag nicht in allen Fällen vor. Für viele war es eine krisensichere Arbeitsstelle (vgl. Steppe 1996, S. 137 ff., und Fürstler/Malina 2004, S. 206).

In der ersten Phase der T4-Aktion übernahmen Pflegende administrative Aufgaben wie die Auflistung persönlicher Gegenstände, aber auch die Begleitung der Patienten zu den Gaskammern. Die Behandlung dürfte unterschiedlich gewesen sein: Während es einige als ihre „schwesterliche Pflicht" betrachteten, die Kranken auf ihrem letzten Weg gut zu versorgen, wurden andere wegen ihrer Grobheit gerügt.

Manche versuchten, Patienten zu retten, indem sie die Angehörigen baten, die Pfleglinge aus der Klinik nach Hause zu holen oder indem sie falsche Angaben zur Arbeitsfähigkeit machten.

Während der Zeit der „wilden Euthanasie" wurden die Kranken nicht mehr weggebracht, sondern in den Heimen selbst getötet. Die Anordnung zur Tötung wurde meist während der Visite getroffen, zum Teil entschieden die Schwestern mit, da sie beauftragt waren, „lästige" Patienten zu melden. Entsprechend den ärztlichen Anweisungen wurden die zur Tötung vorgesehenen Patienten und Patientinnen vom Pflegepersonal in eigens dafür bereitgestellte Zimmer gebracht, dort erhielten

---

T4-Propagandafilm „Ich klage an"
In Zusammenarbeit mit der T4-Zentrale wurde 1941 der Film „Ich klage an" (Regie: Wolfgang Liebeneiner) gedreht, der den „Gnadentod" schwerkranker Menschen als wünschenswert erscheinen lassen sollte.

„Wenn wir die Zahl der in Deutschland zur Zeit gleichzeitig vorhandenen, in Anstaltspflege befindlichen Idioten zusammenrechnen, so kommen wir schätzungsweise etwa auf eine Gesamtzahl von zwanzigtausend bis dreißigtausend. Nehmen wir für den Einzelfall eine durchschnittliche Lebensdauer von fünfzig Jahren, so ist leicht zu ermessen, welches ungeheure Kapital in Form von Nahrungsmitteln, Kleidung und Heizung dem Nationalvermögen für einen unproduktiven Zweck entzogen wird."
(1920, zitiert nach: Steppe 1996, S. 141)

sie dann die vorbereiteten Medikamente – alles Tätigkeiten, die von Schwestern und Pflegern selbstständig durchgeführt wurden. Es gehörte auch zu den Aufgaben, die Sterbenden weiter zu betreuen und nach deren Ableben für den Abtransport der Leichen zu sorgen. Viele Insassen starben an den Folgen der Unterernährung und des Nahrungsentzugs, eine Maßnahme, die von den Pflegenden mitgetragen wurde.

Das Pflegepersonal war also direkt an den Tötungen beteiligt und somit willfähriges Werkzeug der NS-Vernichtungsmaschinerie. In den Prozessen zeigte sich, dass die Pflegenden überzeugt waren, aus „humanitären" Gründen gehandelt zu haben, und pflichtbewusst „ihren Aufgaben" nachgekommen waren, indem sie die Ermordeten bis zum Schluss versorgten und den Anordnungen der Ärzte ohne Widerspruch und mit absolutem Gehorsam Folge leisteten.

Die beiden folgenden Ausschnitte aus dem *Obrawalde*-Prozess sollen dies verdeutlichen:

Schwester Anna G.: *„Ich habe es nicht ein einziges Mal erlebt, dass ein Patient ein solche große Menge aufgelösten Medikaments freiwillig zu sich genommen hat. Es ist eine Erfahrungstatsache, dass Medizin nicht gut schmeckt und sich Menschen allgemein nicht dazu bereit finden, gern Medizin zu sich zu nehmen. [...] Um den nun zu tötenden Patienten das aufgelöste Mittel einzugeben bzw. die Spritze zu verabfolgen, war das Zusammenwirken von mindestens zwei Pflegerinnen nötig. Patienten, die kräftig genug waren, richteten sich selbst im Bett auf; den schwächeren Patienten legten wir ein zweites Kopfteil unter, um sie somit etwas aufzurichten. Bei dem Eingeben des aufgelösten Mittels ging ich mit großem Mitgefühl vor. Ich hatte den Patientinnen vorher erzählt, dass sie nur eine kleine Kur mitzumachen hätten. Selbstverständlich habe ich dieses Märchen nur solchen Patientinnen sagen können, die noch genügend klaren Verstand besaßen, um es begreifen zu können. Beim Eingeben nahm ich sie liebevoll in den Arm und streichelte sie dabei. [...] In diesem Zusammenhang möchte ich sagen, dass ebenso wie ich auch E., M.R. und E. der Meinung waren, dass diese Patientinnen nicht unnötig mehr gequält werden sollten."* *(Zitiert nach: Steppe 1996, S. 160)*

Aussage M. T.: *„Durch die langjährige Tätigkeit als Pflegerin, praktisch von meiner Jugend auf, war ich zu unbedingtem Gehorsam erzogen, und Disziplin und Gehorsam waren oberstes Gebot in Pflegerinnenkreisen. Wir alle und so auch ich fassten die Anordnungen der Ärzte, der Oberpflegerinnen und der Stationspflegerinnen als unbedingt zu befolgende Befehle auf und machten uns oder konnten uns auch keine eigene Ansicht über die Rechtmäßigkeit dieser Anordnungen machen."* *(Zitiert nach: ebd., S. 164)*

Fürstler/Malina (2004) beschreiben in ihrem Buch "Ich tat nur meinen Dienst" mehrere Prozesse gegen österreichische Krankenschwestern und Krankenpfleger. Die Angeklagte Paula Tomasch gab zu, 13 Tötungsaufträge durchgeführt zu haben und verantwortete sich damit, dass sie

„Ausdrücklich betonen muss ich, dass die Kranken bis zu ihrem Tod von uns [...] behandelt wurden wie in jeder Anstalt."
(Prozessaussage einer Pflegerin, zitiert nach: Steppe 1996, S. 155)

Meseritz-Obrawalde

Psychiatrische Landesheilanstalt in Pommern (heute Polen), unter den Nationalsozialisten als Tötungsanstalt benutzt die Tötungen als Teil ihres Dienstes aufgefasst hatte und sie auch durchgeführt habe in Sorge vor einem Hinauswurf. Vielleicht lässt sich die absolute Obrigkeitshörigkeit damit erklären, dass die Pflegenden in erster Linie durch „typisch weibliche" Eigenschaften wie Selbstlosigkeit, Dienstbeflissenheit, Gehorsamkeit definiert waren und weniger durch ihre Kenntnisse oder Fertigkeiten. Eine gute Schwester war diejenige, die fleißig alle aufgetragenen Arbeiten erledigte, sich dabei anpasste und fügte, ohne jemals zu widersprechen oder aufzubegehren oder für sich selbst etwas zu fordern. Ihr Handeln und Denken konzentrierte sich ausschließlich auf den Kranken, es gab nur wenig Interesse daran, den gesellschaftlichen Stellenwert der Pflege zu verändern; man könnte auch sagen, die Berufsgruppe war „unpolitisch". All das war äußerst vorteilhaft für ein totalitäres Regime, in dem das „Volksganze" vor jeglicher Autonomie stand; der Integration der Berufsgruppe Pflege in den NS-Staat waren alle Wege geebnet.

Dies ist keine Entschuldigung; es soll aufzeigen, wie es gelingen kann, Menschen für politische Zwecke zu benutzen, und wie wichtig es ist, als Berufsgruppe Interessen zu vertreten und aktiv am Berufsbild mitzuwirken.

Es bleibt noch zu bemerken, dass es auch Widerstand gegeben hat, manche wurden inhaftiert oder, wie im Falle der Ordens- und Krankenschwester Maria Restituta, getötet. Das Thema Nationalsozialismus und Pflege ist noch nicht abgeschlossen; nach dem Krieg wurde einfach weitergemacht, viele an den Verbrechen Beteiligte wurden nie zur Verantwortung gezogen, der Mantel des Vergessens wurde darüber gebreitet. Auch heute ist nicht allen Pflegenden bewusst, dass die Pflege eine tragende Rolle bei diesen Verbrechen spielte, es wäre aber dringend nötig, sich damit zu beschäftigen.

5.3 Entwicklung nach 1945 bis heute

Politische und gesellschaftliche Veränderungen prägen die Zeit seit Ende des Zweiten Weltkrieges.

Nach dem Krieg wurden die NS-Verbände aufgelöst, in Deutschland erlebten die Schwesternverbände wie das DRK einen Aufschwung. Eine Reform der Ausbildung ließ auf sich warten, erst 1957 wurde ein neues Pflegegesetz beschlossen; bis dahin galten die Regeln von vor 1938. Mit dem neuen Gesetz wurde die Anzahl der Theoriestunden von 200 auf 400 angehoben, die Ausbildung endete mit einer Prüfung. Darauf folgte ein einjähriges Praktikum.

Dem Gesetzesbeschluss waren heftige Diskussionen um die Ausbildungsinhalte und Zugangsvoraussetzungen vorausgegangen. Die beherrschende Frage war, wie sich der Pflegeberuf entwickeln sollte. Sollte die Pflege medizinische Assistenzleistung sein, Traditionen weiter pflegen, oder sollte sie sich als Wissenschaft etablieren, wie es beispielsweise in den USA schon lange möglich war?

Das Gesetz entsprach nicht allen Vorstellungen und wurde 1965 novelliert, die Ausbildung auf drei Jahre verlängert. 20 Jahre später trat in Deutschland das „Gesetz über die Berufe der Krankenpflege" in Kraft, das 2003 reformiert wurde. Unter anderem wurde die Berufsbezeichnung „Schwester" von der Bezeichnung „Gesundheits- und Krankenpflegerin" sowie „Gesundheits- und Kinderkrankenpflegerin" abgelöst – ein Schritt, der in Österreich nicht stattgefunden hat.

Vertiefung des Lernstoffes

- Erster Weltkrieg
- Hilfsschwestern
- Sozialdarwinismus und Rassenlehre
- Nationalsozialismus
- Josef Mengele
- „Volksgesundheitspflege"

- NS-Schwesternschaft
- Kriegskrankenpflege
- Euthanasie
- Aktion T4
- Pflegegesetz 1957
- „Gesetz über die Berufe der Krankenpflege" 1985

Zusammenfassung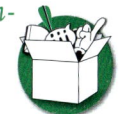

Zum Üben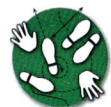

1. Welche Ziele verfolgte die Neuorganisation der Pflege durch die Nationalsozialisten?
2. Warum war die Berufsgruppe der Pflegenden für die Nationalsozialisten von so großer Bedeutung?
3. Woran orientierten sich die Propagandamaßnahmen, mit denen Pflegekräfte angeworben wurden?
4. Wie waren die Zugangsvoraussetzungen zur Pflegeausbildung und worauf wurde während der Ausbildung besonders viel Wert gelegt?
5. Welche Aufgaben waren für die Schwestern vorgesehen?
6. Wie wurde der Einsatz an der Front von den Nationalsozialisten dargestellt, wie sah hingegen die Realität aus?
7. Was bedeutet der Begriff Euthanasie tatsächlich und welche Bedeutung hatte er in der NS-Zeit?
8. Wie wurden die Euthanasieprogramme durchgeführt und in welchen Bereichen waren Pflegepersonen daran beteiligt?
9. Welche Aufgaben übernahmen die Pflegenden im Rahmen der Vernichtungsprogramme?
10. Wie haben Pflegende ihr Verhalten in späteren Prozessen argumentiert?

11. Wie hat sich der Pflegeberuf nach Kriegsende in Deutschland weiterentwickelt?

Zum Nachlesen

Fürstler, Gerhard/Malina, Peter (2004): „Ich tat nur meinen Dienst". Zur Geschichte der Krankenpflege in Österreich in der NS-Zeit. Wien: Facultas WUV.
Informationen zur Ausbildung und Gesundheitspolitik in der NS-Zeit sowie die Beschreibung der sechs österreichischen (Euthanasie-)NS-Prozesse machen dieses Buch lesenswert.

Gabriel, Eberhard/Neugebauer, Wolfgang (Hg.) (2000): NS-Euthanasie in Wien. Wien: Verlag Böhlau.
In diesem Buch werden Hintergründe, Motive und der Umgang mit dem Geschehenen beschrieben, ein Kapitel ist von Zeitzeugen verfasst.

Gross, Johann (2000): Spiegelgrund: Leben in NS-Erziehungsanstalten, Wien. Verlag Ueberreuter.
Die Kinderfachabteilung Spiegelgrund aus der Sicht eines Betroffenen.

Kaufmann, Alois (2007): Totenwagen: Kindheit am Spiegelgrund. Mit einer historischen Nachbetrachtung von Peter Malina. Wien, Mandelbaum Verlag.
Biografie eines „schwer erziehbaren" Neunjährigen, der in der Anstalt Spiegelgrund zu einem „normalen" Kind umerzogen werden sollte.

Klee, Ernst (2010): »Euthanasie" im Dritten Reich: "Die Vernichtung lebensunwerten Lebens«. Frankfurt/Main: Fischer Verlag.
Überarbeitung des Standardwerks von Ernst Klee zur Euthanasie, ergänzt mit den neuesten Erkenntnissen.

Panke-Kochinke, Birgit / Schaidhammer-Placke, Monika (2002): Frontschwestern und Friedensengel. Krankenschwestern im Ersten und Zweiten Weltkrieg. Ein Quellen- und Fotoband. Frankfurt/Main: Verlag Mabuse.
Über kurze Texte und Bilder werden Ideologie und Erleben der Kriegskrankenpflege erfahrbar gemacht.

Panke-Kochinke, Birgit (2004): Unterwegs und doch daheim. Frankfurt/Main: Verlag Mabuse.
Erfahrungen deutscher Krankenschwestern im Krieg und ihre Überlebensstrategien.

Steppe, Hilde (Hg.) (^{8}2001): Krankenpflege im Nationalsozialismus. Frankfurt/Main: Verlag Mabuse.
Eines der ersten Bücher, die zu diesem Thema erschienen sind; es gilt als Standardwerk.

Steppe, Hilde/Ulmer, Eva-Maria (10. Auflage 2013): „Ich war von jeher mit Leib und Seele gerne Pflegerin." Frankfurt/Main: Verlag Mabuse. *Biografien von Pflegerinnen, die an den „Euthanasie"-Aktionen unmittelbar beteiligt waren.*

6 Entwicklung der Krankenpflege in Österreich

Nach dem Studium dieses Kapitels sollten Sie ...
... die drei großen Unterschiede in der Entwicklung des Pflegeberufes zwischen Deutschland und Österreich kennen.
... die Arbeitsbedingungen und Aufgaben der Wärterinnen kennen.
... die Bedeutung der „Verordnung des Ministers des Inneren vom 25. Juni 1914, betreffend die berufsmäßige Krankenpflege" erklären können.

Lernziel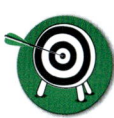

Gemeint ist das Gebiet des heutigen Österreich.

Die österreichische Pflegegeschichte ist ein Gebiet, auf dem es noch viel zu entdecken gibt, viele Jahre gab es kaum Literatur dazu, und auch heute gibt es noch viele offene Fragen. Wir wissen, dass der Beginn der beruflichen Krankenpflege erst gegen Ende des 19. Jahrhunderts zu finden ist und durch politische Ereignisse gebremst wurde. Erst in den letzten Jahrzehnten gibt es wieder vermehrt Bestrebungen und Initiativen, diesen Beruf weiterzuentwickeln und auf einen Stand zu bringen, der internationale Vergleiche nicht scheuen muss.

6.1 Die österreichischen Besonderheiten

Der **österreichische Weg** der Pflegegeschichte weist einige Besonderheiten auf. Ilsemarie Walter beschreibt vor allem drei Unterschiede, die sich im Vergleich zur deutschen Pflegegeschichte darstellen:
1. In Österreich gab es keine *Rotkreuzmutterhäuser*; so kam es auch, dass österreichische Frontsschwestern des Ersten Weltkrieges vorwiegend adelige Frauen waren, die sich freiwillig zum Dienst meldeten, aber keine Berufskrankenschwestern.
2. Die Krankenversorgung durch Diakonissen hatte aufgrund der kleinen Zahl von Angehörigen protestantischer Religionsgemeinschaften nur geringen Stellenwert.
3. Die Rekrutierung der bürgerlichen Frau für die Krankenpflege als typischer Frauenberuf war nicht von so großer Bedeutung.

Mutterhaussystem
Die einzige Krankenpflegeschule mit Mutterhaussystem war die Schule am Rudolfinerhaus, gegründet 1882. Das 1904 von Viktor Mucha gegründete Pflegerinnen-Institut am Allgemeinen Krankenhaus in Wien orientierte sich lediglich daran. Für die Krankenanstalten war das Mutterhaussystem von Vorteil, da die Pflegerinnen jederzeit verfügbar waren (vgl. Dorffner 2000, S. 224).

In Österreich überwog schon im Jahr 1836 die Anzahl der weltlichen Pflegenden jene der geistlichen. Dieses Verhältnis war stark durch das Wiener Allgemeine Krankenhaus geprägt, in dem nur weltliches Personal beschäftigt war. Aber auch ohne Wien betrug das Verhältnis geistlich zu weltlich 1 zu 1,8. Die Annahme, dass die katholischen Ordensgemeinschaften eine tragende Rolle gespielt haben, ist also nicht nachweisbar (vgl. Walter 2004, S. 26). Dieser Umstand fiel auch Zeitgenossen auf:

„Es wunderte mich, dass in den Spitälern Österreichs, das doch zum größten Theile katholisch ist, so wenige barmherzige Schwestern mit der Krankenpflege beschäftigt sind, während zum Beispiel in dem fast ganz protestantischen Preußen dieser fromme und mildthätige Orden weit mehr verbreitet ist."
(1851, zitiert nach: Walter 2004, S. 34)

Hauptsächlich waren es zwei Ordensgemeinschaften, die in Österreich tätig waren: die Barmherzigen Brüder und die Elisabethinen. In den 20er-Jahren des 19. Jahrhunderts kamen die Barmherzigen Schwestern dazu, deren Zahl rasch wuchs.

Gegen Ende des Jahrhunderts hatten die Pflegeorden das Wartpersonal zahlenmäßig überholt und waren zur ernsthaften Konkurrenz geworden. Die im Vergleich sehr angesehenen Ordensschwestern erhielten weniger Lohn und gaben sich mit den vorhandenen Arbeitsbedingungen zufrieden. Die traditionell christliche Sicht der Pflege als Akt der Nächstenliebe war sicher mit ein Grund dafür, dass man es nicht als notwendig erachtete, Geld in die Ausbildung zu investieren. Im selben Zeitraum kam es immer mehr zu einer Verweiblichung des Berufes, der Anteil der Wärter sank im Zeitraum 1784 bis 1850 von der Hälfte auf rund ein Zehntel (vgl. ebd., S. 32). Die Gründe dafür lassen sich aus einer Anordnung der niederösterreichischen Landesregierung aus dem Jahr 1796 sehr gut erkennen:

„Man hat wahrgenommen, daß das weibliche Geschlecht, theils weil es mehr für die Reinlichkeit aufgelegt, und mehr nüchtern – theils auch des größeren Mitleides gegen die Kranken empfänglich ist, bey Bedienung der Kranken einen entschiedenen Vorzug verdiene, der noch dadurch begreiflicher wird, daß ein Weib mit der mäßigen Belohnung, welche von dem Spitale den Krankenwärtern abgereicht wird, weit leichter, als ein Mann auslangen und daher zufriedener leben, und stäts besseren Willen behalten könne. Daher wird der Spitals Verwaltung- und Kontrolirung hiemit aufgetragen von nun an darauf bedacht zu seyn: daß künftig selbst zur Bedienung kranker Männer auf den gemeinsamen Krankensälen, mehr Wärterinnen, als Wärter aufgenommen werden, wobey es sich von selbsten versteht, daß bei der diesfälligen Auswahl immer auf ein gesetztes Alter, gesunde Leibeskonstituzion, und tadellosen Lebenswandel zu sehen seyn wird." (Zitiert nach: ebd., S. 81)

Wärterinnen und Wärter wurden für den Wartdienst angelernt und galten allgemein als ungebildet und aus niedrigen sozialen Schichten kommend. Dies traf auf einen Großteil, jedoch nicht auf alle Wartpersonen zu. Die Krankenwartung zählte nicht zu den ehrbaren Berufen, obwohl die Arbeit sicherlich anstrengend und mühsam war. In der Krankenhaushierarchie waren die *Wärterinnen* den Ärzten und der Verwaltung unterstellt, die sogenannten Oberkrankenpfleger waren Verwaltungsbeamte und keineswegs in der Hierarchie aufgestiegene Wärter. Das bedeutete auch, dass die Wärterinnen keine standeseigene Vertretung in fachlicher und berufspolitischer Sicht hatten. Vergehen, wie unerlaubtes nächtliches Fernbleiben oder rohes Benehmen gegen die Kranken, durften mit Arrest oder zeitweiliger Entlassung bestraft werden. Vorgesehen war auch die körperliche Züchtigung, von welcher aber anscheinend kein Gebrauch gemacht wurde (vgl. Walter 2004, S. 147).

Wärter/Wärterinnen
Der Pflegedienst wurde als Wartdienst bezeichnet, und Wärterin/Wärter war die üblichen Berufsbezeichnung; erst als es die ersten ausgebildeten Pflegerinnen gab, entstand der negative Beigeschmack.

Arbeitszeiten von 24 Stunden und mehr waren an der Tagesordnung, ebenso die ständige Bereitschaft, die durch den Zwang, im Krankenhaus zu wohnen, gesichert wurde. Berühmt sind die Holzverschläge in den Krankensälen des Wiener Allgemeinen Krankenhauses, die als Schlafstätte für das Personal dienten. Trotzdem waren viele der Wärterinnen verheiratet und hatten Kinder.

Das Wartpersonal der Wiener k. k. Fondskrankenanstalten hatte allerdings ein Privileg, das kaum eine andere Berufsgruppe hatte, nämlich das Recht auf eine geringe Altersversorgung. Das Wärtertum war vor allem in Wien von großer Bedeutung, in den Bundesländern waren die katholischen Ordensgemeinschaften stärker vertreten.

Wie es damals um die Pflege in Österreich bestellt war, formulierten die amerikanischen Pflegehistorikerinnen Mary Adelaide Nutting und Lavinia Lloyd Dock in ihrem 1907 erschienenen Buch „A History of Nursing" recht drastisch: „*In no country is a more crushed and downtrodden nursing personnel to be found*" (Nutting/Dock 1907, S. 515).

6.2 Reform- und Emanzipationsbestrebungen

Die **Wiener Medizinische Schule** entwickelte sich seit dem 18. Jahrhundert und erlangte Weltruf. Durch die Weiterentwicklung in der Medizin sahen auch Ärzte Handlungsbedarf zur Verbesserung der Krankenpflege. Ein erster Versuch waren die „*außerordentlichen Vorlesungen über den Krankenwärterdienst*", initiiert vom Mediziner Maximilian Schmidt im Jahr 1812. Die Vorlesungen, die sonntags stattfanden, wurden entgegen seinen Erwartungen vom Wartpersonal nicht angenommen, was aber nicht weiter verwundert, wenn man die Arbeitsbedingungen genauer betrachtet.

Theodor Helm
Direktor des Wiener AKH, stellte in seinen Forderungen die weibliche Pflege in den Vordergrund und hatte außerdem die Idee, die Kinder der Findelhäuser für die Pflege auszubilden, was aber niemals umgesetzt wurde.

Arbeitsbedingungen
Die Schlafkojen in den Krankenzimmern wurden durch eigene Schlafsäle ersetzt, und der „Radldienst" wurde eingeführt, der regelmäßig freie Nachmittage erlaubte.

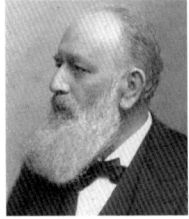

Theodor Billroth
(1829–1894)
geboren und aufgewachsen in Deutschland, Studium in Greifswald, Göttingen und Berlin, arbeitete als Chirurg und Lehrer in Deutschland und Zürich, übernahm 1867 die Lehrkanzel für Chirurgie an der Wiener Universität. Er gilt als Pionier moderner Operationstechniken und gründete das Rudolfinerhaus in Wien.

Vorbildung
Die Absolventen der ersten Jahre waren durchwegs Frauen aus dem gehobenen Bürgertum und dem Adel.

Was blieb, war die Einsicht, dass Veränderungen dringend nötig waren. 1823 entstanden die „*Verhaltungs-Vorschriften für die Wärtersleute im Allgemeinen Krankenhause, in der Irrenanstalt und im Gebärhause zu Wien*" (Dorffner 2000, S. 42). Ein Provisionssystem wurde eingeführt, um die Verweildauer in der Krankenpflege, die häufig nur als vorübergehende Existenzsicherung betrachtet wurde, zu erhöhen.

In der zweiten Hälfte des 19. Jahrhunderts griff **Theodor Helm**, ab 1856 Direktor des Wiener Allgemeinen Krankenhauses, erneut die Problematik auf. Sein vorrangiges Ziel, das „*Niveau der Pflege zu heben, um sie den medizinischen Ansprüchen anzupassen*" (ebd., S. 48), versuchte er auf verschiedenste Weise zu erreichen. Seine bedeutendste Reform war es, die Arbeit des Wartpersonals zu erleichtern, indem er Tagelöhnerinnen anstellte, die für grobe Arbeiten zuständig waren.

Den „*Verhaltungs-Vorschriften*" folgte 1870 als weiterer Versuch einer Verbesserung die „*Dienstanweisung für das Wartpersonale des k. k. Allgemeinen Krankenhauses*": Die Aufgaben der Wärterinnen wurden darin genauer beschrieben, die Anforderungen an Anwärterinnen auf eine Stelle erhöht und die *Arbeitsbedingungen* gelockert. Nach wie vor fehlte jedoch eine fundierte Ausbildung.

Den Wärterinnen wurde vielfach nachgesagt, dass sie die Patienten nur unzureichend versorgten bzw. die Versorgung von Trinkgeldern abhängig machten. Es gab unter ihnen aber auch engagierte Frauen, die für ihre Rechte kämpften. Sie traten der Gewerkschaft bei, gründeten den „Verein der Krankenpfleger und Pflegerinnen", ihre Anliegen wurden in der „Arbeiterinnen-Zeitung" veröffentlicht. Der Erfolg blieb aus, unter anderem machte die angespannte finanzielle Situation des Krankenanstaltenfonds alle Bemühungen zunichte.

Theodor Billroth war bemüht, der aufstrebenden Medizin die gut ausgebildete, weltliche Krankenpflegerin als „*Helferin des Kranken und des Arztes*" (Theodor Billroth, Die weibliche Krankenpflege im Jahre 1870, S. 3, zitiert nach: Dorffner 2000, S. 65) zur Seite zu stellen. Er gründete 1882 in Zusammenarbeit mit dem „*Rudolphiner Verein zur Erbauung und Erhaltung eines Pavillon-Krankenhauses behufs Heranbildung von Pflegerinnen für Kranke und Verwundete in Wien*" die **erste Krankenpflegeschule** im heutigen Österreich.

Bewusst setzte er diesen ersten Schritt nicht im Allgemeinen Krankenhaus, in dem er auch tätig war, da er der Meinung war, Reformideen ließen sich eher in einer kleinen Institution verwirklichen. Er behielt Recht, es gelang ihm, unverheiratete *Frauen mit guter Vorbildung* dafür zu interessieren. Die Ausbildung dauerte drei Jahre, der Unterricht umfasste Theorie und Praxis. Nach bestandener Prüfung am Ende des ersten Jahres erhielten die Schwestern ihre Pflegerinnenbrosche, nach dem zweiten Jahr ihr Pflegerinnendiplom und nach dem dritten das „Rudolphiner-Diplom". Konnte man eine fünfjährige Dienstzeit nachweisen, wurde man in den Kreis der **Rudolfinerinnen** aufgenommen und bekam eine Anstellung auf Lebenszeit zugesichert. Bei Invalidität und im Alter gab es eine Versorgung, im Falle einer Heirat musste man die Gemeinschaft der Rudolfinerinnen verlassen.

Die Rudolfinerinnen galten als äußerst qualifiziert, und ihr guter Ruf setzte neue Maßstäbe für die Pflege. Die Reform der Krankenpflege war ins Rollen gekommen, aber zu diesem Zeitpunkt gab es für die Ausbildung keine gesetzlichen Grundlagen.

1904 kam es nach einigen anderen Versuchen zur Gründung des **Pflegerinnen-Institutes am Wiener Allgemeinen Krankenhaus**. Der Initiator war Viktor Mucha, das Institut sollte einerseits der Ausbildung dienen, aber auch Einfluss nehmen auf die „sittliche Lebensführung" der Schwestern. Trotz massiver Schwierigkeiten und nur mithilfe privater Sponsoren öffnete das Institut in der Spitalgasse 23 seine Pforten für den ersten Kurs. Das Kriegsministerium dürfte dabei eine entscheidende Rolle gespielt haben, galt es doch, Pflegepersonen für den Kriegsfall auszubilden.

Anatomie und Administration wurde von Ärzten unterrichtet und Krankenpflegetechnik von Oberin Marie Auer. Bald waren die *„blauen Schwestern"* bekannt, ihr Ansehen stieg, als sie sich in der Praxis bewährten. Vielfach hatten sie aber auch zu kämpfen; die Ordensschwestern fürchteten um ihr Ansehen. Das Wärtertum hatte das Bild der Pflege nachhaltig geprägt, und auch viele Ärzte fürchteten, dass die Schwestern womöglich zu selbstständig sein könnten. Die Etablierung des Pflegerinnen-Institutes schritt nur zögerlich voran und gelang nie endgültig; 1919 wurde es aufgelöst.

Wenige Tage vor dem Attentat in Sarajewo erschien die „**Verordnung des Ministers des Inneren vom 25. Juni 1914, betreffend die berufsmäßige Krankenpflege**" und damit gelang ein entscheidender Schritt für die Pflege: Sie erhielt eine gesetzliche Grundlage und war zum Beruf mit geregelter Ausbildung geworden.

In dieser Verordnung wurde festgelegt, dass die Schulen an Krankenanstalten angeschlossen sein mussten, der Unterricht hatte in Theorie und Praxis zu erfolgen. Der Vorstand der Schule war der leitende Arzt der Anstalt, die Schuloberin stand dem Internat vor. Ihr oblag die Beaufsichtigung und Anleitung der Schülerinnen; das Verhalten der Schülerinnen durfte sie beurteilen, nicht jedoch deren theoretisches Wissen – das überließ man den Ärzten.

§4 der Verordnung regelt die Aufnahmebedingungen für Schülerinnen: österreichische Staatsbürgerschaft, die Vollendung des 18. Lebensjahres, Unbescholtenheit, körperliche und geistige Eignung, erfolgreiche Absolvierung der Bürgerschule (dreijährige Schule, gilt als Vorläufer der Hauptschule) oder eine andere entsprechende Ausbildung. Weiters wurde verlangt, dass die Bewerberinnen keine unmündigen Kinder oder einen eigenen Haushalt zu versorgen haben §4/Abs. 6)

blaue Schwestern
Die Tracht der blauen Schwestern bestand aus einem blauen Kleid, weißer Schürze und weißer Haube.

Durch dieses "Berufszölibat" wurden die Krankenpflegerinnen an den Beruf gebunden und ihre Arbeitskraft stand nur dem Krankenhaus zur Verfügung. 1938 wurde der § 6/Abs. 4 gestrichen.

§ 16 regelt die Aufnahme von *„Personen männlichen Geschlechts"* in die Ausbildung. Im Gegensatz zum Medizinstudium war es üblich, die Eignung der Bewerberinnen für diesen Beruf zu überprüfen. Im Vordergrund standen dabei Charaktereigenschaften (Fleiß, Geduld, Aufopferungsbereitschaft,...) und moralische Aspekte, Intelligenz schien keine so große Rolle zu spielen. *„Intelligenz ist notwendig, soll aber in der Krankenpflege nie höher als die Eigenschaft des Herzens gewertet werden"*, (Schwarzenberg 1935, zitiert nach Wachter, S. 24).

Die Dauer der Ausbildung war mit zwei Jahren festgelegt. Das erste Jahr wurde als „Lehrjahr" bezeichnet, die Schülerinnen waren „Pflegeschülerinnen" und kamen nach Ablauf dieses Jahres in das „Probejahr" und wurden zu „Probepflegerinnen". In der Theorie standen Fächer wie die „Lehre vom Baue und von der Tätigkeit des menschlichen Körpers", Grundzüge der Krankheitslehre, Hygiene und allgemeine Krankenpflegetechnik am Stundenplan. Die praktische Ausbildung fand unter anderem an Abteilungen für innere Erkrankungen, Chirurgie, auf Kinderabteilungen, im Küchenbetrieb, in administrativen Bereichen und dem öffentlichen Gesundheitsdienst statt. In § 6 wird ausdrücklich darauf hingewiesen, dass bei der Ausbildung auf *„die Stellung der Krankenpflegepersonen als Hilfskräfte des Arztes und auf die dadurch bedingte Begrenzung des Lehrstoffes Rücksicht zu nehmen"* ist. Nach zwei Jahren wurde eine theoretische und eine praktische Diplomprüfung abgelegt und die nunmehr diplomierten Krankenpflegerinnen erhielten eine „Ehrendekoration". Das Diplom war somit die *Berechtigung* für die Ausübung der Krankenpflege.

Berechtigung
Für das Wartpersonal gab es Übergangsbestimmungen und Ergänzungskurse, sie konnten auf diesem Weg das Diplom erwerben.

Der Ausbruch des Ersten Weltkrieges verzögerte die weitere Entwicklung. Nun rächte sich die Tatsache, dass die gesetzlich geregelte Ausbildung so lange auf sich hatte warten lassen. Es gab viel zu wenig geschultes Personal für die Kriegskrankenpflege; man zog daher Schwestern aus der Schweiz und Deutschland dazu heran, deren Gehaltsforderungen aber deutlich über dem österreichischen Niveau lagen. Man musste das Lohnniveau anpassen – etwas, das zuvor lang gefordert, aber nie umgesetzt worden war.

Während des Ersten Weltkrieges gab es nur behelfsmäßige Schulungen. Der erste Kurs für Kriegskrankenpflegerinnen wurde am Wilhelminenspital in Wien abgehalten. Erst nach 1918 kam es zur Gründung neuer Krankenpflegeschulen in Wien, Innsbruck und Graz. Die Zeit von 1919 bis 1934 kann als eine Periode des Aufschwungs gesehen werden, Berufsverbände entstanden innerhalb der sozialdemokratischen und christlichen Gewerkschaften. 1933 wurde der **„Verband der diplomierten Pflegerinnen Österreichs"** gegründet, der in den ICN aufgenommen wurde. In Zeitschriften wurde über die Entwicklung der Pflege berichtet. Weltwirtschaftskrise und die politischen Repressionen, die der Ständestaat mit sich brachte, beendeten diese Periode (vgl. Walter 2003, S. 27). 1932 umfasste die theoretische Ausbildung insgesamt 472 Stunden, davon waren 315 Stunden medizinische Fächer, 112 allgemeine Fächer und 45 Pflegefächer (vgl. Walter 2003, S. 35). Die Eigenschaften einer „guten Schwester" blieben dieselben. Schwester Hanna Katz, Lehrerin an der staatlichen Krankenpflegeschule des Wilhelminenspitals in Wien, schreibt in ihrem 1926 erschienenen Buch „Einführung in die Krankenpflege":

„Es gibt keinen zweiten Beruf, der ein solches Maß von Pflichtbewußtsein, ein solches Hintansetzen der eigenen Person verlangt, wie die Krankenpflege" (ebd. S. 10).

„Der theoretische Unterricht (...) hat keinen anderen Zweck, als sie für ihre Tätigkeit im Krankensaal vorzubereiten (...) keinesfalls, aber, ihr Bruchstücke medizinischen Wissens beizubringen, um sie zum Kurpfuschertum heranzubilden" (ebd. S. 13).

„Dem vorgesetzen Arzte gegenüber sei die Schwester stets zuvorkommend, höflich und bescheiden; jede Vertraulichkeit hat sie strengstens zu meiden" (ebd. S. 14).

„In den Pflegerinnenschulen erfolgt die Ausbildung zur Krankenpflege in einem Internate, in der richtigen Erkenntnis, daß die Unterweisung der Pflegeschülerin nicht nur in der praktischen und theoretischen Schulung bestehen könne, daß sie vielmehr zu diesem Beruf erzogen werden müsse, weil eben dieser Beruf an seine Vertreter besondere Anforderungen stellt" (ebd. S. 16).

Nach Seymer (1936, S. 173) gibt es im Jahr 1936 acht Krankenpflegeschulen, fünf davon in Wien.

Mit dem **„Anschluss"** Österreichs an Deutschland im **März 1938** erfolgte auch die Anpassung an das deutsche System, das in Kapitel 5.2 behandelt wurde. Wichtig ist es, nochmals ausdrücklich darauf hinzuweisen, dass auch in Österreich Euthanasie stattgefunden hat und österreichisches Pflegepersonal unmittelbar daran beteiligt war.

Der Aufschwung der Pflege, der vor dem Krieg zu verzeichnen war und sich im Bemühen um Pflegebildung und in Ansätzen zur beruflichen Organisation zeigte, wurde durch den Zweiten Weltkrieg unterbrochen.
1949 wird im Bundesgesetz Nr. 93/1949 betreffend die Regelung des Krankenpflegewesens die Dauer der Ausbildung für die Krankenpflege mit drei Jahren festgesetzt. Das Mindestalter für den Eintritt in die Ausbildung wird mit 18 Jahren festgesetzt. Im Berufsbild des Gesetzes heißt es: *„Die Krankenpflege umfaßt die Pflege bei Krankheiten aller Art einschließlich der Wochenpflege, der Pflege geistiger und seelischer Krankheiten sowie der Hilfeleistung bei ärztlichen Anordnungen bei der Heilbehandlung"* (§ 2, Abs. 1). *„Die im § 1 genannten Personen haben in Ausübung ihres Berufes die Anordnungen des verantwortlichen Arztes genau einzuhalten. Jede eigenmächtige Heilbehandlung, insbesondere die Vornahme von Eingriffen aller Art ist ihnen verboten."* (§12)

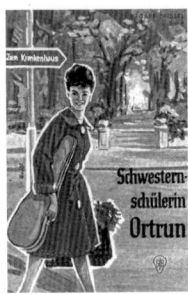

In Mädchenbüchern der 1960er-Jahre wie „Schwesternschülerin Ortrun" von H. Diessel spiegelt sich dieses Bild ebenso.

1989 führt eine Mordserie im Wiener Krankenhaus Lainz zu einer breiten Diskussion über die Krankenpflegeausbildung in Österreich.

1948 kam es zur Gründung der **„Vereinigung der diplomierten Krankenschwestern und Krankenpfleger Österreichs"** und ein Jahr später zur Gründung der Fachgruppenvereinigung. Die folgenden Jahre waren von wenig Eigenständigkeit der Berufsgruppe geprägt. Während in den englischsprachigen Ländern die Entwicklung der Pflegetheorien voranschreitet (Dorothea Orem veröffentlichte ihre Theorie Ende der 1950er-Jahre), war die Pflege in Österreich mehr ein ärztlicher Hilfsdienst und noch weit von Professionalisierungsbestrebungen entfernt. Ab der zweiten Hälfte der 1950er-Jahre war der „Schwesternmangel" Thema; ein Grund lag in der sinkenden Anzahl der geistlichen Schwestern, und zudem gab es vermehrt attraktive Berufsangebote für Frauen, obwohl der Schwesternberuf als idealer Beruf für die Frau gesehen wurde. In der Zeitschrift „Freundin", Ausgabe 10/1963, wurden aufbauend auf die Frauenfachschule neben hauswirtschaftlichen Berufen die Arbeitsfelder „Kinderpflegerin", „Säuglingsschwester" und „Krankenschwester" als besonders geeignet für junge Frauen genannt. Männliche Pflegepersonen waren in der Minderheit und eher in der psychiatrischen Versorgung anzutreffen.

1961 wurde das Eintrittsalter für die Ausbildung auf 17 Jahre festgelegt, man hoffte auf mehr Bewerber. Die Anzahl der Theoriestunden erhöhte sich auf 630 Stunden, 100 davon entfielen auf Pflegefächer. 1969 wurde die Anzahl der Unterrichtsstunden erneut auf 790 Stunden erhöht, 180 davon waren für die Pflegefächer vorgesehen. Es gab aber noch Inhalte mit hauswirtschaftlichem Hintergrund, wie Haushalts- und Küchenbetrieb inklusive Zubereitung von Kranken-, Diät- und Säuglingskost. Auch in der Praxis wurden den Pflegenden viele hauswirtschaftliche Tätigkeiten abverlangt. Es war für Pflegekräfte durchaus üblich, die Böden mit Karbol aufzuwischen. **1973** wurden mit der **Ersten Krankenpflegeverordnung** diese Inhalte als nicht mehr berufsrelevant betrachtet und verschwanden aus der Ausbildungsverordnung. In der Praxis dauerte es unterschiedliche lange, bis diese Tätigkeiten nicht mehr als Teil der Pflegearbeit gesehen wurden. In manchen Krankenhäusern Österreichs gab es erst seit den 1990er-Jahren auch am Wochenende Reinigungspersonal; davor waren viele Reinigungsarbeiten von den Pflegenden übernommen worden.

Von 1973 bis 1997 waren im Rahmen der theoretischen Ausbildung insgesamt 1850 Stunden zu absolvieren: 490 Stunden Pflegefächer, 700 Stunden medizinische Fächer, 500 Stunden allgemeine Fächer wie z. B. Englisch und Leibesübungen sowie 160 Stunden sozialwissenschaftliche Fächer. Bereits 15-Jährige konnten in die Krankenpflegeausbildung einsteigen und das sogenannte „erste Ausbildungsjahr" absolvieren. Es war ein allgemeinbildendes Jahr mit Fächern, die schon auf die eigentliche Berufsausbildung vorbereiten sollten. Die berufliche Bildung war dem zweiten bis vierten Schuljahr zugeordnet. Mit zehn positiv absolvierten Schuljahren und mit mindestens 16 Lebensjahren konnte man direkt in die Berufsausbildung einsteigen.

Der Schwesternmangel hatte trotzdem Bestand; man versuchte, über die Einstellung von Pflegepersonal aus fernöstlichen Ländern mehr Personal zu rekrutieren. Stationsgehilfen sollten das Pflegepersonal bei ihrer Arbeit unterstützen. Stationsgehilfen waren Personen ohne Ausbildung, die bis Ende der 1980er-Jahre am Krankenbett tätig waren.

Parallell dazu entstanden die ersten Initiativen, die Berufsgruppe der Pflege an den tertiären Bildungsbereich anzubinden; dies war meist auf einzelne Aktivitäten beschränkt. Die ersten Ausbildungen für lehrendes und leitendes Personal wurden 1981 als Universitätslehrgänge geführt (vgl. Rappold, in: Mayer 2009, S. 10 f.). Mit dem **Gesundheits- und Krankenpflegegesetz von 1997** wurden die Tätigkeitsbereiche der Pflege definiert und auch die Ausbildung erneut verändert. Das Ausmaß der Theoriestunden wurde auf 2000 angehoben, und gänzlich neue Inhalte wie z. B. Gesundheitserziehung und Gesundheitsförderung einschließlich Arbeitsmedizin wurden ab sofort unterrichtet. Während in fast allen Ländern Europas und weltweit die Berufsausübung längst an ein Studium gekoppelt war, wurde in Österreich 1997 zwar das Fach „Pflegewissenschaft- und forschung" Inhalt der Grundausbildung, die Ausbildung an sich blieb aber im sekundären Bildungsbereich. Mittlerweile gibt es jedoch einige Fachhochschullehrgänge für die Pflege, die mit Baccalaureat abschließen, zum Teil in Kooperation mit privaten Universitäten. An der Wiener Universität wurde es im Studienjahr 1999/2000 möglich, für das IDS (Individuelles Diplomstudium Pflegewissenschaften) zu inskribieren. Entgegen den Erwartungen interessierten sich auch viele Personen ohne pflegerische Vorkenntnisse für dieses Studium, der Lehrplan musste adaptiert werden. Der Abschluss des Studiums führt aber nicht zur Berufsberechtigung, das IDS lief deshalb mit 2012 aus. 2004 war das Gründungsjahr des ersten **Lehrstuhls für Pflegewissenschaft an der Universität Wien** (ebd., S. 12). Im Vergleich dazu: Der erste Lehrstuhl für Pflegewissenschaften in den USA ist auf das Jahr 1907 datiert.

Seymer (1936, S. 188): *„Es hat ganz allgemein den Anschein, daß solche Verbindungen zwischen Krankenpflegeschulen und Universitäten immer zahlreicher und immer wichtiger werden: ein Zusammenarbeiten beider Schulsysteme wird für die Ausbildung in der Krankenpflege zweifellos wachsenden Wert gewinnen"*. Dies wurde 1936 bereits gefordert und ist in den letzten Jahren in Österreich immer öfter zu sehen. Öffentliche und private Universitäten im gesamten Bundesgebiet kooperieren mit Gesundheits- und Krankenpflegeschulen, es gibt vermehrt Möglichkeiten den Pflegeberuf auf tertiärem Bildungsniveau zu erlernen, der weitere Fortschritt bleibt abzuwarten. Miriam Hirschfeld beschreibt in ihrer Definition der Pflege für die WHO unter anderem, dass Pflegende den Auftrag haben, sich um gesellschaftliche Anliegen zu bemühen und politisch aktiv zu sein. Es ist daher auch die Aufgabe der Berufsgruppe, sich mit der weiteren Entwicklung des Berufes zu beschäftigen und diese aktiv mitzugestalten.

> Eine gute Möglichkeit, um sich die Veränderungen der letzten Jahrzehnte zu veranschaulichen, ist es, Lehrbücher, Zeitschriften, Praxisbeurteilungen und Lehrpläne aus der Zeit vor 1997 mit den aktuellen zu vergleichen.

> In der Gesundheit Österreich GmbH wurden 2009 die Krankenpflegeausbildungen im Auftrag des Gesundheitsressorts evaluiert.
>
> Gesundheit Österreich GmbH

Vertiefung des Lernstoffes

*Zusammen-
fassung*

- Wiener Allgemeines Krankenhaus
- Barmherzige Brüder
- Elisabethinen
- Barmherzige Schwestern
- Wiener Medizinische Schule
- Theodor Helm
- Theodor Billroth
- Pflegerinnen-Institut am Wiener Allgemeinen Krankenhaus
- Krankenpflegeschule Rudolfinerhaus
- „Verordnung des Ministers des Inneren vom 25. Juni 1914, betreffend die berufsmäßige Krankenpflege"
- „Verband der diplomierten Pflegerinnen Österreichs"
- Diplomstudium Pflegewissenschaft
- Gesundheits- und Krankenpflegegesetz (GuKG) 1997

Zum Üben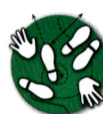

1. Welche Unterschiede gibt es in der Entwicklung des Pflegeberufes zwischen Österreich und Deutschland?
2. Welche Gründe für die „Verweiblichung" der Pflege findet man in Österreich?
3. Wie waren die Arbeitsbedingungen der Wärterinnen im 19. Jahrhundert?
4. Welche Reformbestrebungen zur Verbesserung der Arbeitsbedingungen und zum Ausbildungsstand der Wärterinnen gab es?
5. Wo entstand die erste Krankenpflegeschule Österreichs und wer hat sie gegründet?
6. Was wurde mit der „Verordnung des Ministers des Inneren vom 25. Juni 1914, betreffend die berufsmäßige Krankenpflege" festgelegt und welche Auswirkungen hatte sie?
7. Wie verlief die Entwicklung bis zum Ersten Weltkrieg?
8. Welche Meilensteine gab es seit Ende des Zweiten Weltkrieges?
9. Was hat sich durch die Gesetzesänderung 1997 in Österreich verändert?

Zum Nachlesen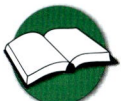

Ascher, Lisbeth (2001): Pflege als Begegnung. Eine Krankenschwester erzählt aus ihrem Leben. Wien: Facultas.
Aus dem Leben einer Krankenschwester während der Kriegs- und Nachkriegsjahre.

Dorffner, Gabriele (2000): „… ein edler und hoher Beruf". Zur Professionalisierung der österreichischen Krankenpflege. Freistadt: Vier-Viertel-Verlag.
Ein Beitrag zur österreichischen Pflegegeschichte; spannt den Bogen von der Gründung des Allgemeinen Krankenhauses in Wien bis zur Zwischenkriegszeit.

Sailer, Margit (2003): Zukunft braucht Vergangenheit. Die berufspolitische Entwicklung der österreichischen Krankenpflege von 1918–1938. Strasshof, Wien: Vier-Viertel-Verlag.
Aufgezeigt wird der Werdegang des Pflegeberufes in Österreich zwischen den Weltkriegen vor dem Hintergrund politischer und gesellschaftlicher Ereignisse.

Verordnung des Ministers des Inneren vom 25. Juni 1914: http://alex.onb.ac.at/cgicontent/alex?aid=rgb&datum=1914&page=802&size=45

Walter, Ilsemarie (2004): Pflege als Beruf oder aus Nächstenliebe. Die Wärterinnen und Wärter in Österreichs Krankenhäusern im „langen 19. Jahrhundert". Frankfurt/Main: Verlag Mabuse.
Einblick in den Berufsalltag, zum Status der Wärterinnen und ein Vergleich mit der Ordenskrankenpflege.

Literaturverzeichnis

Appert, Benjamin N. M. (1851): Die Gefängnisse, Spitäler, Schulen, Civil- und Militäranstalten in Oesterreich, Baiern, Preußen, Sachsen, Belgien. In: Walter, Ilsemarie: Zur Entstehung der beruflichen Krankenpflege in Österreich. Historicum, Frühling 2003.

Beer, Maria (2001): Frauen im Mittelalter. Die Beginenbewegung. Ergebnisse der Arbeitsgruppe im Rahmen des Seniorenstudiums. Fachbereich Erziehungswissenschaften. Bergische Universität Gesamthochschule Wuppertal.

Bischoff, Claudia (^{2}1994): Frauen in der Krankenpflege. Zur Entwicklung von Frauenrolle und Frauenberufstätigkeit im 19. und 20. Jahrhundert. Frankfurt/Main: Verlag Campus.

Dennis, Connie (2001): Dorothea Orem. Selbstpflege- und Selbstpflegedefizit-Theorie. Bern u. a.: Verlag Hans Huber.

Diller, Hans (Hg.) (1994): Hippokrates. Ausgewählte Schriften. Stuttgart: Reclam.

Dinzelbacher, Peter/Bauer, Dieter (Hg.) (1988): Religiöse Frauenbewegung und mystische Frömmigkeit im Mittelalter. Dokumentation der wissenschaftlichen Studientagung vom 19.–22.3.1986 in Weingarten. Köln, Wien: Böhlau.

Dorffner Gabriele (2000): „... ein edler und hoher Beruf". Zur Professionalisierung der österreichischen Krankenpflege. Freistadt: Vier-Viertel-Verlag.

Dorschner, Stephan (1999): „Die Saat wird noch einmal aufgehen ...". Agnes Karll und die Krankenpflege in Deutschland. In: Unterricht Pflege. 4/1, März 1999, S. 14–18.

Eckart, Wolfgang U. (^{5}2004): Geschichte der Medizin. Berlin u. a.: Springer.

Fürstler, Gerhard/Malina, Peter (2004): „Ich tat nur meinen Dienst". Zur Geschichte der Krankenpflege in Österreich in der NS-Zeit. Wien: Facultas WUV.

Gabriel, Eberhard/Neugebauer, Wolfgang (Hg.) (2000): NS-Euthanasie in Wien. Wien: Böhlau.

Grün, Anselm (^{5}2002): Benedikt von Nursia. Freiburg: Herder.

Hell, Regina (2002): Der Säftebegriff in den Schriften Thomas Sydenhams. Dissertation Universität Tübingen.

Käppeli, Silvia (2004): Vom Glaubenswerk zur Pflegewissenschaft. Bern u. a.: Verlag Hans Huber.

Katz, Hanna (1926): Ein Leitfaden für den Unterricht an Krankenpflegeschulen. Wien: Verlag Hauptverband der öffentlichen Angestellten.

Klee, Ernst (Hg.)(^{5}2001): Dokumente zur Euthanasie. Frankfurt/Main: S. Fischer.

Mayer, Hanna (Hg.) (2009): Pflegewissenschaft von der Ausnahme zur Normalität. Wien: Facultas.

Mende, Susanne (2000): Die Wiener Heil- und Pflegeanstalt „Am Steinhof" im Nationalsozialismus. Frankfurt/Main: Verlag Peter Lang.

Michelet, Jules (2005): Die Hexe. Erfstadt: Verlag Area.

Möbius, Julius (2001): Vom physiologischen Schwachsinn der Frau. Sonderausgabe. Augsburg: Bechtermünz.

Möller, Ute/Hesselbarth, Ulrike (1994): Die geschichtliche Entwicklung der Krankenpflege. Hintergründe, Analysen, Perspektiven. Hagen: Verlag Brigitte Kunz.

Mühlum, Albert/Bartholomeyczik, Sabine/Göpel, Eberhard (1997): Sozialarbeitswissenschaft – Pflegewissenschaft – Gesundheitswissenschaft. Freiburg: Lambertus.

Nightingale, Florence (2005): Bemerkungen zur Krankenpflege. Die „Notes on Nursing" übersetzt und kommentiert von Christoph Schwenkhardt und Susanne Schulze-Jaschok. Frankfurt/Main: Verlag Mabuse.

Panke-Kochinke, Birgit (2001): Die Geschichte der Krankenpflege (1679–2000). Ein Quellenbuch. Frankfurt/Main: Verlag Mabuse.

Panke-Kochinke, Birgit/Schaidhammer-Placke, Monika (2002): Frontschwestern und Friedensengel. Krankenschwestern im Ersten und Zweiten Weltkrieg. Ein Quellen- und Fotoband. Frankfurt/Main: Verlag Mabuse.

Panke-Kochinke, Birgit/Schaidhammer-Placke, Monika (2004): Frontschwestern und Friedensengel. In: Walter, Ilsemarie/Seidl, Elisabeth/Kozon, Vlastimil (Hg.): Wider die Geschichtslosigkeit der Pflege. Wien: ÖGVP.

Regal, Wolfgang/Nanut, Michael (2005): Medizin im historischen Wien. Von Anatomen bis zu Zahnbrechern. Wien, New York: Springer.

Rübenstahl, Magdalena (1994): Krankenpflegereform um 1900. Frankfurt/Main: Verlag Mabuse.

Rüller, Horst (1999): Geschichte der Pflege. Grundlagen der Pflege für die Aus-, Fort- und Weiterbildung. Heft 5. Brake: Verlag Prodos.

Sailer, Margit (2003): Zukunft braucht Vergangenheit. Die berufspolitische Entwicklung der österreichischen Krankenpflege von 1918–1938. Strasshof, Wien: Vier-Viertel-Verlag.

Schmölzer, Hilde (1994): Beginen. In: Holl, Adolf (Hg.): Die Ketzer. Hamburg: Hoffmann & Campe.

Schipperges, Heinrich (1990): Der Garten der Gesundheit. Medizin im Mittelalter. München: dtv.

Schipperges, Heinrich (1993): Die Kranken im Mittelalter. München: C. H. Beck.

Schipperges, Heinrich (^{5}2001): Hildegard von Bingen. München: C. H. Beck.

Seidl, Elisabeth (1991): Pflege im Wandel. Wien: Verlag Wilhelm Maudrich.

Seidl, Elisabeth/Steppe, Hilde (Hg.) (1996): Zur Sozialgeschichte der Pflege in Österreich. Krankenschwestern erzählen über die Zeit von 1920 bis 1950. Wien: Verlag Wilhelm Maudrich.

Seidler, Eduard/Leven, Karl Heinz (^{7}2003): Geschichte der Medizin und Krankenpflege. Stuttgart: Kohlhammer.

Shahar, Shulamit (1984): Die Frau im Mittelalter. Bodenheim: Athenaeum.

Steppe, Hilde (Hg.) (^{7}1993): Krankenpflege im Nationalsozialismus. Frankfurt/Main: Verlag Mabuse.

Sticker, Anna (Hg.) (1960): Die Entstehung der neuzeitlichen Krankenpflege. Deutsche Quellenstücke aus der ersten Hälfte des 19. Jahrhunderts. Stuttgart: Kohlhammer.

Seymer, Lucy Ridgely (1936): Geschichte der Krankenpflege. Stuttgart: Verlag: Kohlhammer.

Vasold, Manfred (2003): Florence Nightingale. Eine Frau im Kampf für die Menschlichkeit. Regensburg: Verlag Friedrich Pustet.

Wachter, Elisabeth (2010): „Unde venis curatio?" Die Entwicklung der Krankenpflegeausbildung in Österreich im 20. Jahrhundert. Unveröffentlichte Masterarbeit: Medizinischen Universität, Institut für Pflegewissenschaft, Kobenz.

Walter, Ilsemarie (2004): Pflege als Beruf oder aus Nächstenliebe. Die Wärterinnen und Wärter in Österreichs Krankenhäusern im „langen 19. Jahrhundert". Frankfurt/Main: Verlag Mabuse.

Walter, Ilsemarie (2003): Zur Entstehung der beruflichen Krankenpflege in Österreich. In: Historicum, Frühling 2003, S. 22–29.

Walter, Ilsemarie (2004): Zur beruflichen Pflege in Österreich 1784 bis 1914. In: Walter, Ilsemarie/Seidl, Elisabeth/Kozon, Vlastimil (Hg.): Wider die Geschichtslosigkeit der Pflege. Wien: ÖGVP.

Weber-Reich, Traudl (2006): Das Verhalten von Diakonissen in der Zeit der NS-Diktatur und die Verarbeitung des Erlebten. Fallstudie. In: Pflege 2, S. 116–125.

Wolff, Horst-Peter (1997): Biographisches Lexikon zur Pflegegeschichte, Bd. 1 und 2. Berlin, Wiesbaden: Ullstein Mosby.

Internet

http://de.wikipedia.org/wiki/Berufung_%28Religion%29 (25.08.2006)

http://de.wikipedia.org/wiki/Fabiola_von_Rom (12.06.2006)

http://de.wikipedia.org/wiki/Hieronymus_%28Kirchenvater%29 (12.06.2006)

http://de.wikipedia.org/wiki/Ich_klage_an_(1941) (23.09.2006)

http://www.intratext.com/IXT/DEU0017/__P11.HTM (25.09.2006)

http://www.shoa.de/component/option,com_rd_glossary/tas (16.09.2006)

http://www.univie.ac.at/archiv/rg/15.htm (10.06.2006)

http://www.eforum-zeitgeschichte.at/ (16.09.2006)

HISTORISCHE FOTOS

Historische Fotos

Historische Fotos aus dem Bestand der Schule für Kinder- und Jugendlichenpflege des AKH Wien, vermutlich entstanden in den 20er-Jahren des letzten Jahrhunderts.

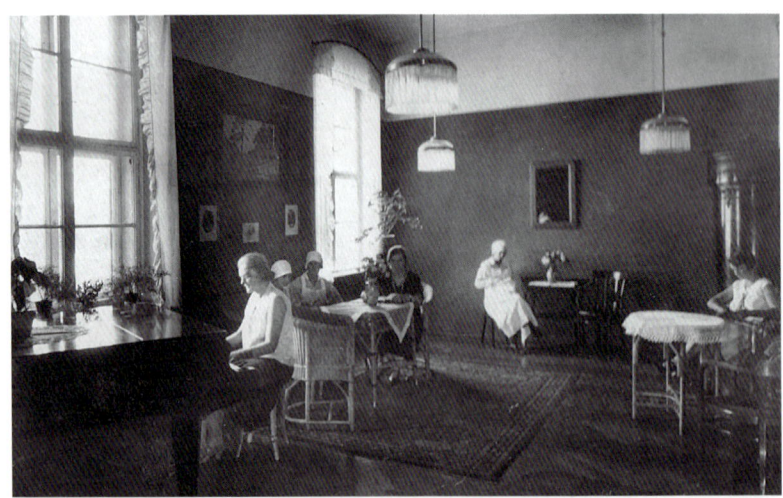

Gesellschaftszimmer der Krankenpflegeschule

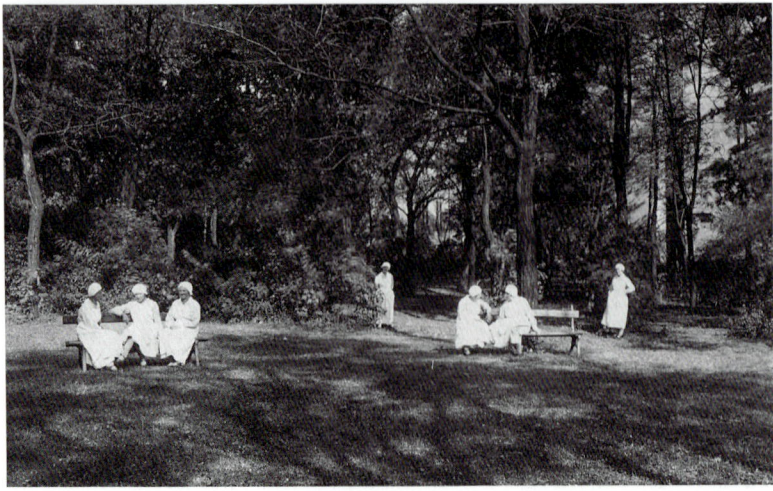

Schwesterngarten

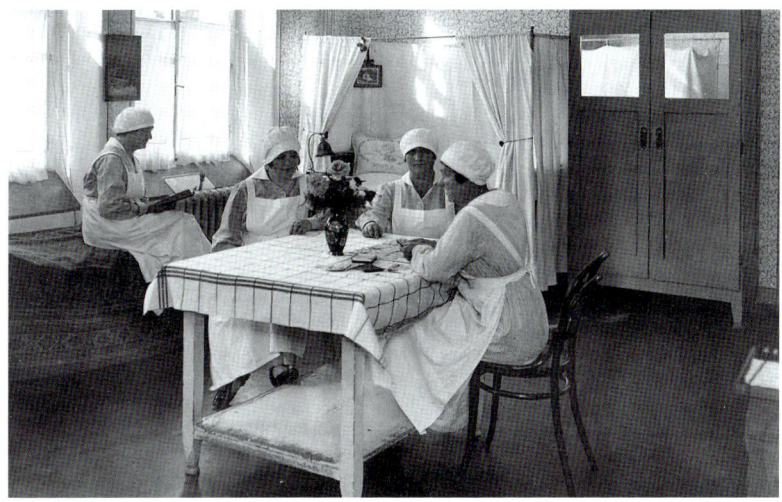

*Schwesternzimmer
I. Frauenklinik*

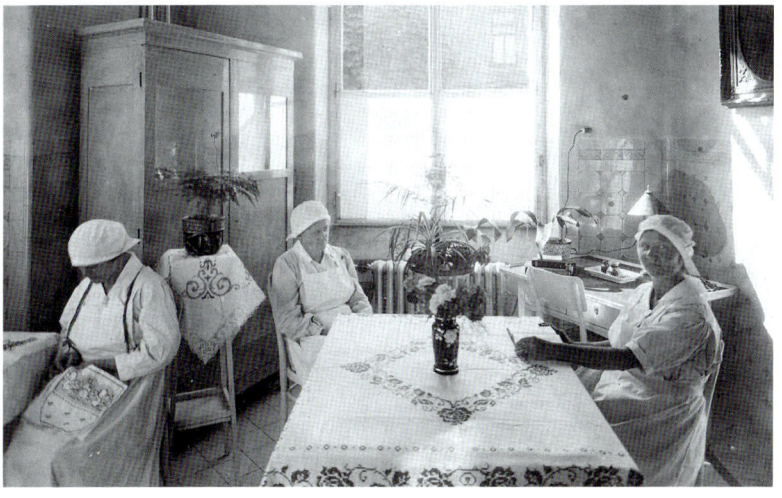

*Schwestern-
Gesellschaftszimmer
II. Frauenklinik*

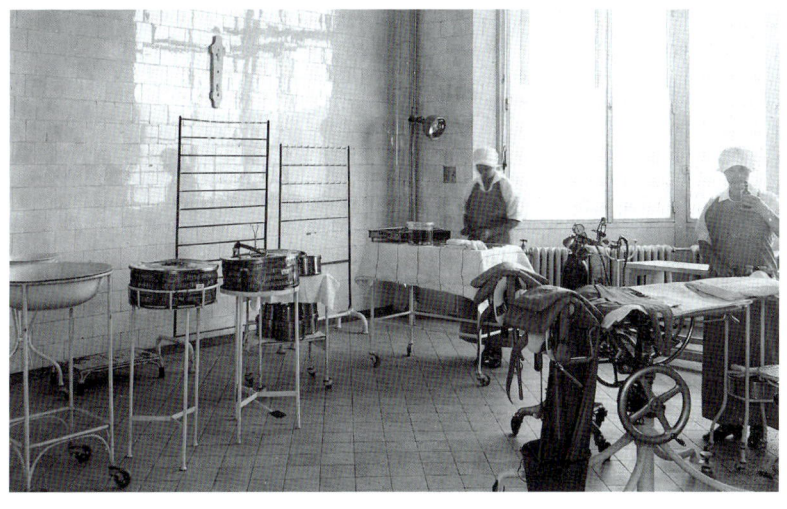

*Operationssaal
II. Frauenklinik*

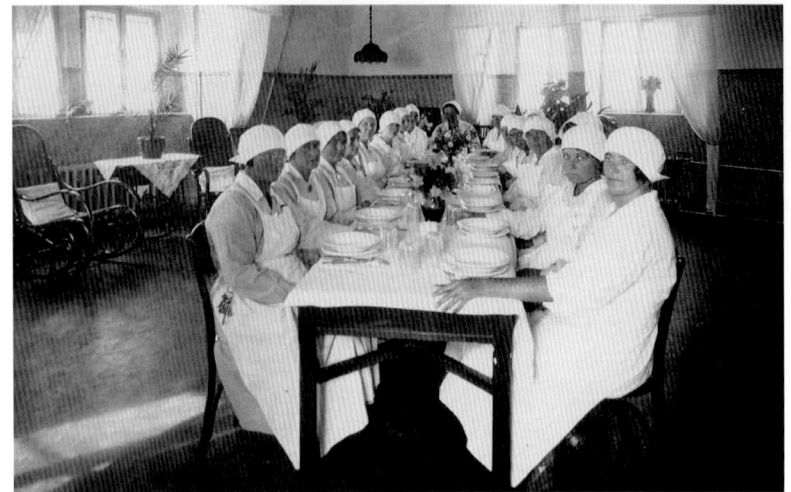

*Schwesternspeisesaal
Laryngologische Klinik*

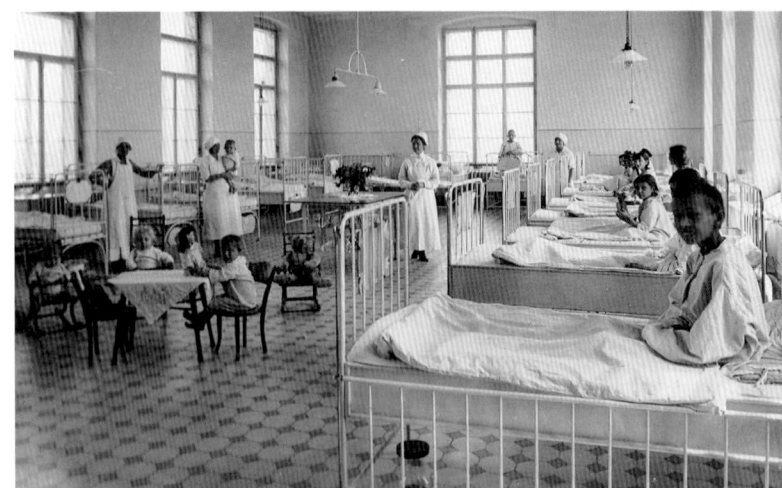

*Interne Station C1
Kinderklinik*

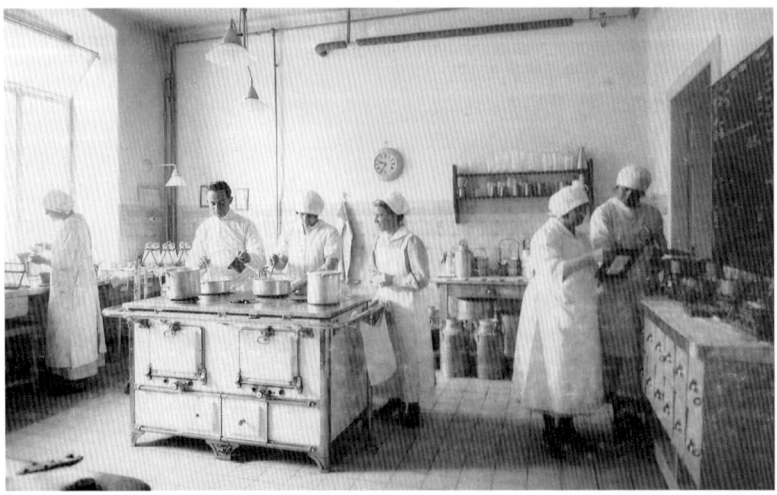

Milchküche Kinderklinik

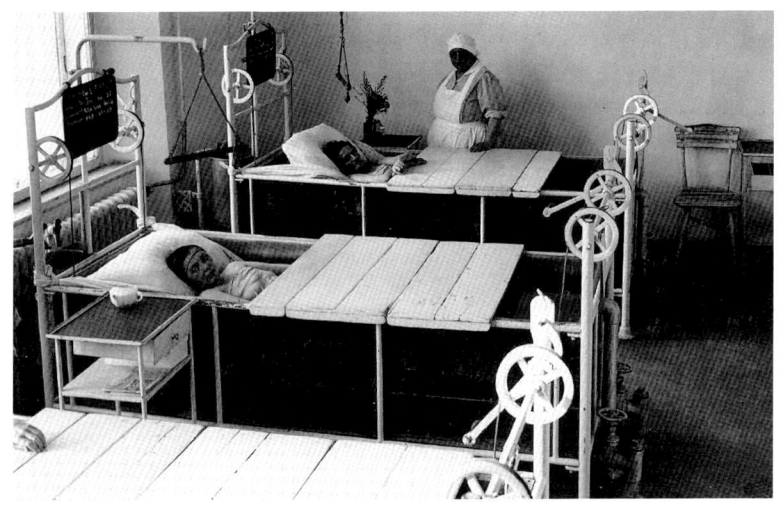

*Wasserbetten
Dermatologische Klinik*

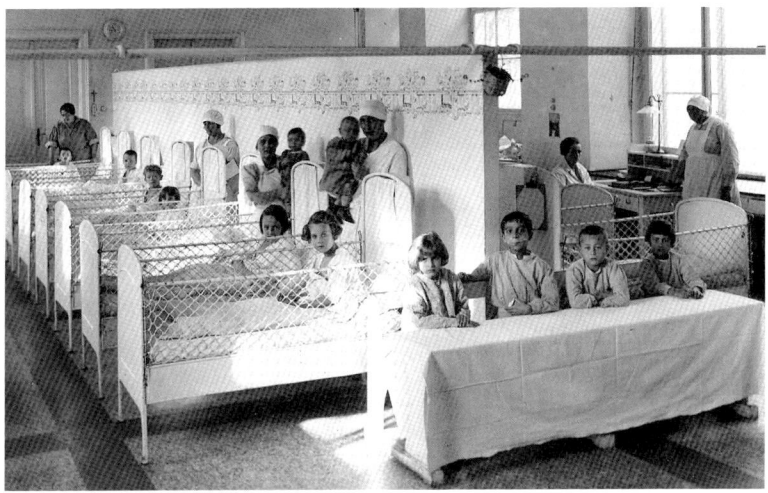

*Kinderzimmer
Dermatologische Klinik*

Teil III BERUFSKUNDE

von Michaela Dorfmeister

1 Berufliche Sozialisation

Nach dem Studium dieses Kapitels sollten Sie ...
- ... über die rechtlichen Grundlagen der Gesundheits- und Krankenpflege Bescheid wissen.
- ... das Berufsbild des gehobenen Dienstes der Gesundheits- und Krankenpflege formulieren und von anderern Berufen im Gesundheitswesen unterscheiden können.
- ... die nationalen und internationalen Interessenvertretungen kennen.
- ... die Aufgaben und Möglichkeiten der Fort- und Weiterbildung kennen.

Lernziel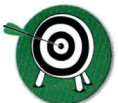

1.1 Berufspolitische Aspekte

Alle sprechen von Pflege, aber kaum jemand kann immer exakt sagen, was Pflege ist – selbst die Angehörigen der Berufsgruppe nicht. Pflege hat viele Gesichter und zeigt diese unterschiedlichen Seiten aus verschiedensten Perspektiven (Steudter, 2007). Die professionelle Gesundheits- und Krankenpflege kämpft seit Langem um ihre Identität in Gesellschaft und Politik, da vieles (zu vieles) unter Pflege subsumiert wird.

Pflege wirkt als ein integrierender Bestandteil des Gesundheitssystems im Rahmen der **Gesundheitsmaßnahmen** (Förderung der Gesundheit und Verhinderung von Krankheit), bei der **Pflege** körperlicher und mentaler Erkrankungen, bei der **Betreuung behinderter Personen** aller Altersstufen und bei der **Rehabilitation** mit. Menschen im gesamten Lebenskontinuum werden mit individuellen Ansprüchen gepflegt – auf wissenschaftlicher Basis.

Beruflich ausgeübte Pflege wendet pflegewissenschaftliche Kenntnisse auf den pflegebedürftigen Menschen mit seinen individuellen Bedürfnissen an und unterscheidet sich damit klar von der Laienpflege.

Die Kompetenzabgrenzung der verschiedenen Berufsgruppen (gehobener Dienst der Gesundheits- und Krankenpflege/Pflegehilfe, Sozialbetreuungsberufe/Personenbetreuung) stellt ebenso – wie die Forderung nach Akademisierung der Pflege – ein berufspolitisch brisantes Thema dar, das derzeit aktuell unter dem Titel „Skill&Grade-Mix" diskutiert wird (siehe auch Kapitel 6.4).

Das Sozialbetreuungsberufegesetz (SozBG, LGBl 26/2007) regelt folgende Berufe:
a) Diplom-Sozialbetreuer und Diplom-Sozialbetreuerinnen
  1. mit dem Schwerpunkt Altenarbeit
  2. mit dem Schwerpunkt Familienarbeit
  3. mit dem Schwerpunkt Behindertenarbeit

4. mit dem Schwerpunkt Behindertenbegleitung
  b) Fach-Sozialbetreuer und Fach-Sozialbetreuerinnen
   1. mit dem Schwerpunkt Altenarbeit
   2. mit dem Schwerpunkt Behindertenarbeit
   3. mit dem Schwerpunkt Behindertenbegleitung
  c) Heimhelfer und Heimhelferinnen

Kernaussage

> Die Pflege muss sich als eigenständiges Fachgebiet den anderen Berufsgruppen gegenüber und auch innerhalb der Gesellschaft erkennbar – sichtbar – geben.
> **Pflege** ist weit mehr als eine Aneinanderreihung von Abläufen, deren Steuerung und Sinngebung durch die Medizin, die Verwaltung und die Krankenhaustechnik bestimmt wird.
> Die Abgrenzung als eigene Wissenschaft zählt ebenfalls dazu. Dafür wird in Zukunft eine entsprechende Ausbildung mit der Voraussetzung Matura/Abitur unabdingbar sein.

Die Pflege ist in Österreich in einer „Bildungssackgasse" – Österreich bildet gemeinsam mit Deutschland in Europa das Schlusslicht, da als Zugangsvoraussetzung für die Ausbildung nicht das Abitur/die Matura vorgeschrieben ist. Man könnte – so wie Isfort es getan hat – fragen: „was macht die Krankenversorgung in Deutschland (Österreich) so einzigartig, dass ausgerechnet wir in Deutschland (Österreich) im Unterschied zum restlichen Europa keine akademischen Pflegekräfte benötigen?

Pflege muss zukünftig die Ansprüche der Patienten/Klienten und auch ihre eigenen durchsetzen können um ihre Handlungsfelder mitzugestalten. Dafür ist es unerlässlich, die Ausbildung und damit auch die Berufspraxis zu verändern.

Der International Council of Nurses (ICN) sieht ein klares Kompetenzmodell für Pflegeberufe vor. Die Gesundheit Österreich GmbH (GÖG) hat bereits österreichische Entsprechungen dafür zugeordnet (Rappold 2011).

Wie und wann dieser Vorschlag bundesweit zur Umsetzung gelangt, ist jedoch noch offen. Mit verschiedenen Berufsbildern (Pflegeassistenzberufen bis hin zu akademisch ausgebildeten Pflegepersonen) ist es leistbar, den Anforderungen einer bedarfs- und bedürfnisgerechten Versorgung der Menschen Rechnung zu tragen und gleichzeitig auch für BewerberInnen unterschiedlichster Zugangsvoraussetzungen attraktiv zu sein.

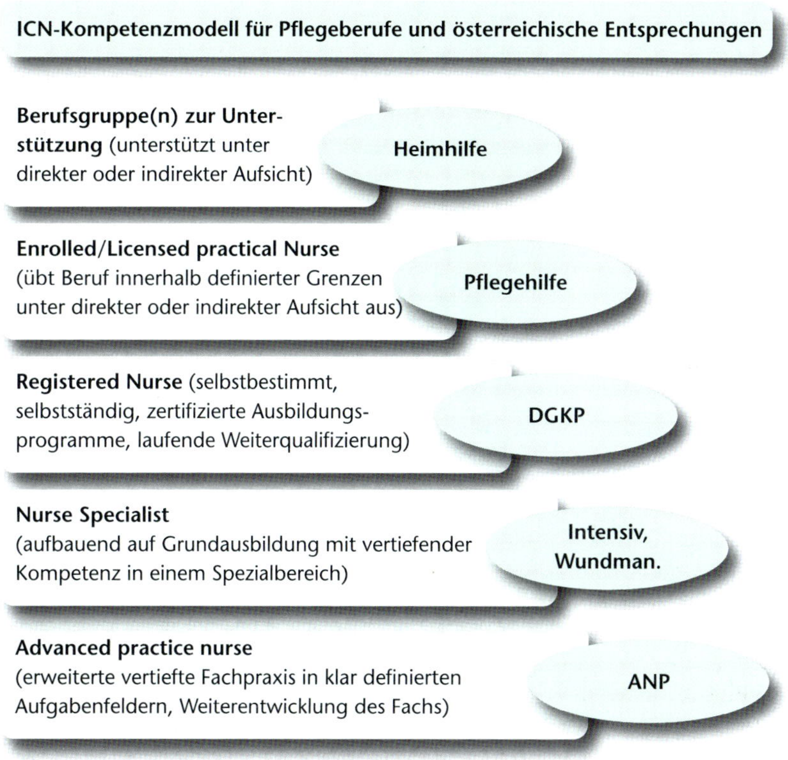

Abbildung 1
ICN-Kompetenzmodell für Pflegeberufe

ICN-Kompetenzmodell für Pflegeberufe und österreichische Entsprechungen

- **Berufsgruppe(n) zur Unterstützung** (unterstützt unter direkter oder indirekter Aufsicht) — Heimhilfe
- **Enrolled/Licensed practical Nurse** (übt Beruf innerhalb definierter Grenzen unter direkter oder indirekter Aufsicht aus) — Pflegehilfe
- **Registered Nurse** (selbstbestimmt, selbstständig, zertifizierte Ausbildungsprogramme, laufende Weiterqualifizierung) — DGKP
- **Nurse Specialist** (aufbauend auf Grundausbildung mit vertiefender Kompetenz in einem Spezialbereich) — Intensiv, Wundman.
- **Advanced practice nurse** (erweiterte vertiefte Fachpraxis in klar definierten Aufgabenfeldern, Weiterentwicklung des Fachs) — ANP

1.2 Rechtliche Grundlagen

Mit dem Bundesgesetz über Gesundheits- und Krankenpflegeberufe BGBl. Nr. 108 vom 19. August 1997 (*Gesundheits- und Krankenpflegegesetz – GuKG*) erhielt der Beruf des gehobenen Dienstes der Gesundheits- und Krankenpflege in Österreich jenen rechtlichen Rahmen, der die Pflege als eigenständige Profession definiert. Es kam zum Paradigmenwechsel.

Damit wurde eine grundlegende Veränderung eingeleitet – die Gesundheits- und Krankenpflege erhielt einen eigenverantwortlichen Tätigkeitsbereich (GuKG §14 und §14a) und wurde dadurch vom Assistenzberuf zur eigenständigen Profession.

Insgesamt kann man folgende **Schwerpunkte der Reformmaßnahmen** im Bereich der Pflege durch das GuKG 1997 zusammenfassen:

▸ Schaffung eines eigenständigen Gesetzes für Gesundheits- und Krankenpflegeberufe
▸ Festlegung von Berufsrechten und Berufspflichten (§ 4–10 GuKG)
▸ Neuformulierung der Berufsbilder „Gehobener Dienst für Gesundheits- und Krankenpflege" (§ 11 GuKG) bzw. „Pflegehilfe" (§ 82 GuKG)

Gesetzesnovellen des GuKG
BGBl. Nr. 95 vom 21. Juli 1998
BGBl. Nr. 116 vom 22. Juli 1999
BGBl. Nr. 65/2002
BGBl. Nr. 6/2004
BGBl. I Nr. 130/2009

- Änderung der Berufsbezeichnung in diplomierte Gesundheits- und Krankenschwester/diplomierter Gesundheits- und Krankenpfleger (§ 12 GuKG)
- detaillierte Umschreibung der eigenverantwortlichen, mitverantwortlichen und interdisziplinären Tätigkeitsbereiche (§ 13–16 GuKG) bzw. der erweiterten und speziellen Tätigkeitsbereiche (§ 17–26 GuKG)
- umfassende Regelung über die Berufsberechtigung und die Berufsausübung (§ 27–28 GuKG)
- Festlegung der Ausbildungsbedingungen: Zugang, Ausschluss, Anrechnungen, Prüfungen (§ 41–52, § 54–62 GuKG)
- Aufhebung der Internatspflicht
- Einrichtung einer Schülervertretung (§ 53 GuKG)
- Regelung über Fort- und Weiterbildungen (§ 63–65, § 73 GuKG)
- Verpflichtende Sonderausbildungen für die Ausübung von Spezial, Lehr- und Führungsaufgaben (§ 68–72 GuKG)
- Sonderausbildungen auch in der Kinder- und Jugendlichenpflege und der psychiatrischen Gesundheits- und Krankenpflege (§ 67–67 GuKG)
- Neufassung der Nostrifikationsbestimmungen (§ 32–34 GuKG)
- Ergänzung der EWR-Bestimmungen (§ 29–31 GuKG)

Gesetzliche Neuerungen

Mit dem **Gesundheitsberufe-Rechtsänderungsgesetz 2007 (GesBRÄG 2007)** und der **GuKG-Novelle 2009** wurden wichtige Bereiche der Gesundheits- und Krankenpflege neu geregelt.

Ziel der Novellierung des Gesundheits- und Krankenpflegegesetzes (GuKG-Novelle 2009) ist u.a. die Anpassung der Regelung über die Aufsicht für die Pflegehilfe an die Erfordernisse des Pflegealltags sowie die Festschreibung einer Fortbildungsverpflichtung auch für die Pflegehilfe (GuKG §104c). Es soll damit vor allem eine gesetzliche Grundlage für die Durchführung von Tätigkeiten der Pflegehilfe im Einzelfall mit begleitender, in regelmäßigen Intervallen auszuübender Kontrolle bei Vorliegen bestimmter Rahmenbedingungen geschaffen werden. So hat etwa eine entsprechende Anordnung für das Tätigwerden der Pflegehilfe mit begleitender Kontrolle ausnahmslos schriftlich zu erfolgen und ist entsprechend zu dokumentieren. Grundlage für die Durchführung pflegerischer Maßnahmen durch die Pflegehilfe muss auch ein, vom gehobenen Dienst für Gesundheits- und Krankenpflege erstellter, schriftlicher Pflegeplan sein – GuKG § 84 (5). Darüber hinaus wurde die Pflegehilfe auch für die Durchführung lebensrettender Sofortmaßnahmen, solange und soweit ein Arzt nicht zur Verfügung steht (§ 84a), verpflichtet.

Insgesamt wurde durch die Weiterübertragung von diagnostischen und therapeutischen Verrichtungen auf die Pflegehilfe (Subdelegationsmöglichkeiten) durch den gehobenen Dienst für Gesundheits- und Krankenpflege dem diplomierten Pflegepersonal mehr Verantwortung übergeben.

Mit der gesetzlichen Aktualisierung wurden einerseits neue Berufskategorien definiert, andererseits gilt es auch vermehrt, die Berufsbilder des gehobenen Dienstes für Gesundheits- und Krankenpflege in Abgrenzung zur Pflegehilfe, zu den Fachsozialbetreuungsberufen, zur Personenbetreuung und zur persönlichen Assistenz zu unterscheiden.

Neues Gesetz für medizinische Assistenzberufe (MAB-Gesetz)

Mit 1.1.2013 trat das MAB-Gesetz in Kraft. Neu geregelt werden damit folgende Assistenzberufe:
- Desinfektionsassistenz
- Gipsassistenz
- Laborassistenz
- Obduktionsassistenz
- Operationsassistenz
- Ordinationsassistenz
- Röntgenassistenz
- Medizinische Fachassistenz
- Trainingstherapie durch Sportwissenschafter

Zum Teil werden die bisherigen Sanitätshilfsdienste nach dem MTF-SHD-Gesetz in das neue MAB-Gesetz übergeführt, zum Teil werden neue Berufsbilder geschaffen und zum Teil laufen die alten Berufsbilder aus (z. B. MTF). Das alte MTF-SHD-Gesetz stammt in seinen Grundzügen aus dem Jahr 1961 und entsprach somit nicht mehr den Erfordernissen der Praxis.

1.3 Gesellschaftlicher Kontext

Die Anforderungen an die Gesundheits- und Krankenpflege haben sich in den letzten Jahren stark verändert. Die steigende Lebenserwartung der Menschen und ihre Pflege treten zunehmend in den Mittelpunkt des gesellschaftlichen Interesses, wobei den Pflegepersonen eine Brückenfunktion zwischen den betroffenen Menschen und der Politik zukommt.

Wenn sich die Pflege auch in Zukunft behaupten soll, muss sie auf die veränderten Bedingungen eingehen und entsprechende Angebote schaffen (z. B. Case-Care-Management, spezielle Ausbildungsangebote). Die traditionellen Ausbildungsformen können nicht mehr allen Anforderungen der Praxis gerecht werden. Es gibt mittlerweile verschiedene Vorschläge zu Ausbildungsmodellen der Gesundheits- und Krankenpflege im tertiären Ausbildungssektor von Ausbildungsinstitutionen.

In der Position des Fachhochschulrates vom 12.2.2010 wurde aber auch festgehalten, dass *„ein Nebeneinander von zwei Ausbildungsformen hinkünftig jedenfalls vermieden werden sollte [...]"* und weiters *„die Integration der Ausbildungen im gehobenen Dienst für Gesundheits- und Krankenpflege österreichweit in den FH-Sektor erfolgen sollte."*

Die medizinisch-technischen Dienste (Physiotherapie, Radiotechnologie ...) wie auch die Hebammen haben seit 2007 ihre Ausbildung an der Fachhochschule definitiv angesiedelt. Diese Variante (FH-Ausbildung) sollte zukünftig auch für den gehobenen Dienst der Gesundheits- und Krankenpflege zum Tragen kommen. Mit der Anhebung der Ausbildung auf das tertiäre Bildungsniveau werden dem Pflegeberuf Kompetenzen und Möglichkeiten zugestanden, die es wahrzunehmen und auszubauen gilt.

Insgesamt scheint eine Profilierung der einzelnen Bereiche unabdingbar, da sich InteressentInnen der Gesundheits- und Krankenpflege sonst anderen, attraktiveren Bildungsangeboten zuwenden. Konkurrenz droht der Gesundheits- und Krankenpflege bei einem unklaren Tätigkeitsprofil.

Es lässt sich beobachten, dass die BewerberInnenzahlen für die Diplomausbildung seit einigen Jahren rückläufig sind und bereits aufgenommene BewerberInnen zugunsten anderer, aussichtsreicher Angebote auf die Inanspruchnahme ihres Ausbildungsplatzes verzichten.

Kernaussage

> Konkurrenzfähig bleibt die Gesundheits- und Krankenpflege nur dann, wenn sie ihre Kompetenzbereiche klar definiert und auch lebt – innerhalb der Berufsgruppe sowie nach außen, anderen Berufsgruppen und auch der Gesellschaft gegenüber.

Die Pflegefachkräfte sind die zahlenmäßig größte Berufsgruppe im Gesundheitswesen – Ende 2011 waren lt. Statistik Austria 55.594 Personen der Dienstsparte gehobener Dienst für Gesundheits- und Krankenpflege und 9.654 PflegehelferInnen in den Krankenanstalten tätig (https://www.statistik.at/web_de/statistiken/gesundheit/gesundheitsversorgung/personal_im_gesundheitswesen/index.html). Dadurch wird Pflege zu einem bedeutenden Wirtschaftsfaktor für das Gesundheitssystem.

Diese Tatsache zeigt sich auch wiederholt in der Debatte zum „Pflegenotstand". Eine Gesellschaft, der durch höhere Lebenserwartung und rückläufige Geburtenraten Überalterung droht, in der es wenig Bereitschaft gibt, sich mit Alter und Tod auseinanderzusetzen, und in der es noch zu wenige dem Bedarf entsprechende Pflege- und Betreuungskonzepte gibt, muss beginnen, sich diesen Problemen zu stellen, um Phänomenen wie *„Granny dumping"* vorzubeugen.

Der Zukunftsforscher Andreas Reiter beschreibt als Zukunftsbranchen die Sparten Wellness, Pflege, Prophylaxe, „damit man nicht krank wird, weil man sich das Kranksein möglicherweise nicht mehr leisten kann. Pflegeberufe sind die Zukunft, zumal sich die Familienstrukturen, innerhalb derer meist gepflegt wird, verändern. Heute ist die Frage: wer pflegt die dritte Schwiegermutter?"(Andreas Reiter im Gespräch mit Renate Graber, Standard 28.12.2004) Als „Horrorszenario" beschreibt Reiter das *Offshoring* der Altenpflege: Da werden dann für unsere Senioren in Billiglohnländern wie z. B. Kasachstan Alten- und Pflegeheime gebaut und betrieben, so wie die japanische Gesellschaft schon heute ihre Alten in indonesischen Seniorenressorts unterbringt (ebd.).

„Granny dumping"
Ausdruck aus den USA und Großbritannien, wo Berichten zufolge alte, demente Menschen von ihren Angehörigen z. B. auf Autorastplätzen ausgesetzt werden

Offshoring
Verlagerung von Outsourcing-Dienstleistungen aus Europa, Japan oder den USA hin zu Billiglohnländern

1.4 Berufsbild

Das Berufsbild des gehobenen Dienstes der Gesundheits- und Krankenpflege ist im Gesundheits- und Krankenpflegegesetz verankert:

> § 11 GuKG
> (1) *Der gehobene Dienst für Gesundheits- und Krankenpflege ist der pflegerische Teil der gesundheitsfördernden, präventiven, diagnostischen und rehabilitativen Maßnahmen zur Erhaltung oder Wiederherstellung der Gesundheit und zur Verhütung von Krankheiten.*
> (2) *Er umfasst die Pflege und Betreuung von Menschen aller Altersstufen bei körperlichen und psychischen Erkrankungen, die Pflege und Betreuung behinderter Menschen, Schwerkranker und Sterbender sowie die pflegerische Mitwirkung an der Rehabilitation, der primären Gesundheitsversorgung, der Förderung der Gesundheit und der Verhütung von Krankheiten im intra- und extramuralen Bereich.*
> (3) *Die in Abs. 2 angeführten Tätigkeiten beinhalten auch die Mitarbeit bei diagnostischen und therapeutischen Verrichtungen auf ärztliche Anordnung.*

Pflege ist ein eigenständiger Bereich im Gesundheitswesen mit eigener beruflicher Identität. Die Gesundheits- und Krankenpflege umfasst die individuelle Betreuung, Beratung, Begleitung und Pflege von gesunden, kranken und behinderten Menschen aller Altersstufen.

Pflege ist professionell und wissenschaftlich zugleich – im Zentrum steht der Mensch, mit seiner Würde und Individualität.

Mit der Formulierung eines Berufsbildes ist es aber noch nicht getan – es gilt vor allem, die Kompetenzbereiche in der Berufspraxis zu leben. Dazu ist es notwendig, die wesentlichen Inhalte des Berufsbildes zu kennen und dieses Wissen in der Praxis zur Anwendung zu bringen.

Das im GuKG formulierte Berufsbild enthält Angaben zu den Bereichen:

- Berufsbezeichnung (§ 12 GuKG)
- allgemeine Berufspflichten (§ 4–9 GuKG)
- Berufsberechtigung (§ 27 GuKG)
- Berufsausübung (§ 35 GuKG)
- Zugangsvoraussetzungen (§ 54 GuKG)
- Ausbildungsinhalte (§ 42–43 GuKG)
- Tätigkeitsbereiche (§ 14–17 GuKG)
- Angaben zu Fort-, Weiter- und Sonderausbildung (§ 63–72 GuKG)
- Arbeitszeit- und Dienstzeitgestaltung
- Gehaltsregelungen

Der **eigenverantwortliche Tätigkeitsbereich** der Gesundheits- und Krankenpflege ist im GuKG folgendermaßen formuliert:

§ 14
(1) Die Ausübung des gehobenen Dienstes für Gesundheits- und Krankenpflege umfasst die eigenverantwortliche Diagnostik, Planung, Organisation, Durchführung und Kontrolle aller pflegerischen Maßnahmen im intra- und extramuralen Bereich (Pflegeprozess), die Gesundheitsförderung und -beratung im Rahmen der Pflege, die Pflegeforschung sowie die Durchführung administrativer Aufgaben im Rahmen der Pflege.
(2) Der eigenverantwortliche Bereich umfasst insbesondere:
1. *Erhebung der Pflegebedürfnisse und des Grades der Pflegeabhängigkeit des Patienten oder Klienten sowie Feststellung und Beurteilung der zur Deckung dieser Bedürfnisse zur Verfügung stehenden Ressourcen (Pflegeanamnese),*
2. *Feststellung der Pflegebedürfnisse (Pflegediagnose),*
3. *Planung der Pflege, Festlegung von pflegerischen Zielen und Entscheidung über zu treffende pflegerische Maßnahmen (Pflegeplanung),*
4. *Durchführung der Pflegemaßnahmen,*
5. *Auswertung der Resultate der Pflegemaßnahmen (Pflegeevaluation),*
6. *Information über Krankheitsvorbeugung und Anwendung von gesundheitsfördernden Maßnahmen,*
7. *psychosoziale Betreuung,*
8. *Dokumentation des Pflegeprozesses,*
9. *Organisation der Pflege,*
10. *Anleitung und Überwachung des Hilfspersonals,*
11. *Anleitung und Begleitung der Schülerinnen und Schüler im Rahmen der Ausbildung und*
12. *Mitwirkung an der Pflegeforschung.*

§ 14a (GuKG-Novelle 2003 – 16.02.2004 und GuKG-Novelle 2009 – 30.12.2009)
(1) Die Ausübung des gehobenen Dienstes für Gesundheits- und Krankenpflege umfasst die eigenverantwortliche Durchführung lebensrettender Sofortmaßnahmen, solange und soweit ein Arzt nicht zur Verfügung steht. Die Verständigung eines Arztes ist unverzüglich zu veranlassen.
(2) Lebensrettende Sofortmaßnahmen im Sinne des Abs. 1 sind insbesondere
   1. die manuelle Herzdruckmassage und die Beatmung mit einfachen Beatmungshilfen
   2. die Durchführung der Defibrillation mit halbautomatischen Geräten und
   3. die Verabreichung von Sauerstoff.

> „Die Eigenverantwortlichkeit ist [...] nicht als verzichtbares Recht, sondern als unverzichtbare Pflicht bei der Berufsausübung zu sehen!"
> (Weiss-Fassbinder/Lust 2000, S. 43)

Kernaussage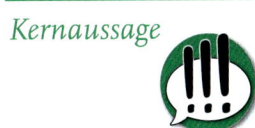

1.5 Rollenverständnis der Pflegenden

Um den beruflichen Anforderungen zu entsprechen, ist es erforderlich, dass professionell Pflegende ein berufliches Selbstverständnis entwickeln. Dies geschieht bereits in der Ausbildung mit dem Ziel, dass Pflegende eine hohe Berufszufriedenheit erreichen und gleichzeitig die Berufsverweildauer steigt.

Pflege ist eine Disziplin, die aus Elementen der Forschung, der Philosophie, der Praxis und der Theorie besteht, wobei die einzelnen Elemente in wechselseitiger Abhängigkeit zueinander stehen und dadurch das Aufgabengebiet der Pflege definieren (vgl. Kühne-Ponesch 2005). Konzeptuelle Pflegemodelle/-theorien versuchen dabei, Pflege als eigenständiges Fachgebiet (body of knowlegde) erkennbar und damit auch „sichtbar" zu machen. Die Tatsache des Vorliegens mehrerer unterschiedlicher Modelle/Theorien kann als positiv angesehen werden, im Sinne der Komplexität des Gegenstandsbereiches der Pflege, wenngleich die Möglichkeit zur Auswahl auch zur Verunsicherung beiträgt. „A Science will have many theories, but the theories don`t come out of the blue. They derive from an organized conceptual system" (Suppe & Jacox, 1985, S. 248).

Der Pflegeberuf und damit auch die Ausbildung sind wie kaum ein anderer Berufszweig von ihrer Tradition her geprägt. Heute beeinflussen Pflegewissenschaft und -forschung und auch andere Bezugswissenschaften sowie die Änderung der Gesetzeslage die berufliche Rolle der Pflegenden: Bis zum Jahr 1997 war die Pflege als ärztlicher Assistenzberuf definiert, erst seitdem gilt sie als eigenständige Profession.

Paradigmenwechsel
Wechsel von einer Grundauffassung zur anderen

An der Umsetzung des *Paradigmenwechsels* wird nach wie vor gearbeitet – innerhalb der Berufsgruppe und auch nach außen (Bild der Pflege in der Gesellschaft).

Die Pflegenden müssen ihre Rolle im Gesundheitswesen neu definieren und das Spektrum ihrer Tätigkeit erweitern, um dieser Entwicklung Rechnung zu tragen und um den Bedürfnissen der PatientInnen/KlientInnen gerecht zu werden. So wie sich der Fokus von der Krankheit zu Gesundheit und Vorbeugung verschiebt, so verändert sich die Rolle der Pflege. „Der Pflegende von heute hat die einzigartige Möglichkeit eine Führungsrolle in der Gesundheitsvorsorge des Einzelnen zu übernehmen" (Fahey 2000, S. 26f.).

Mit der Implementierung des Studienangebotes zu „Advanced-Nursing-Practice (ANP)" an der FH Krems wurde ein Versorgungskonzept aufgegriffen, welches den Wissenstransfer zwischen Pflegewissenschaft und Pflegepraxis intensiviert und gleichzeitig zur nachhaltigen Verbesserung der Pflegeergebnisqualität beiträgt.

> *ANP ist eine vertiefte und erweiterte Pflegepraxis (vgl. American Nurses Association 2004) mit folgenden Charakteristika:*
> ▸ *Spezialisierung*
> ▸ *Erweiterung*
> ▸ *Fortschritt*
>
> *ANPs können zukünftig in vielfältigen Handlungsfeldern tätig sein: in Gemeinschaftspraxen zur Prävention und Beratung (Diabetesberatung, Gesundheitsförderung, ...) verschiedener Zielgruppen (Kinder, Familien), im Schnittstellenmanagement u.v.m.*

Gemessen an der großen Anzahl an Personen im Pflegeberuf und der hohen Anzahl an Pflegebedürftigen ist das Thema Pflege z. B. nur selten Gegenstand der Berichterstattung in den öffentlichen Medien. Pflege taucht in den Medien meist nur dann auf, wenn es zu Skandalen oder bestimmten Vorfällen kommt („Patienten wie wilde Tiere gehalten", Wiener Zeitung 15.12.2007). Die an sich geringe Präsenz der Pflege in den Medien hat auch mit der pflegerischen Sozialisation zu tun, in der es unüblich ist, die eigene Arbeit darzustellen und zu beschreiben. „Tu Gutes und sprich darüber!" gilt eher für andere Berufssparten. Pflege ist eine intellektuelle Arbeit, die Reflexion erfordert – Pflegende präsentieren sie aber oft nur als Freundlichkeit (Gordon, 2008).

Derzeit steht die Pflege vor der Herausforderung, sich von alten Schablonen zu befreien. In der Vergangenheit lag das Hauptaugenmerk allzu häufig auf starren Definitionen, einem strengen Rationalismus und Funktionalismus – es ist an der Zeit, adäquate Methoden, entsprechend dem Kontext anzuwenden bzw. einzusetzen. Einen Ansatz dazu liefert Schaeffer (1999) mit der Feststellung, dass „Pflege Wissenschaft und Kunst zugleich ist – als Wissenschaft verkörpert sie einen zusammenhängenden Korpus an systematischem Theorie- und Problemlösungswissen. Die Kunst besteht in der kreativen Nutzung dieses Wissens, im Dienst der Genesung der Menschen" (Ebd., S. 144). Um jedoch jene Bilder und Visionen der führenden Theoretikerinnen aus der Vergangenheit und Gegenwart umzusetzen, hat die Pflegewissenschaft noch einiges zu leisten. Diese Bilder von Pflege tragen auch die Pflegepersonen mit sich, jeweils ein persönliches Bild. Wie soll dann eine Disziplin erkennbar werden, wenn es so viele persönliche Bilder wie Mitglieder gibt? Mit dem Appell „macht euch Bilder" zeigt Imhof (1999), dass Bilder (gegenständliche Bilder, Fotografien) hilfreich sein können, um ein gemeinsames Pflegeverständnis zu entwickeln, also die „inneren" Bilder der Pflege zu reflektieren und damit sichtbar zu machen.

Ein weiterer möglicher Aspekt ist: NURSEPOWER! Suzanne Gordon prägte den Begriff „Nursepower" auf ihrer Tournee zur Förderung der Sichtbarkeit der Pflege durch die deutsche Schweiz 2005. Pflege umfasst damit „Herzarbeit" **und** „Hirnarbeit" – es liegt darin, das Potenzial um Pflege sichtbar zu machen und gehört zu werden – NURSEPOWER zu leben.

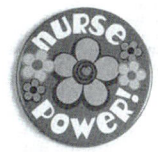

Nursepower ist eine potenziell große Macht.

1.6 Nationale und internationale Interessensvertretungen, Organisationen, Berufsverbände

1.6.1 Nationale Interessensvertretungen

Die **gesetzliche Interessensvertretung** des Pflegepersonals in Österreich ist die Bundeskammer für Arbeiter und Angestellte (BAK). Ihre Hauptaufgaben sind die Unterstützung der ArbeitnehmerInnen in arbeits- und sozialrechtlichen Fragen sowie in Fragen des Verbraucherschutzes und Angebote zu Weiterbildung und Qualifizierung auch mit dem Ziel der Wiedereingliederung von ArbeitnehmerInnen in den Arbeitsmarkt. Gewerkschaften und Berufsverbände stellen freiwillige Interessenvertretungen dar:

> Insgesamt vertritt die BAK die Interessen von ca. 2,7 Millionen ArbeitnehmerInnen Österreichs.

- ▶ **ÖGB** (Österreichischer Gewerkschaftsbund): 1945 gegründet; es konstituierten sich in Folge 16 Fachgewerkschaften und auch Fachgruppenvereinigungen (FGV). Die „Fachgruppenvereinigung des Krankenpflegepersonals und verwandter Berufe" erhielt 1989 die Bezeichnung „Österreichischer Gewerkschaftsbund, Fachgruppenvereinigung für Gesundheitsberufe".
- ▶ **ÖGKV** (Österreichischer Gesundheits- und Krankenpflegeverband): bezeichnet sich als „unabhängiger nationaler Berufsverband für alle in der Gesundheits- und Krankenpflege tätigen Personen, der die Interessen national und international – seit mehr als 50 Jah-

ren – vertritt". Die Gründung erfolgte bereits 1933 – nach dem „Anschluss" Österreichs 1938 wurde der Berufsverband aufgelöst und 1948 wieder gegründet.
▶ **Pflegekonsilium:** Vereinbarung zwischen der Arbeiterkammer und den in der „Österreichischen Pflegekonferenz" vertretenen Pflegeverbänden (Gründung 2011). Dessen vorrangige Ziele sind die gemeinsame Gestaltung der wichtigsten Forderungen der Pflegeberufe an Politik und Verwaltung in Österreich sowie die Vertretung der Interessen der in den Pflegeberufen Beschäftigten gegenüber den politischen Entscheidungsträgern.

1.6.2 Internationale Interessensvertretungen

International Council of Nurses (ICN)

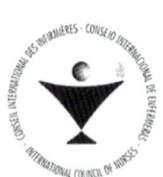

Der ICN ist der Weltbund der Krankenpflege mit mehr als 130 Mitgliedern (nationalen Berufsverbänden) weltweit mit Sitz in Genf (Schweiz). Die drei Hauptziele des ICN sind:
▶ Vernetzung der Pflegenden untereinander weltweit
▶ Förderung der Pflege und der Pflegenden
▶ Mitgestaltung und Mitbestimmung in der Gesundheitspolitik

Der ICN wurde 1899 gegründet und vertritt mittlerweile mehr als 13 Millionen Pflegende weltweit. Pflegende sind aufgerufen, sich über ihre nationalen Pflegeverbände gemeinsam mit dem ICN und seinen Partnern für den notwendigen sozialen, wirtschaftlichen und politischen Wandel einzusetzen. Der Vertreter Österreichs ist der Österreichische Gesundheits- und Krankenpflegeverband.

Der Internationale **Tag der Pflege**, welcher jedes Jahr am 12. Mai – Florence Nightingales Geburtstag – gefeiert wird, war 2013 dem Thema „Closing the Gap: MDG 8, 7, 6, 5, 4, 3, 2, 1." gewidmet. Damit bezieht sich der ICN auf einen Countdown zur Erreichung der von der Weltgesundheitsorganisation (WHO) formulierten acht Millennium Development Goals (MDG). In Deutschland hat der Deutsche Berufsverband für Pflegeberufe (DBfK) aus Anlass des diesjährigen Internationalen Tages der Pflegenden in Berlin die aufsehenerregende Aktion „Eine Rose für die Pflege" gestartet. „Am Sonntag, dem 12. Mai 2013, ist nicht nur Muttertag, sondern auch der Tag der Pflege".

Website: http://www.icn.ch/

European Federation of Nurses Associations (EFN)

Die EFN wurde 1971 als Permanent Standing Committee of Nurses of the EU (PCN) gegründet, um den Krankenpflegeberuf und seine Interessen gegenüber den europäischen Institutionen zu vertreten. Die EFN-Mitglieder treffen einander zweimal jährlich, um wichtige Themen zu bearbeiten (z. B. Unterstützung der Kampagne zur Verringerung von

Nadelstichverletzungen bei medizinischem Personal). Der EFN vertritt mehr als eine Million Pflegepersonen auf europäischem Niveau.
Website: http://www.efnweb.org/version1/en/about.html

World Health Organisation (WHO)

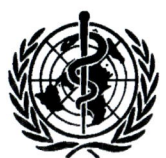

Die Weltgesundheitsorganisation ist eine Spezialorganisation der Vereinten Nationen (UN), die ihren Hauptsitz in Genf (Schweiz) hat. Sie wurde am 7. April 1948 gegründet und zählt 194 Mitgliedstaaten. Aus diesem Anlass wird der 7. April Jahr für Jahr als „Weltgesundheitstag" begangen. An diesem Tag wird die Öffentlichkeit über ausgewählte gesundheitsrelevante Themen informiert und zu gesundheitsförderndem Handeln angeregt.

> Die **WHO** ist die Koordinationsbehörde der Vereinten Nationen für das internationale öffentliche Gesundheitswesen.

Kernaussage

Eines der Hauptziele der WHO ist das Erreichen des höchstmöglichen Gesundheitsniveaus aller Völker. In der globalen WHO-Strategie „Gesundheit für alle" wird Folgendes formuliert: Angestrebt ist ein Grad an Gesundheit, der es allen Menschen ermöglicht, ein sozial und wirtschaftlich produktives Leben zu führen. Gesundheit wird als ein wesentlicher Bestandteil der menschlichen Entwicklung gesehen.

Die Tätigkeitsbereiche der WHO sind:
- Entwicklung gemeinsamer Lösungen für wichtige Aufgaben im Gesundheitsbereich
- regelmäßige Erhebung und Analyse weltweiter Gesundheits- und Krankheitsdaten
- Herausgabe jährlicher Gesundheitsberichte
- Information über akute Gesundheitsgefahren
- Entwicklung und Etablierung international akzeptierter Richtlinien, Standards, Leitlinien und Methoden in gesundheitsrelevanten Bereichen (Klassifikation von Krankheiten und Todesursachen, der berufsbezogenen Aus- und Weiterbildung, der Gesundheitsförderung, der medizinischen Versorgung und Prävention) und Erarbeitung politischer Strategien für ihre Durchsetzung
- Bekämpfung übertragbarer Krankheiten (Ausrottung der Pocken, globale Impfprogramme)
- Formulierung international akzeptierter weltweiter Gesundheitsziele
- Entwicklung des Konzeptes „Gesundheitsförderung"

Website: http://www.who.int/en/

1.7 Aus-, Fort- und Weiterbildung

Die Bildungspflicht für den gehobenen Dienst der Gesundheits- und Krankenpflege geht einerseits aus den Berufspflichten (§ 4), andererseits aus dem Bereich Fortbildung (§ 63) hervor.

> *§ 63 GuKG*
> *(1) Angehörige des gehobenen Dienstes für Gesundheits- und Krankenpflege sind verpflichtet, zur*
> *1. Information über die neuesten Entwicklungen und Erkenntnisse, insbesondere der Pflegewissenschaft sowie der medizinischen Wissenschaft, oder*
> *2. Vertiefung der in der Ausbildung erworbenen Kenntnisse und Fertigkeiten*
> *innerhalb von jeweils 5 Jahren Fortbildungen in der Dauer von mindestens 40 Stunden zu besuchen.*
> *(2) Über den Besuch einer Fortbildung ist eine Bestätigung auszustellen.*

Die Bestätigung der Fortbildung muss nicht als Einzelbestätigung ausgestellt werden. Es werden auch sogenannte Fortbildungspässe vom Dienstgeber oder von Interessenvertretungen angeboten, die die Pflegepersonen bei Dienstantritt erhalten, um den Nachweis der geleisteten Fortbildungspflicht zu erbringen.

Fortbildungen dienen der Vertiefung der in der Ausbildung erworbenen Kenntnisse und Fertigkeiten; sie können im Rahmen von Kongressen, Workshops, Symposien oder innerbetrieblichen Fortbildungen erworben werden.

Weiterbildungen **(GuKG § 64)** dienen der Erweiterung der in der Ausbildung erworbenen Kenntnisse und Fertigkeiten. Sie haben mindestens vier Wochen zu umfassen und können im Rahmen von Dienstverhältnissen erfolgen.

In der GuKG-Novelle 2003 wurde auch die Berechtigung zur Weiterbildung für PflegehelferInnen gesetzlich definiert (GuKG § 104a Z 1–6). Damit wurde eine Grundlage geschaffen, dass PflegehelferInnen gemäß den Anforderungen der Berufspraxis ihre Kenntnisse erweitern können. Die Weiterbildungen für PflegehelferInnen haben ebenso wie im gehobenen Dienst der Gesundheits- und Krankenpflege vier Wochen zu umfassen, können im Dienstverhältnis absolviert werden und berechtigen nach Absolvierung zum Führen einer Zusatzbezeichnung, z. B. geriatrische Pflege.

Die **innerbetriebliche Fortbildung (IBF)** ist im Krankenanstaltengesetz (KAG) vorgeschrieben und wird vom Pflegemanagement organisiert. Sie bedarf einer Zielsetzung und einer Budgetierung der Verantwortlichen.

Fortbildung
Beispielhafte Themen sind: Wundmanagement, basale Stimulation bei IntensivpflegepatientInnen, Hygiene

Weiterbildung
Nach erfolgreicher Absolvierung einer Weiterbildung ist man zum Führen einer Zusatzbezeichnung berechtigt. Beispiele: Pflege von alten Menschen, Hauskrankenpflege, onkologische Pflege

Referate, Vorträge, Workshops etc. können unter unterschiedlichen Aspekten organisiert werden:
- für **alle** MitarbeiterInnen (multidisziplinär) → z. B. Leitbilddiskussion, Konfliktmanagement ...
- für MitarbeiterInnen **einer Berufsgruppe** (monodisziplinär) → z. B. AbteilungshelferInnen, DGKS/DGKP ...
- für MitarbeiterInnen **einer Organisationseinheit** → z. B. Intensivbehandlungsstation (IBST)
- für MitarbeiterInnen **mit Spezialaufgaben** → z. B. PraxisanleiterInnen

Sonderausbildungen (GuKG § 65) sind für Angehörige des gehobenen Dienstes für Gesundheits- und Krankenpflege verpflichtend, sofern sie in einem erweiterten Tätigkeitsbereich gemäß GuKG § 17 tätig werden. Sonderausbildungen können im Rahmen von Dienstverhältnissen absolviert werden, aber auch im Rahmen von Bildungskarenz (für den Zeitraum einer Ausbildung wird der/die DienstnehmerIn zur Absolvierung einer Ausbildung vom Aufgabenbereich karenziert).

Die erfolgreiche Absolvierung einer Sonderausbildung berechtigt zum Führen einer Zusatzbezeichnung.

Sonderausbildung
z. B. Ausbildung für Kinder- und Jugendlichenpflege (Dauer: 1 Jahr), für psychiatrische Gesundheits- und Krankenpflege (Dauer: 1 Jahr), für Intensivpflege (Basismodul: 1/2 Jahr, Aufbaumodul: 1/2 Jahr), Universitätslehrgang für lehrende Pflegepersonen (Dauer: 2 Jahre)

> Fort- und Weiterbildung sichert die Arbeits- und somit die Pflegequalität.

Kernaussage

Für den Dienstnehmer, den Dienstgeber, vor allem aber für den Patienten ist diese Art von Qualität (siehe auch Kapitel „Pflegequalität") essenziell. Bildung verursacht aber auch Kosten, die nicht nur vom Dienstgeber getragen werden können. Dazu zählt auch der Faktor Zeit, in welcher der/die Dienstnehmer/in die Fort-/Weiterbildung absolviert (und somit nicht der Dienststelle zur Verfügung steht).

Ausbildungskosten werden durch **Verpflichtungsverträge**, die der Dienstnehmer bei Absolvierung eingeht, für das Unternehmen gesichert. So ist es z. B. nicht unüblich, dass Rechtsträger (Dienstgeber) auch bei Absolvierung der Grundausbildung zur diplomierten Gesundheits- und Krankenschwester/zum diplomierten Gesundheits- und Krankenpfleger oder zur Pflegehilfe Verpflichtungsverträge unterzeichnen lassen, damit Ausbildungskosten nicht verloren gehen, bzw. es den TeilnehmerInnen ermöglicht wird, die Kurskosten zu tragen. Die Bindungsfrist nach Absolvierung der Sonderausbildung für Intensivpflege beträgt bei der Stadt Wien z. B. drei Jahre, oder es müssen die Kosten (aliquot) vom Absolventen getragen werden.

Vertiefung des Lernstoffes

- Gesundheits- und Krankenpflegegesetz
- Ausbildungsmodelle
- Berufsbild
- Interessenvertretungen
- International Council of Nurses
- European Federation of Nurses Associations
- World Health Organisation
- Fortbildung
- Sonderausbildungen

1. Wie würden Sie einem Außenstehenden (einem nicht dem Beruf Angehörigen) prägnant erklären, was Pflege ist?
2. Diskutieren Sie in Ihrer Gruppe die Möglichkeiten und Chancen der Diplomausbildung im tertiären Bildungsbereich (FH, Universität).
3. Welche gesellschaftlichen Einflüsse sind für die Pflegeberufe heute und in der Zukunft von Bedeutung?
4. Überlegen Sie konkrete Beispiele im Zusammenhang mit der Kompetenzabgrenzung: Gehobener Dienst für Gesundheits- und Krankenpflege – Pflegehilfe
5. Arbeiten Sie anhand eines interpretierten (ausformulierten) Berufsbildes die wesentlichen Inhalte (siehe Auflistung) heraus.
6. Welches Rollenbild der Pflege wird medial transportiert? Entspricht es der Berufsrealität?
7. In Österreich und international werden die Interessen des Pflegepersonals (gehobener Dienst für Gesundheits- und Krankenpflege, Pflegehilfe) von unterschiedlichen Vereinigungen vertreten. Unterscheiden Sie diese nach deren Zielsetzung.
8. Die umfassende Bildungspflicht in der Gesundheits- und Krankenpflege ist im GuKG festgelegt. Der Dienstgeber hat den/die Dienstnehmer/in in seinem/ihrem Fortbildungsbestreben zu unterstützen, grundsätzlich ist aber jede/r Einzelne für die gesetzlich geforderte Fortbildung (40 Stunden in 5 Jahren) selbst verantwortlich. Diskutieren Sie das Ausmaß der gesetzlichen Bildungspflicht aus dem Blickwinkel Dienstnehmer/in – Dienstgeber/in und beachten Sie dabei auch die unterschiedlichen Qualifikationen.

2 Berufs-, dienst- und haftungsrechtliche Grundlagen

Nach dem Studium dieses Kapitels sollten Sie ...
- ... Organisationsformen eines (Krankenhaus-)Betriebes beschreiben können.
- ... Stellenbeschreibungen interpretieren können.
- ... die verschiedenen Typen von Pflegesystemen beschreiben und differenzieren können.

Lernziel

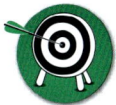

2.1 Organisation des Pflegedienstes

Die *Organisation* eines Betriebes ist gleichbedeutend mit der Struktur des Betriebsaufbaues und den betrieblichen Arbeitsabläufen. Wie auch bei anderen Betrieben hat die Organisation von Gesundheitseinrichtungen zwei große Strukturbereiche, die **Aufbau- und die Ablauforganisation**. Beide Organisationsbegriffe sind eng miteinander verbunden, sie bedingen einander. So sind z. B. die einzelnen Betriebsstellen im Krankenhaus sowohl Teil der Aufbau- als auch der Ablauforganisation.

Die **Organisation des Pflegedienstes** setzt sich zusammen aus der Pflegedirektion, den zugehörigen Pflegedienstleitungen sowie Stabsstellen, die der Pflegedirektion zugeordnet sind (z. B. das Hygieneteam). Durch Stellenbeschreibungen (DGKS/DGKP, PH) wird die Struktur von Aufgaben und Kompetenzen (= Aufbauorganisation) wiedergegeben. Die Umsetzung der Strukturen in die Arbeitspraxis ist für den Arbeitsablauf (= Ablauforganisation) von großer Bedeutung.

Organisation
griech. *òrganon*, lat. *organum*: bedeutet sinngemäß Werkzeug, Instrument

Eine schlanke Führungsstruktur im Pflegedienst und der direkte Kontakt mit den Stationsleitungen sind für die Teamarbeit wichtige Erfolgsfaktoren. In regelmäßig stattfindenden Mitarbeitergesprächen und Teambesprechungen werden der Informationsfluss und die Kommunikation im Stationsalltag gesichert.

Kernaussage

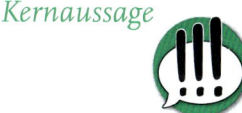

Organisationselemente im Krankenhaus sind der medizinische Bereich, der pflegerische Bereich, der wirtschaftliche Bereich und der technische Bereich. Organisationselemente im Langzeitpflegebereich sind Direktion, Pflegedienstleitung und medizinisch Verantwortliche (siehe Landesgesetzblatt für Wien – Wiener Wohn- und Pflegeheimgesetz – WWPG, ausgegeben am 29. März 2005)

Der institutionalisierte Organisationsbegriff: Organisationen sind geplante, sorgsam aufgebaute und auf spezifische Ziele gerichtete soziale Gebilde – zielgerichtete Systeme mit einer zweckorientierten Ordnung. Für Institutionen wie Krankenhäuser, Schulen, Behörden, Unternehmen, Betriebe etc. gilt „Organisation" als Oberbegriff.

Der instrumentale Organisationsbegriff: Für bestimmte Regelungen, die als Mittel der Zielerreichung von Institutionen zum Einsatz kommen, dient „Organisation" als Sammelbegriff. Das Regelwerk bildet in seiner Gesamtheit die Struktur eines Unternehmens, einer Organisation. Die Organisation selbst wird als ein offenes Modell gesehen, in das die Umwelt einbezogen wird.

2.2 Aufbauorganisation

Inhalt der Aufbauorganisation ist es, die einzelnen Betriebsstellen und Organisationseinheiten zu erfassen und einem Beziehungssystem zuzuordnen. Sie regelt die Aufteilung der Aufgaben eines Betriebes auf der Ebene von Betriebseinheiten und nimmt Bezug auf deren Zusammenwirken. Zumeist vertikal sind Inhalte der Aufbauorganisation (die Stellengliederung/Stellenbeschreibung, Über- und Unterordnungsverhältnisse von Stellen, Abteilungs- und Gruppenstrukturen, die Raum- und Ausstattungsplanung und die entsprechende Personalausstattungsplanung) gegliedert.

Kernaussage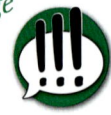

Die zentrale Frage im Zuge der Aufbauorganisation lautet: „**Wer** hat **welche** Aufgaben zu erfüllen?"

Hierarchie
Rangordnung von Elementen, die über- bzw. untergeordnet sind

In der Aufbaustrukturierung, dem **Organigramm** oder **Organisationsschema**, spiegelt sich z. B. auch die Leitungsbeziehung wieder (*Hierarchie*verhältnisse). Man unterscheidet beim Organigramm verschiedene Strukturtypen, die über das grundlegende Strukturprinzip Auskunft geben.

Beispiele:

Einlinienorganigramm: Dabei ist jede Stelle nur durch eine übergeordnete, ihr vorgesetzte Instanz verbunden und erhält von dieser Anordnungen (einheitliche Auftragserteilung).

Mehrlinienorganigramm: Im Unterschied zum Einlinienorganigramm ist jede Stelle mehreren übergeordneten Instanzen unterstellt. Diese Mehrfachunterstellung erfolgt zumeist in fachlicher und disziplinärer Hinsicht.

Stab-Linienorganigramm: Dieser Organigrammtyp hat Elemente beider Systeme und wird durch Stabsstellen ergänzt (das Stab-Linienorganigramm hat seine Wurzeln in der Militärwirtschaft). Stabsstellen können auf allen Ebenen etabliert werden, haben unterstützende bzw. beratende Funktionen und sind üblicherweise nicht mit Entscheidungs- und Anordnungsbefugnis ausgestattet (Assistenten oder Spezialisten für bestimmte Aufgaben, z. B. Controlling, Recht, Hygienefachkraft).

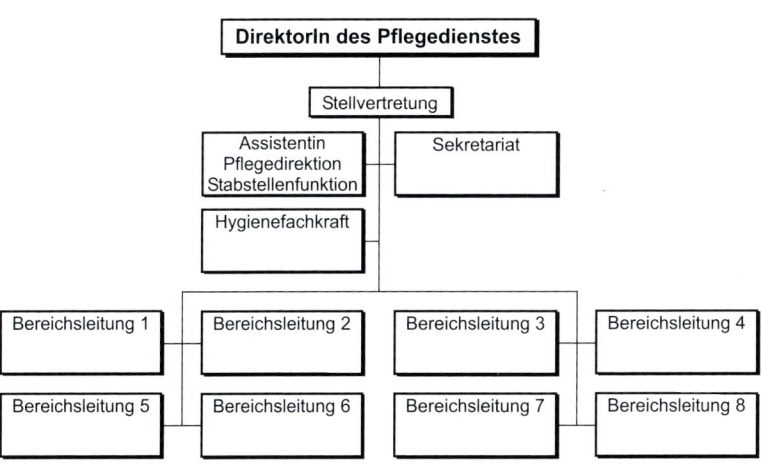

Abbildung 2
Stab-Linienorganigramm
(Quelle: Dorfmeister 1999, S. 20)

Matrix-, Projekt- oder Produktorganigramm: Dabei kommt es zu Mehrfachunterstellungen der Leistungseinheiten. Die Aufteilung der Kompetenzen erfolgt nach disziplinärer sowie unterschiedlicher fachlicher Richtung. Die divisionären Matrix-Strukturmodelle sind zwei- oder mehrdimensional und berücksichtigen gleichzeitig berufsständische wie funktionsbezogene Interessen. Der aufgabenbezogene Kommunikationsweg erfolgt direkt mit den koordinierenden bzw. vorgesetzten Stellen. Die Verantwortung liegt zumeist in den Betriebseinheiten.

Aufgrund der Komplexität eines Unternehmens im Gesundheits- und Krankenhausbereich ist eine divisionäre Matrixorganisation sinnvoll. Das gemeinsame Ziel der interdisziplinären Teams (Medizin, Pflege, MTDG, MAB ...) stellt z. B. auf der Fachabteilungsebene mit einzelnen Betriebsstellen (Stationen, Ambulanzen, OP ...) den Behandlungs- und Betreuungsprozess der Patienten dar, unter bestimmten Rahmenbedingungen und mit Zielvorgaben des Managements im Bezug auf die zu erbringende Leistung (Auslastung, Belegungsgrad ...) und Qualität. Die unterschiedlichen Bereiche sind untereinander verzahnt – Medizin und Pflege, Verwaltung und Technik dürfen nicht nur in ihren Funktionen isoliert, sondern müssen als Gesamtes gesehen werden.

Die Aufgaben/Projekte/Produkte sind das gemeinsame Ziel der eigenständigen Teams.

Abbildung 3
Matrix-, Projekt- oder Produktorganigramm
(Quelle: Dorfmeister 1999, S. 21)

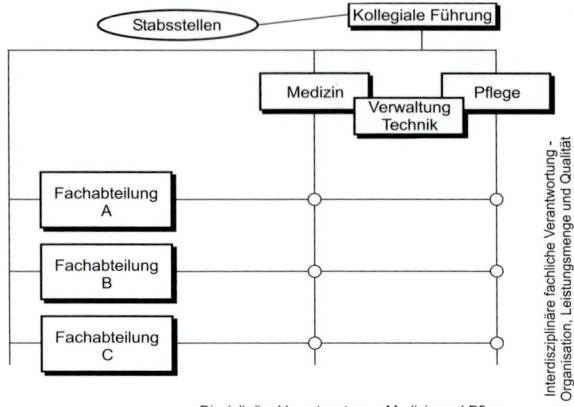

Stellenbeschreibung

Die Stellen- und Arbeitsplatzbeschreibungen stellen die **qualitative Dimension** der **Personalplanung** dar. Um eine quantitative Personalbedarfsermittlung durchführen zu können, muss zunächst die Arbeitsaufgabe festgelegt werden. Es werden Tätigkeiten von MitarbeiterInnen einer Berufsgruppe und/oder einer bestimmten Leistungs-/Betriebsstelle definiert, welche den Leistungsinhalten und Aufgabenstellungen dieser Leistungs-/Betriebsstelle zuzuordnen sind. Unter dem Begriff **Stelle** wird in diesem Zusammenhang eine personen-/berufsbezogene Zusammenfassung von Aufgaben verstanden. Zum Unterschied dazu ist der Begriff **Arbeitsplatz** im allgemeinen orts-/raumbezogen. Dabei ist klarzustellen, dass der Arbeitsplatz auch von unterschiedlichen Personengruppen und zu unterschiedlichen Zeitpunkten verwendet werden kann (z. B. EDV-Arbeitsplatz).

Kernaussage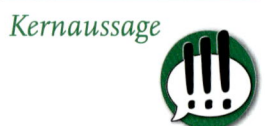

> Die Stellenbeschreibung ist für das Pflegemanagement ein wichtiges Führungsinstrument.

Aus den festgestellten Arbeitsaufgaben ergeben sich für das Personal Anforderungen in fachlicher, körperlicher und geistiger Hinsicht. Diese Aufgaben variieren von Stelle zu Stelle. Die Anforderungen an jede Leistungsstelle werden in der Stellenbeschreibung festgehalten, je nach den Aufgaben, die an den einzelnen Stellen auszuführen sind. Die Stellenbeschreibung findet sich in der Struktur der Betriebsorganisation primär im Bereich der Aufbauorganisation, sekundär hat sie aber wesentlichen Einfluss auf die Ablauforganisation, da sie auch das Zusammenwirken von Betriebsstellen beschreibt. Im Vergleich dazu ist das Funktionendiagramm eine tabellarische Darstellung, wo festgehalten ist, welche Stellen (Berufsgruppe) mit welchen Funktionen an der Erfüllung von komplexen Aufgaben beteiligt sind.

Ziel der Stellenbeschreibung ist es, klare Aufgaben- und Entscheidungsrichtlinien zu dokumentieren, und sie bietet auch die Grundlage für Beurteilungs- und Förderungsgespräche.

> Die Stellenbeschreibung bietet nicht nur für den Stelleninhaber Orientierung, sondern auch für über- bzw. untergeordnete Stellen und damit für die Gesamtorganisation.

Kernaussage

Die Stellenbeschreibung muss periodisch überarbeitet und aktualisiert werden.

Ziele der Stellenbeschreibung:
- Richtschnur für das Handeln → Schwerpunkte der Aufgaben/Tätigkeiten
- Koordinierung der Aufgaben/Tätigkeiten in einer Organisation
- Maß für die Selbstkontrolle und Motivation für den Stelleninhaber
- Grundlage für die Mitarbeiterbeurteilung und Kontrolle
- Ausgangspunkt für Planungs- und Rationalisierungsmaßnahmen (z. B. Bedarfs-, Einsatzplanung)

> Die Standardisierung von Stellenbeschreibungen macht Vergleiche leichter möglich und dient der Übersicht.

Kernaussage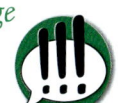

Folgende Elemente sind üblicherweise Inhalt jeder Stellenbeschreibung:
- Bezeichnung der Stelle
- Eingliederung in die Betriebsorganisation (über-, neben-, untergeordnete Stellen)
- Vertretungsverhältnisse (aktiv/passiv – wen vertritt der Stelleninhaber bzw. wer vertritt den Stelleninhaber)
- Ziele der Stelle
- Aufgaben (allgemeine und besondere), Kompetenzen, Verantwortungsbereiche
- Arbeitsmittel zur Arbeitserfüllung
- Zusammenarbeit mit anderen Stellen
- Anforderungsprofil (Ausbildung, Erfahrung, Fähigkeiten und Fertigkeiten)
- Bedingungen für den Stelleninhaber (Arbeitszeit, Dienstzeit- und Urlaubsregelung, Entlohnung, Fort- und Weiterbildung, Aufstiegsmöglichkeiten …)

Mögliche Schwachstellen von Stellenbeschreibungen:
- Die konkrete Zielsetzung der Stelle ist unklar bzw. fehlt.
- Es steht mehr die Verantwortung als die Aufgabe im Vordergrund. Probleme können beim Delegieren von Aufgaben entstehen, da nicht erkennbar ist, ob der Stelleninhaber auch Entscheidungen zu treffen hat oder ob er ausschließlich mit der Durchführung von Aufgaben betraut ist.
- Vertretungsverhältnisse sind zum Teil unklar geregelt, die Differenzierung von aktiver und passiver Vertretung fehlt.
- Eine Stellenbeschreibung kann zu eng formuliert sein, um den Ansprüchen einer flexiblen, dynamischen Organisation gerecht zu werden.

Dienstvorschriften stellen keinen Ersatz für Stellenbeschreibungen dar, da sie zumeist allgemein und nicht stellenspezifisch formuliert sind und außerdem nur die Aufgaben und die Verantwortungen beinhalten, nicht jedoch alle anderen Merkmale einer Stellenbeschreibung.

Stellenbeschreibungen müssen auf jeden Fall mit den **Vorschriften der Organisation** (z. B. Dienstvorschriften) und den diversen **gesetzlichen Regelungen** (z. B. Berufsrecht, Bestimmungen des Arbeitszeitgesetzes) abgestimmt sein.

2.3 Ablauforganisation

Inhalt der Ablauforganisation allgemein ist die Erfassung der **betriebsbestimmenden Funktionsabläufe** in Bezug auf das Zusammenwirken von Menschen und Betriebsmitteln. Diese sollen in zeitlicher und räumlicher Hinsicht geordnet, optimiert und in Form von **Betriebs-, Organisationshandbüchern** oder **Dienstanweisungen** dokumentiert werden. Es sollen die vom Management (*kollegiale Führung* des Krankenhauses) vorgegebenen **Gesamtpläne** und die daraus abgeleiteten Teilpläne so realisiert werden, dass alle Arbeitsabläufe unter dem Aspekt von **sachlicher Richtigkeit, Wirtschaftlichkeit, zeitlich rascher und terminlich genauer Abfolge** erfolgen.

kollegiale Führung
= Krankenhausleitung in Österreich. Ihre vier Mitglieder sind der/die Ärztliche DirektorIn, der/die Verwaltungsdirektorin, der/die DirektorIn des Pflegedienstes und der/die Technische DirektorIn

Kernaussage

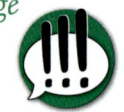

> Die zentrale Frage im Zuge der Ablauforganisation lautet: „**Wie sind die Aufgaben zu erfüllen?**"

In der Arbeitsablaufplanung werden
- die ideale Vernetzung geeigneter Arbeitsschritte zur Aufgabenerfüllung,
- die bestmögliche Unterstützung des Arbeitsablaufes mit Geräten und Hilfsmitteln,

- die Wahl des günstigsten Verfahrens überlegt sowie
- die Zuordnung bestimmter Aufgaben zu bestimmten Betriebsstellen oder Personen/Personengruppen (Stellenbeschreibung) festgelegt (zentrale/dezentrale Versorgung, Transportdienst …).

Ziel der (Arbeitsablauf-)Planung ist eine ökonomische, dem Unternehmensziel entsprechende Auslastung der personellen Ressourcen und Betriebsmittel wie Personaleinsatz, Bettenauslastung etc.

Dem Anspruch auf die Qualität pflegerischer Leistung und ihre Sicherung kommt dabei eine besondere Bedeutung zu. Medizinische und pflegerische Betreuung (= die personenbezogenen Dienstleistungen) sind als Kernaufgaben im Betriebsprozess von Krankenanstalten und Gesundheitseinrichtungen anzusehen.

Folgende Organisations- und Funktionsabläufe können in Gesundheits- und Krankenhausbetrieben beschrieben werden:
- Patientenbezogene Funktionsabläufe: gehfähige PatientInnen, Verletzte, Notfälle, ambulante PatientInnen …
- Besucherbezogene Funktionsabläufe: Besuchszeiten, Wege, Aufzüge …
- Personalbezogene Funktionsabläufe: Dienstzeiten, Umziehzeiten …
- Ver-, entsorgungslogistische Abläufe: Anlieferung/Abholung von z. B. Medikamenten, Ge- und Verbrauchsgütern, Speisen, Materialien, Wäsche; dazu zählt auch der technische Dienst, Hol-/Bringdienst, Entsorgung von Abfall …
- Informationslogistische Abläufe: Kommunikationsstruktur, Technologieausstattung, Kommissionen, Berichtwesen, Dienstanweisungen, Besprechungen, Übergaben …

Pflegesysteme

Der geplante, systematisch und methodisch gestaltete Arbeitsablauf (**Ablauforganisation**) in der Pflege wird auch als **Pflegesystem** bezeichnet.

In der Patientenbetreuung (**Pflegeorganisation**) unterscheidet man vom methodischen Ansatz her zwei unterschiedliche Arten von Arbeitsverteilung, Pflege- und Betreuungskonzepten:

Dem *Ganzheitsprinzip* der Arbeitsverteilung liegt der methodische Ansatz der Betreuung des Patienten in der **Gesamtheit seiner Bedürfnisse** zugrunde. Diese auch als *Holismus* bezeichnete Betreuungsphilosophie prägt die Praxis pflegerischen Handelns und bedingt ein entsprechendes Menschenbild. Die Sichtweise von Gesundheit und Krankheit sowie von Pflege wird ebenso davon beeinflusst wie die Arbeitsorganisation.

Die Arbeitsplanung und die Durchführung notwendiger Tätigkeiten, alle Bereiche und Elemente der Pflege und Betreuung von Patienten oder Patientengruppen liegt in der Verantwortung bestimmter Mitarbeiter (Patientenbeobachtung, Körperpflege, prophylaktische Maßnah-

Ganzheitsprinzip

ganzheitlich orientierte Patientenbetreuung und Arbeitsverteilung – Einzel-, Gruppen-, Zimmer-, Bereichspflege-Systeme

Holismus

griech. *hólos*: ganz, unversehrt, heil

men, Medikation, Visite, Dokumentation, Dienstübergabe …). Die Patientenzuordnung und somit die Arbeitsverteilung erfolgt pro Mitarbeiter/Gruppe in Form einer Einzelpatienten-Zuordnung (z. B. Intensivpflege), in der Zuordnung von Patientengruppen (z. B. mit einer bestimmten Betreuungsintensität bzw. Pflegekategorie), pro Patientenzimmer oder räumlichem Bereich der Station (Zimmerpflege). Eine besondere Form der Arbeits- und Verantwortungszuordnung ist das Einzelpflegesystem, auch unter dem Begriff Primary Nursing bekannt, wo der Patient von der Aufnahme bis zur Entlassung eine Bezugsperson – Primary Nurse – zugeordnet bekommt.

Die Mitarbeiter haben bei der ganzheitlich orientierten Patientenbetreuung einen entsprechenden Spielraum zur Mitgestaltung des Arbeitsprozesses im Sinne einer qualifizierten Patientenbetreuung. Die Arbeitsidentifikation ist höher, erfordert von den Mitarbeitern fachliches Können und selbstständiges Handeln. Der Patient hat zumeist nur eine Bezugsperson (zumindest pro Dienst), eine Vertrauensbasis ist leichter aufzubauen, die Koordinierung der Pflege- und Betreuungsarbeit ist gegeben. Diese Arbeitseinteilungsform entspricht auch einem Menschenbild, welches die Ganzheit und Integrität in den Vordergrund stellt.

Funktionsprinzip

Teilen von Funktionen/Aufgaben in der Patientenbetreuung – Funktionspflege-System (Haupt- und Beidienst)

Dem *Funktionsprinzip* der Arbeitsverteilung liegt der methodische Ansatz der Zerteilung der Arbeit in einzelne Arbeitsvorgänge zugrunde. Die Arbeitsplanung und die Durchführung notwendiger Tätigkeiten beziehen sich jeweils nur auf Teilbereiche der Pflege und Betreuung von Patienten. Es erfolgt keine Patientenzuordnung, sondern eine Teilarbeitszuordnung für Mitarbeiter/Gruppen. Möglichst gleichartige Tätigkeiten werden von bestimmten Mitarbeitern für alle Patienten der Betriebsstelle (Station) durchgeführt. Die Arbeitsplanung und Koordinierung obliegt zumeist der Stationsleitung bzw. der hauptverantwortlichen Pflegekraft. Der „Hauptdienst" führt z. B. alle „arztnahen" Tätigkeiten im Zusammenhang mit Medikation, Untersuchungsvorbereitung und -organisation, Dokumentation, Information, Visiten aus. Der „Beidienst" übernimmt Tätigkeiten im Zusammenhang mit der Körperpflege, der Nahrungsaufnahme, von prophylaktischen Maßnahmen, speziellen Pflegehandlungen (Verbandwechsel …) und diversen delegierten Tätigkeiten (Patientenbeobachtung, Vitalzeichenkontrollen …).

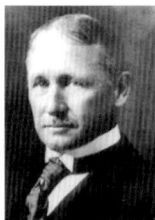

Frederick Winslow Taylor
(1856–1915)
US-amerikanischer
Ingenieur und Ökonom

Diese Arbeitsform entspricht dem Menschenbild der industriellen Gesellschaft („**Taylorismus**"). Im Vergleich mit der Arbeitswelt im Produktionsbereich kommt diese Arbeitsform in ihrer extremsten Ausprägung der Arbeit am Fließband nahe. Ziel dabei ist es, rationell und rasch gleichartige Tätigkeiten durchzuführen und entsprechende Leistung zu erbringen. Dabei ist es möglich, die einzelnen Tätigkeiten so zu trainieren, dass die Arbeitsdurchführung sehr rasch, beinahe automatisiert abläuft. Die Mitarbeiter erarbeiten sich eine gewisse Fertigkeit und Sicherheit in der Durchführung bestimmter Tätigkeiten (z. B. Körperpflege); die Identifikation mit der Arbeit ist erschwert, der Gesamtzusammenhang in der Patientenbetreuung wird nicht wirklich erlebt.

> Wegen der bereichernden Arbeitsinhalte und der Förderung und Forderung der Kompetenz der Mitarbeiter ist einem **ganzheitlich orientierten Pflegesystem** der Vorzug zu geben. Durch eine qualifizierte Arbeitsplanung der Mitarbeiter für die kleineren Verantwortungsbereiche – Arbeitseinteilungsform nach dem Ganzheitsprinzip – sind auch Leerläufe und Arbeitsspitzen besser zu handhaben, womit ebenso ein rationelles, effizientes Arbeiten gewährleistet werden kann.

Kernaussage

Zimmerpflege

Einzelnen Pflegekräften werden einzelne Zimmer zugeordnet, um dort alle notwendigen Pflegeleistungen selbstständig geplant zu leisten. Der Einsatz jeder Pflegekraft wird von der Stationsleitung geplant (Aufbauorganisation – Zimmerpflege). Die Planung, Durchführung und Dokumentation der Pflegemaßnahmen für die zugewiesenen Zimmer obliegen der einzelnen Pflegeperson. Die Kommunikation bezieht sich verstärkt auf das Dokumentationssystem; die Qualität der Leistungen und die Geschwindigkeit der Durchführungen sind variabel. Die individuellen Anforderungen an die persönlichen und fachlichen Qualitäten der einzelnen Pflegekräfte wachsen; durch die Eigenständigkeit der pflegerischen Arbeit und die individuelle Planung für jeden Patienten verstärken sich die persönliche Beziehung und die Zufriedenheit. Gleichzeitig steigen auch die psychischen und physischen Belastungen für die Pflegekräfte. Als Voraussetzungen für das Funktionieren der Zimmerpflege sind eine exakte Dokumentation, eine gute räumliche und personelle Ausstattung und eine organisierte Ver- und Entsorgung zu nennen. Die Pflegepersonen müssen durch gezielte Fortbildungen und den Einsatz von entsprechender Kommunikationstechnik (EDV, Rufanlage ...) unterstützt werden.

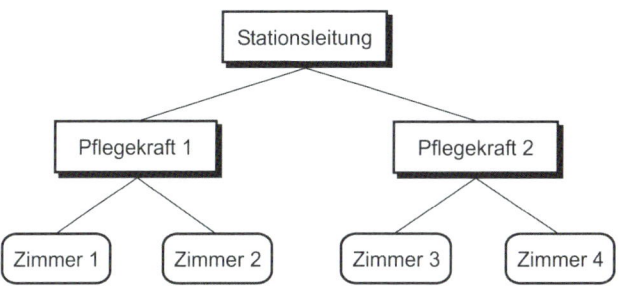

Abbildung 4

Zimmerpflege – Aufbauorganisation

(Quelle: Die Schwester/der Pfleger, 33. Jahrgang 6/94, S. 470ff.)

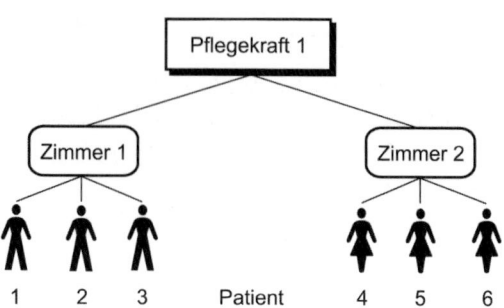

Abbildung 5
Zimmerpflege – Ablauforganisation
(Quelle: Die Schwester/der Pfleger, 33. Jahrgang 6/94, S. 470 ff.)

Funktionspflege

Einzelne Pflegekräfte führen einzelne oder mehrere Aufgaben bei allen PatientInnen durch. Die Planung und Einteilung der Arbeit und die Evaluation werden von einer verantwortlichen Pflegeperson vorgenommen. Es entstehen durch die strenge Ritualisierung von Pflegeleistungen eine hohe Geschwindigkeit der Leistungserbringung und eine gute Qualität der Einzelleistung. In einem funktionalen Pflegesystem finden sich häufig unzufriedene Patient/innen und Mitarbeiter/innen. Durch die Einführung des „Fließbandprinzips" (siehe Taylorismus, S. 164) können zwar die Personalkosten gering gehalten werden, die sozialen Kosten durch die Unzufriedenheit des Personals und die steigende *Fluktuationsrate* sind aber höher als bei anderen Pflegesystemen. Als negativer Kostenfaktor sind weiters Doppelarbeiten und höhere Sachkostenverursachung zusätzlich zur fehlenden Ganzheitlichkeit anzuführen.

Fluktuationsrate
bezeichnet die Anzahl der freiwillig und dauerhaft ausgeschiedenen Mitarbeiter eines Unternehmens

---

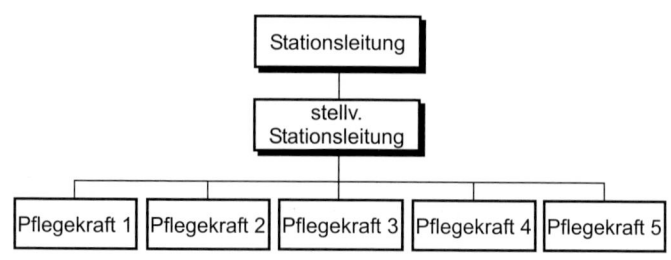

Abbildung 6
Funktionspflege – Aufbauorganisation
(Quelle: Die Schwester/der Pfleger, 33. Jahrgang 6/94, S. 470 ff.)

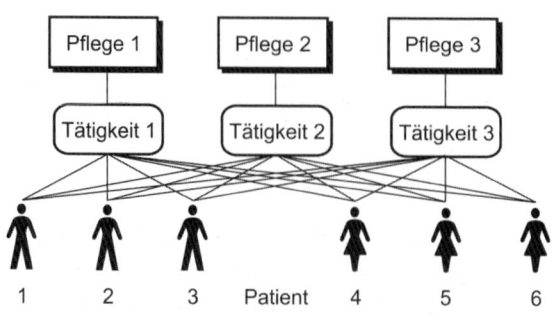

Abbildung 7
Funktionspflege – Ablauforganisation
(Quelle: Die Schwester/der Pfleger, 33. Jahrgang 6/94, S. 470 ff.)

Primary Nursing (Bezugspflege)

Mary Manthey beschrieb bereits 1969 das Pflegesystem „Primary Nursing" im Universitätskrankenhaus Minneapolis. Eine Pflegekraft (Primary Nurse = PN) betreut einen oder mehrere Patienten von der Aufnahme bis zur Entlassung. Aufgaben der PN sind die Pflegeanamnese, die Pflegeplanung, die Durchführung der Maßnahmen und die Evaluierung. In der Zeit ihrer dienstplanbedingten Abwesenheit führen Associated Nurses als ihre Vertretungen die Pflege nach ihrem Plan durch. Es finden nur Abweichungen statt, wenn der veränderte Zustand des Patienten dies erfordert. Die PN ist Ansprechpartnerin für den Patienten (sie stellt sich bei ihm mit Visitenkarte vor), für seine Angehörigen, die Associated Nurses, die Ärzte und alle Beteiligten des multiprofessionellen Teams. Die PN sammelt alle Informationen und gibt sie im therapeutischen Team weiter – als Vertraute des Patienten. Dabei entsteht eine starke emotionale Bindung zwischen Patient und Pflegekraft. Diese Beziehung und die Möglichkeit der ganzheitlichen Betreuung können die Zufriedenheit der MitarbeiterInnen und die Qualität der Versorgung steigern. Für die Qualität der Leistungserbringung der Pflege steht die PN ebenso wie für eine korrekte Dokumentation, um in den Zeiten ihrer Abwesenheit die Pflege gewährleisten zu können.

Mary Manthey
US-amerikanische Pflegewissenschafterin, Begründerin des Primary-Nursing-Systems

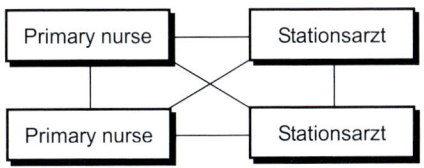

Abbildung 8
Primary Nursing – Aufbauorganisation
(Quelle: Die Schwester/der Pfleger, 33. Jahrgang 6/94, S. 470 ff.)

Die PN ist keine neue Hierarchiestufe – eine PN kann sowohl PN als auch Associated Nurse bei anderen PatientInnen sein. Voraussetzungen für das Pflegesystem „Primary Nursing" sind sehr gut ausgebildetes Personal (speziell in Gesprächsführung und anderen Kommunikationstechniken) und die Unterstützung von entsprechenden Hilfsdiensten (patientenferne Tätigkeiten wie Nachfüllen von Material etc.). Damit kann der hohe Anspruch erfüllt werden. Qualifizierte und kompetente Pflege wird in Zukunft weiter an Bedeutung gewinnen.

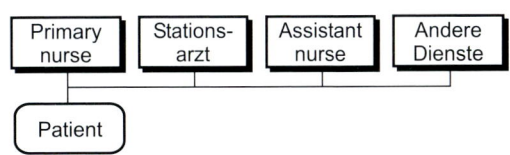

Abbildung 9
Primary Nursing – Ablauforganisation
(Quelle: Die Schwester/der Pfleger, 33. Jahrgang 6/94, S. 470 ff.)

Sowohl die Bevölkerungsentwicklung insgesamt als auch die prognostizierte Zunahme pflegebedürftiger Menschen fordern sichere und koordinierte Versorgungsstrukturen, die den kranken und pflegebedürftigen Menschen in den Mittelpunkt stellen. Ein patientenorientiertes Pflegesystem wie Primary Nursing kann einen Beitrag leisten, diesen Anforderungen der Zukunft gerecht zu werden.

Vertiefung des Lernstoffes

Zusammenfassung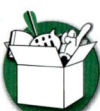

- Aufbauorganisation
- Stellenbeschreibung
- Ablauforganisation
- Ganzheitsprinzip der Arbeitsverteilung
- Funktionsprinzip der Arbeitsverteilung
- Zimmerpflege
- Funktionspflege
- Primary Nursing

Zum Üben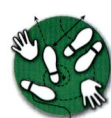

1. Versuchen Sie, jene Organisationsform der Pflege schematisch darzustellen, die Sie während Ihrer praktischen Ausbildung kennengelernt haben.
2. Zu welchem Zeitpunkt, unter welchen Rahmenbedingungen soll die Stellenbeschreibung durchgeführt werden?
3. Überlegen Sie, welche Auswirkungen die Ausstattung eines Krankenhauses/Geriatriezentrums auf die einzelnen Funktionsabläufe haben kann.
4. Beschreiben Sie wesentliche Merkmale der Pflegesysteme „Zimmerpflege", „Funktionspflege" und „Primary Nursing". Welche Vor-/Nachteile lassen sich für den Patienten und die Pflegepersonen erkennen?
5. Überlegen Sie, welches Pflegesystem Sie in der Praxis kennengelernt haben – sind Unterschiede bezüglich des Pflegesystems zwischen Tagdienst und Nachtdienst festzustellen?

3 Pflegequalität

Lernziel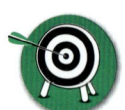

Nach dem Studium dieses Kapitels sollten Sie ...

... die verschiedenen Qualitätskriterien im Pflegedienst benennen können.
... Methoden eines wirksamen Qualitätsmanagements kennen.

lat. *qualitas*: Eigenschaft, Beschaffenheit, Güte, Wert

Qualität zu definieren ist sehr schwierig, da es viele unterschiedliche Definitionen von Qualität gibt – so wie Menschen, die sie definieren. Hier zwei mögliche Definitionen:

- Der Begriff Qualität bezeichnet die Übereinstimmung der Produkteigenschaften mit den berechtigten Anforderungen und Erwartungen.
- Qualität ist die Gesamtheit von Merkmalen (und Merkmalseigenschaften) einer Einheit eines Produktes bezüglich ihrer Eignung, festgelegte und vorausgesetzte Erfordernisse zu erfüllen.

Leistungen im Krankenhaus/Geriatriezentrum werden vom Patienten/Heimbewohner als jene Form der Qualität wahrgenommen, die sie aus ihrer speziellen Sichtweise beurteilen können.

Levitt (1997) hat in einer Studie nachgewiesen, dass PatientInnen von den unterstützenden und gehobenen Leistungen auf die Basisleistungen (höflicher Portier, einfühlsames Personal ...) und den gehobenen Leistungen (sauberes, gepflegtes Gebäude, moderne Ausstattung, kurze Wartezeiten ...) auf die Basisileistungen (Diagnose, Therapie, Pflege) schließen. Das heißt, der Patient kann aufgrund von fehlendem Fachwissen die Qualität der Basisleistung nicht beurteilen, bildet sich jedoch aufgrund seiner Eindrücke zur unterstützenden und gehobenen Leistung seine Meinung und beurteilt somit die Qualität.

Im Gesundheitswesen ist es besonders schwierig, von einer Gesamtqualität zu reden. Daher wird zur Beurteilung der Qualität auf eine Einteilung zurückgegriffen, die von dem amerikanischen Wissenschafter Donabedian (1997) beschrieben wurde:

Strukturqualität

Unter Strukturqualität eines Krankenhauses versteht man jene Merkmale, die zur Leistungserstellung notwendig sind. Die Strukturqualität wird vor allem bestimmt durch:
- Anzahl und Qualifikation (Qualität und Quantität) aller Mitarbeiter,
- den Organisationsaufbau eines Krankenhauses,
- die finanziellen Mittel und
- die Ausstattung eines Krankenhauses mit Betriebsmitteln.

Prozessqualität

Die Prozesskategorie umfasst alle Maßnahmen, die im Laufe eines Versorgungsablaufes ergriffen werden. Dieser Versorgungsablauf wird nach der spezifischen Situation und den individuellen Krankheitsmerkmalen des Patienten variieren.

Der Ansatz geht von der Annahme aus, dass die besten Behandlungsergebnisse dann erzielt werden, wenn die Behandlung selbst nach nachvollziehbaren bzw. nachprüfbaren Regeln systematisiert erfolgt. Die prozessbezogene Qualitätssicherung erfolgt oft anhand krankheitsspezifischer Kriterien (Standards).

Ergebnisqualität

Das Ergebnis (Outcome) einer medizinisch-pflegerischen Versorgung stellt den wichtigsten Faktor zur Beurteilung einer Qualität dar. Die Beurteilung dieser Qualitätskategorie ist im Krankenhaus besonders schwierig, da der Grad der Zielerreichung „Gesundheit" kaum festzustellen ist. Mögliche Ergebnisqualität im Krankenhaus: Patientenzufriedenheit, Mitarbeiterzufriedenheit, Erreichen eines Zieles im Sinne der Ziel- und Leistungsplanung.

3.1 Stufen der Pflegequalität

Pflegequalität wurde von Avedis Donabedian als Grad der Übereinstimmung zwischen den anerkannten Zielen der Berufsgruppe und dem Erfolg in der Pflege definiert (vgl. Donabedian 1997). Pflegequalität beschreibt, wie der Patient betreut, beraten, informiert, versorgt wird. Pflegequalität ist kein statischer Wert, sondern bezieht sich immer auf die Bedürfnisse des Patienten, die Zielsetzung des (Krankenhaus-)Trägers und die Rahmenbedingungen der Pflege.

Um Pflegequalität einzuteilen, wurde ein **Stufenmodell** – das verschiedene Grade unterscheidet – entwickelt, eingeteilt von „optimaler Pflege" bis zu „gefährlicher Pflege".

In einer neueren Variante ist die Bezeichnung „sichere Pflege" durch „Routinepflege" ersetzt worden.

Um beurteilen zu können, ob die erbrachte Pflege qualitativ gut oder schlecht ist, benötigt man Kriterien, an denen man die Pflege „messen" kann. Es wird ein Vergleich zwischen der Art der geleisteten Pflege und der Art der angestrebten Pflege (Ist-Soll-Vergleich) durchgeführt. Inhaltlich werden dabei drei Qualitätsaspekte der pflegerischen Berufsausübung berücksichtigt:

- die Qualität der Pflegemethoden und -techniken,
- die Qualität der Einstellung und des Verhaltens der Pflegepersonen gegenüber den PatientInnen und
- die Qualität der Organisation des Pflegedienstes.

Der Begriff Pflegequalität bezieht sich also nicht nur auf die konkrete pflegerische Verrichtung an den PatientInnen, sondern immer auch auf die beiden zuletzt genannten Aspekte.

Kriterien, auch **Indikatoren** genannt, bilden den Maßstab, an dem Qualität gemessen werden soll. Kriterien müssen

- konkret messbar sein (in Zahlen auszudrücken),
- relevant sein (für den zu analysierenden Bereich und das Ziel),
- verständlich sein.

Beispiele für Kriterien sind u. a. Verweildauer in Tagen, Anteil der Patienten mit Dekubitus in Prozent, Zeitspanne bis zur Versorgung eines Patienten durch das Notfallsteam, Anteil der nosokomialen Infektionen in Prozent.

Tabelle 1
Stufen der Pflegequalität

Bereiche	Stufen der Pflegequalität			
	Stufe 3	**Stufe 2**	**Stufe 1**	**Stufe 0**
	Optimale Pflege Miteinbeziehung des Patienten	*Angemessene Pflege* dem Patienten angepasst	*Sichere Pflege* Routineversorgung	*Gefährliche Pflege* Patient erleidet Schaden
Allgemeine Pflege GuKG § 1	Patient ist aktiviert, trägt Mitverantwortung an seiner Rehabilitation. Patient und Vertrauensperson/Angehörige erhalten sinnvolle Gesundheitserziehung.	Patient erfährt Berücksichtigung seiner individuellen Bedürfnisse.	Patient ist mit dem Nötigsten versorgt. Er erleidet keinen vermeidbaren Schaden.	Patient erleidet physischen (vermeidbaren) Schaden (Dekubitus, Kontrakturen, Unfall ...). Sein Äußeres ist ungepflegt.
Spezielle Pflege GuKG § 1	Patient kennt Sinn und Zweck der Behandlung, ist damit einverstanden, kooperiert, kann die Behandlung später selbst weiterführen (oder Vertrauensperson/Angehörige).	Patient ist über die Behandlung informiert, ist während und nach der Behandlung adäquat unterstützt und überwacht.	Patient erhält korrekte Behandlungspflege. Er erleidet keinen vermeidbaren Schaden.	Patient erhält fehlerhafte Behandlungspflege und erleidet (vermeidbare) Komplikationen.
Eingehen auf psychische und soziale Bedürfnisse GuKG § 14/1	Patient ist so in die Pflege miteinbezogen, dass er eine angepasste Lebensweise erlernt und Lebenshilfe über die Spitalsentlassung hinaus erfährt.	Patient erfährt ein Klima, in dem er seine Bedürfnisse ausdrücken kann und sich verstanden und akzeptiert fühlt. Er kann Kontakte nach außen aufrechterhalten.	Patient muss sich überwiegend an den Spitalsalltag anpassen. Er bekommt kaum Hilfe in der Auseinandersetzung mit persönlichen und existenziellen Fragen.	Patient erleidet psychische Schäden – Angst, Stress, Regression, Isolation.
Kommunikation, Interaktion GuKG § 14/1	Patient erfährt gezielte Beratung, die ihm weiterhilft – therapeutische Beziehung.	Patient erfährt eine zwischenmenschliche Beziehung, in der Gespräche und Meinungsaustausch möglich sind.	Patient erfährt stereotype spitalsbezogene Kommunikation.	Patient ist nicht informiert. Er kann seine Meinung nicht anbringen.
Pflegeplanung und Informationslogistik GuKG § 14/1	Patient (inkl. Vertrauensperson/Angehörige) werden in die Pflegeplanung miteinbezogen. Die interdisziplinäre Zusammenarbeit ist spitalsintern und -extern gewährleistet.	Es ist ein individueller Pflegeplan vorhanden, der nach Bedarf modifiziert wird. Es findet ein regelmäßiger Informationsaustausch im Pflegeteam statt.	Sichere Dienstübergaben und schriftliche Berichte sind gewährleistet.	Das Berichtwesen ist mangelhaft (z. B. Dokumentation).

Ein **Standard** ist das Ausprägungsmerkmal eines Kriteriums. Der Standard gibt an, welches Ziel man erreichen will/kann oder welches Ziel vorgegeben wird: maximal x Minuten bis zum Eintreffen des Herzalarmteams, Wartezeit in der Ambulanz unter y Minuten etc.

Qualitätssicherung bedeutet, systematisch die Unterschiede zwischen angestrebter und tatsächlich erreichter Qualität aufzuzeigen und die Ursachen dafür zu untersuchen, damit Verbesserungen eingeleitet werden können.

Qualitätssicherung verbindet zwei unterschiedliche Prozesse, die aufeinander aufbauen: Qualitätsbeurteilung und Qualitätsverbesserung. Die Maßnahmen der Qualitätssicherung sind zukunftsorientiert.

Kernaussage

> Im Mittelpunkt der Qualitätssicherung steht nicht die Sanktion, sondern die Frage: Wie kann ich das Veränderungspotenzial ausschöpfen, um zukünftig eine bessere Qualität zu erzielen?

Professionalität wird nur durch qualifizierte Arbeit erreicht – durch die Sicherung ihres Niveaus, ihrer Qualität. Das gilt für den intra- und extramuralen Bereich. Ausgehend von einer Entwicklung, wo die Pflegebedürftigkeit von Menschen in Langzeitpflegeeinrichtungen ansteigt und andererseits ein vermehrter Bedarf an pflegerischer Betreuung im extramuralen Bereich besteht, ist eine gesundheitspolitische Erfordernis gegeben, dass auch außerhalb von Krankenanstalten Qualitätssicherung im Pflegebereich zu gewährleisten ist. Das bedeutet, dass für qualifizierte Pflege ausschließlich diplomiertes Pflegepersonal verantwortlich ist und für unterstützende pflegerische Tätigkeiten Personen aus den neuen Berufsbildern (z. B. Fachsozialbetreuer) eingesetzt werden.

3.2 Patientensicherheit

Aufgrund komplexerer Betreuungssituationen im Gesundheitsbereich erhalten die Themen Sicherheit und Qualität eine maßgebliche Bedeutung.

Patientensicherheit geht vielfach mit Patienteninformation einher. Ein gutes Beispiel zur Optimierung stellt dazu die folgende Homepage dar: https://www.patientensicherheit-online.at/startseite.html (eingerichtet durch die Plattform Patientensicherheit und vielgesundheit.at [mit PartnerInnen]). Siehe auch Abbildung 10 auf Seite 179.

3.3 Pflegevisite

Die Pflegevisite ist ein „Krankenbesuch" durch eine Pflegeperson (Visitator) mit dem Ziel, das Pflegegeschehen zu betrachten, zu untersuchen. Sie ist eine zielgerichtete, bewusste Zuwendung durch den Visitator an den Patienten und/oder die Mitarbeiter mit dem Ziel der

5. Andere Erfordernisse/Anforderungen wie z. B. Gesundheitssysteme, Staatliche Agenturen für Soziales, Krankenversicherungen...	**3. Mitarbeiterstab, Team-Mix** wie z. B. Quantität (Zeit pro Patient), Qualität (Ausbildung, Berufsgruppe), Mitarbeiterzufriedenheit...	*Abbildung 10* Maßnahmen zur Patientensicherheit
4. Kontext-Faktoren wie z. B. Umfeldfaktoren der Organisation, Strukturqualität...	**5. Other requirement** **4. Contexinal factors** **3. Staff variables** **1. Safe patient care** **2. Patient characteristic**	
1. Sichere Patientenversorgung Evidenz basierte Pflege & Betreuung – Basis der Finanzierung, orientiert am Outcome	**2. Patienten Charakteristik** wie z. B. Zufriedenheit der Patienten & Vertrauensperson	

Überwachung, Sicherung und Verbesserung der Pflegequalität, Pflegeorganisation und des Einsatzes der Pflegemittel. Das bedeutet, der Visitator betrachtet (untersucht) den Pflegeprozess. Er hat dadurch die Möglichkeit, hemmende und fördernde Faktoren zu erkennen und konstruktiv in den Problemlösungsprozess (Beziehungsprozess) einzugreifen. Die Pflegevisite ist problemlösungsorientiert.

Die Pflegevisite ist ein Qualitätssicherungsinstrument der Pflege. Sie ist eine Form des strukturierten Klientenbesuchs mit dem Ziel der Überprüfung von pflegerischen Leistungen und deren Qualität.

Ziele der Pflegevisite

Die Pflegevisite trägt dazu bei, ein **Gleichgewicht zwischen den Bedürfnissen** von Patienten und Pflegepersonen herzustellen; sie trägt durch das Festlegen von Beurteilungskriterien zur Hebung und Aufrechterhaltung der **Pflegequalität** bei. Sie unterstützt das **selbstständige und professionelle Denken** der Mitarbeiter. Die Pflegevisite kann Schwachstellen bei der Pflegeorganisation aufzeigen – sie ist aber keine Fehlersuche! (vgl. Heering 2006). Durch die Pflegevisite kann die gezielte Teilnahme von MitarbeiterInnen an **Fort- und Weiterbildungen** gefördert werden. Die Pflegevisite ist ein Instrument, um den MitarbeiterInnen die **Zielsetzung** der Organisation näherzubringen und deren **Umsetzung** zu überwachen. Die Pflegevisite ist **keine Patientenübergabe**.

„Suche nicht Fehler, suche Lösungen." Henry Ford

Die Pflegevisite ist

▶ problemlösungsorientiert durch die Beurteilung der ausgeführten Pflegemaßnahmen,
▶ prozessorientiert durch die Beurteilung des Pflegeverlaufes,
▶ strukturorientiert durch die Beurteilung der Organisation.

Die Pflegevisite erfordert eine **einheitliche Vorgangsweise** bei der Durchführung sowie eine **einheitliche Dokumentation**.

Frequenz der Durchführung der Pflegevisite:
- mindestens eine Pflegevisite im Quartal/Monat pro Station durch die Oberschwester/den Oberpfleger – abhängig von der Abteilungsgröße
- einmal pro Woche durch die Stationsschwester/den Stationspfleger
- bei Bedarf durch die Pflegedirektion

Folgende **Inhalte** können bei der Pflegevisite beurteilt werden:
- Nachvollziehbarkeit der Einstufung des Patienten (Norton-, Bradenskala, Reaktivierungsstufen, PPR-Einstufung …)
- Pflegedokumentationsverlauf
- spezielle Probleme des Patienten oder der Mitarbeiter
- physische Situation des Patienten (Hautzustand, Ernährung, Pflegezustand …)
- psychische Situation des Patienten (Probleme, Fragen, Wünsche …)
- Hygiene (Patient, Umgebung des Patienten, Pflegepersonal …)
- Organisationsabläufe (Suchtgiftgebahrung,…)

Bevor die Pflegevisite durchgeführt werden kann, sind bestimmte Vorarbeiten zu erledigen. Vor Beginn der Pflegevisite sollten folgende Maßnahmen gesetzt werden:
- Information der Station, der Mitarbeiter/innen
- Schwerpunkte der Visite bekanntgeben
- Auswahl der Patienten (nicht mehr als drei Patienten pro Visite)
- Information der Patienten, eventuell ihrer Angehörigen
- Auswahl eines geeigneten Raumes
- Wahl des Termins und der Uhrzeit (richtet sich nach dem Tagesablauf der jeweiligen Station)

Durchführung der Pflegevisite:
- Die betreuende Pflegeperson informiert den Patienten.
- Vorinformation ohne Patient (der Patient wird mittels Pflegeprozess besprochen)
- Visite beim Patienten (am Bett oder in einem geeigneten Raum)
- Evaluation der Pflegevisite
- eventuell Festlegen von Maßnahmen

Die Dauer der Pflegevisite sollte zwei Stunden nicht überschreiten.

Wichtig ist, dass die Ergebnisse der Pflegevisite gut dokumentiert und somit nachvollziehbar gemacht werden:
- Eintragung in der Patientendokumentation (Durchführungsnachweis oder Berichtblatt)
- Dokumentation der Pflegevisite und ihrer Ergebnisse auf einem eigenen Pflegevisitendokumentationsblatt
- Aufbewahrung des Dokumentationsblattes entweder bei der Oberschwester/dem Oberpfleger oder an der Station oder bei beiden

> Fundiertes Fachwissen, das von einzelnen Pflegekräften in die pflegerische Diskussion eingebracht wird, kann qualitative Defizite in der Versorgung des Patienten beheben und zusätzlich einen Weiterbildungseffekt erzielen.

Kernaussage

Die Pflegevisite kann als Abstimmungsinstrument zwischen pflegerischen Leistungen und den Bedürfnissen des Klienten gesehen werden – der Patient selbst als die beste Informationsquelle muss in die Gespräche miteinbezogen werden. Durch die Pflegevisite werden hierfür die richtigen Rahmenbedingungen gesetzt.

3.4 Qualitätsmanagement

Gesetzliche Grundlage für die Qualitätssicherung ist eine Änderung des Krankenanstaltengesetzes vom 26. 11. 1993 Bundeskrankenanstaltengesetz § 5b. Die Landesgesetzgebung hat die Träger von Krankenanstalten zu verpflichten, im Rahmen der *Organisationsentwicklung* Maßnahmen der Qualitätssicherung vorzusehen und dabei auch ausreichend überregionale Belange zu wahren. Die Maßnahmen sind so zu gestalten, dass vergleichende Prüfungen mit anderen Krankenanstalten ermöglicht werden.

Weiters schreibt das Gesetz vor, dass die kollegialen Führungen die Durchführung umfassender Qualitätssicherungsmaßnahmen sicherzustellen haben. In jeder bettenführenden Krankenanstalt ist eine Kommission für Qualitätssicherung einzusetzen, die unter der Leitung einer fachlich geeigneten Person steht. Aufgabe der Kommission ist es, Qualitätssicherungsmaßnahmen zu initiieren, zu koordinieren, zu unterstützen, die Umsetzung der Qualitätssicherung zu fördern und die kollegiale Führung zu beraten.

Qualitätssicherung ist einerseits gesetzlich vorgeschrieben, andererseits eine Möglichkeit, Transparenz und Vergleichbarkeit (Benchmarking) in den Einrichtungen des Gesundheitswesens (Krankenhaus, Geriatriezentrum, Schule, Hauskrankenpflege etc.) zu schaffen und damit zur Standortsicherung beizutragen.

Organisationsentwicklung
Prozess von betrieblichen Veränderungen in den Bereichen Struktur, Kultur, Kommunikation und Strategie, an dem die MitarbeiterInnen beteiligt sind

Kernaussage

Qualitätssicherung in der Pflege bedeutet, die Handlungen und Leistungen einer professionellen Pflege im Moment und in der Zukunft zu garantieren. Zur Sicherung qualitativer Pflegeleistungen ist ein strukturierter Prozess erforderlich.

Unter **Qualitätsmanagement (QM)** versteht man die Summe aller Ansätze als Gesamtsystem der Qualitätsentwicklung. Qualitätsmanagement stellt unternehmerisches Wertesystem, strategisches Instrument und Zusammenspiel von Methoden und Instrumenten zur Bearbeitung von Qualitätsfragen auf verschiedenen Ebenen dar.

Total Quality Management (TQM) baut darauf auf, das Thema Qualität zu fokussieren und gleichzeitig die Entwicklung der Organisation zu fördern. Eine Verbesserung der Qualität muss sich nicht nur auf eine Verbesserung der Leistungsqualität (Prozess und Ergebnis) konzentrieren, sondern auch auf eine Veränderung der zugrunde liegenden Organisationsmuster. Qualitätsverbesserung geht mit Organisationsentwicklung einher.

Unter dem Stichwort **Kundenorientierung** wurde ein Paradigmenwechsel herbeigeführt. Beurteilungskompetenz wird in die Hand der Leistungsempfänger (Kunde = Patient) gegeben. Es wird in den Organisationen zwischen externen (PatientInnen, KlientInnen …) und internen Kunden (MitarbeiterInnen) unterschieden.

W. E. Deming
(1900–1993)
US-amerikanischer Physiker, Statistiker sowie Pionier im Bereich des Qualitätsmanagements

Am deutlichsten ist das Prinzip der Qualitätsarbeit als Regelkreis am so genannten **Deming-Kreislauf** zu erkennen. Dieser Kreislauf umfasst die Schritte PLAN – DO – CHECK – ACT. PLAN entspricht dem Planungsschritt, DO bedeutet Umsetzung, CHECK steht für die Evaluation. Auf Grundlage dieser Evaluation finden Steuerungsmaßnahmen statt (ACT). Bei einem **Qualitätsverbesserungsprojekt** wird der Kreislauf zur Gänze durchlaufen.

Abbildung 11
Deming-Kreislauf

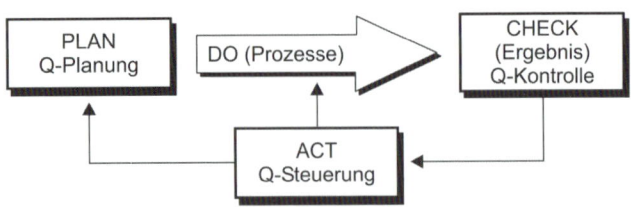

Kernaussage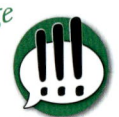

In der Qualitätssicherung werden Leistungen gemessen, Schwachstellen erkannt und Verbesserungsmöglichkeiten aufgezeigt.

Mögliche Inhalte und Instrumente der Qualitätssicherung in der Pflege:
- Praxisgerechtes Pflegemodell
- Zeitgemäße Pflege kann nur im Pflegeprozess stattfinden (vgl. Arbeitshilfe für die Pflegedokumentation GÖG 2010)
- Pflegedokumentation („Was nicht dokumentiert ist, wurde nicht gemacht", lautet eine Pflegealltagsfloskel – tatsächlich ist es aber auch eine Erfahrung aus dem Pflegerechtsbereich. Im Pflegeskandal 2003 (Horaczek 2003) wurde u. a. das Nichtdokumentieren von Pflegehandlungen als Unterlassung angezeigt.)
- Ganzheitlich orientierte Pflege- und Betreuungssysteme
- Pflegestandards
- Expertenstandards: z. B. Sturzprophylaxe 2013 (Deutsches Netzwerk für Qualitätsentwicklung in der Pflege, http://www.dnqp.de), EBP-Standards (www.wienkav.at/)
- Normen (ON-Regel) z.B. ON-Norm PPR
- Guidelines
- Selbstüberprüfung und Kontrolle als Teil einer positiven Fehlerkultur: Meldung von Fehlern und Beinahefehlern in Fehlerberichtssystemen wie: CIRS = Critical Incident Reporting System (CIRSmedical, Erfahrungsdrehscheibe/CIRS im Wr. Krankenanstaltenverbund)
- Pflegevisite
- Personalplanung (Personalausstattung, Personalauswahl, Personalentwicklung, Personaleinsatz)
- Gewährleistung eines adäquaten Informationsflusses
- (Multiprofessionelle) Kooperation
- Qualifizierte und strukturierte Einführung/Anleitung neuer MitarbeiterInnen, SchülerInnen …
- Gewährleistung einer kontinuierlichen Fort- und Weiterbildung der MitarbeiterInnen

Um die Wirkung qualitätssichernder Maßnahmen zu überprüfen, wurden mehrere Zertifizierungssysteme erarbeitet: die ISO-Normenreihe 9000, der Malcolm Baldridge National Quality Award (MBNQA) und der European Quality Award (EQA).

Kernaussage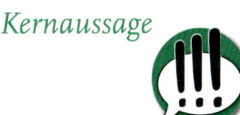

> Qualität in der Pflege heißt, die physischen und psychosozialen Bedürfnisse des Patienten zu erkennen. Sie setzt Engagement, Verantwortung, Professionalität voraus – nur durch qualifizierte Arbeit und durch die Sicherung ihres Niveaus kann Qualität garantiert werden.

Hohe Qualität der Pflege hängt auch von der Zusammenarbeit der Pflegenden und des therapeutischen Teams ab. Die Pflegenden spielen dabei eine zentrale Rolle in der Kommunikation zwischen allen Mitgliedern des Teams. Eine entsprechende Kommunikation fördert die Kontinuität der Pflege, Effektivität und Effizienz der Therapie, verbessert die Patientenzufriedenheit und reduziert den medizinischen Aufwand (Aiken 2002).

Vertiefung des Lernstoffes

Zusammenfassung

- Strukturqualität
- Prozessqualität
- Ergebnisqualität
- Stufen der Pflegequalität
- Pflegevisite
- Qualitätssicherung

Zum Üben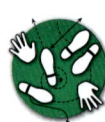

1. Wie kann Qualität im Bereich Pflege eingestuft/gemessen werden?
2. Überlegen Sie, ob es innerhalb der Ausbildung zur/zum diplomierten Gesundheits- und Krankenschwester/-pfleger Anwendungen der Pflegequalitätsstufen gibt.
3. Definieren Sie den Begriff „Pflegevisite" in eigenen Worten.
4. Skizzieren Sie die wesentlichen Inhalte und beschreiben Sie die Zielsetzungen der Pflegevisite.
5. Wenden Sie den Expertenstandard „Sturzprophylaxe" beispielhaft anhand einer konkreten Situation (aus dem Praktikum) an.

4 Öffentlichkeitsarbeit

Lernziel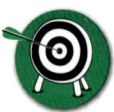

Nach dem Studium dieses Kapitels sollten Sie ...
... verschiedene Formen des Marketing kennen.
... die Funktionen von Vereinen und Stiftungen kennen.
... über die Bedeutung von Öffentlichkeitsarbeit für den Beruf der Gesundheits- und Krankenpflege Bescheid wissen.

Ein wichtiges Instrument einer wirksamen und zielführenden Marketingpolitik ist die Öffentlichkeitsarbeit. Während bei der Werbung und der Verkaufsförderung eine unmittelbare Beeinflussung der Absatzchancen angestrebt wird, zielt die Öffentlichkeitsarbeit (**Public Relations**) vornehmlich auf die Schaffung einer für das Unternehmen wohlwollenden Atmosphäre ab. Deren Zielgruppe sind somit nicht nur die unmittelbaren Marktpartner, sondern die Gesamtheit jener Personen, die einen Einfluss auf den Unternehmenserfolg haben können. Diese Personen werden über das Unternehmen als Ganzes sowie über dessen wirtschaftliche und gesellschaftliche Aktivitäten informiert. Dabei wird versucht, in der Öffentlichkeit ein positives Image der Organisation herzustellen, was für die Erreichung der Organisationsziele beträchtliche Bedeutung haben kann. Vielfach übersehen wird die Wichtigkeit der „eigenen Berufsgruppe" als Werbeträger – die Angehörigen des gehobenen Dienstes der Gesundheits- und Krankenpflege tragen durch ihr Auftreten und ihre persönliche Einstellung zum Beruf wesentlich zur Imagebildung in der Gesellschaft bei. „Ausgebrannte" MitarbeiterInnen werden kein positives Bild des Berufes zeichnen können, von dem sich andere angesprochen fühlen oder an dem sie sich orientieren.

Beispiel „Hitliste der Spitäler":

In einer 1999 veröffentlichten Studie der Stiftung Warentest mit dem Titel „Hitliste der Hospitäler" wurden Ergebnisse zur Qualität in Deutschlands Krankenhäusern erhoben. Interessant dabei erscheint die Tatsache, dass sich die Qualität aus der Befragung von ÄrztInnen und PatientInnen ergibt. Gehring et al. (2000) sind der Meinung, dass es sich dabei um eine schizophrene Situation handle, weil einerseits die professionelle Pflegekraft selbstverständlich zum Krankenhausalltag zählt (und auch lächelnd auf dem Titelblatt der Studie abgebildet ist), aber andererseits in die Befragung nicht einbezogen wurde.

„Onkel Doktor" – er alleine arbeitet professionell und wird alles wieder richten. Die „Schwester" lächelt dazu? (Gehring et al., 2000, S. 24)

Die PatientInnen wurden bei der Befragung zur „Hitliste der Hospitäler" zu den angebotenen Komfortleistungen (Hotelleistungen) befragt, ÄrztInnen zu z. B. vorhandenen Standards für Operationen. Das Gelingen einer Operation hängt aber – wie wir wissen – nicht nur vom Können der OperateurInnen ab. Wenn mit der letzten Wundnaht der operative Eingriff abgeschlossen ist, beginnt die postoperative Phase, in der professionelle Pflege eine wesentliche Rolle spielt. Die Kontrolle der Vitalfunktionen, des Wundgebietes, der Schmerzäußerungen uvm. ermöglichen den PatientInnen eine sichere und soweit angenehme Situation.

Insgesamt kristallisiert sich bei Beobachtungen im Stationsgeschehen schnell heraus, dass die qualifizierte Pflege die primäre Kontaktperson während des Krankenhausaufenthaltes und damit die VermittlerIn zwischen ihr, dem Patienten und anderen Berufs-/Interessensgruppen darstellt – aber offensichtlich nicht wahrgenommen wird. Es steht außer Zweifel, dass professionelle Pflege genauso als Grundpfeiler wie die medizinische Versorgung und die Hotelleis-

> tungen zur optimalen Versorgung der PatientInnen zählt und damit Studien zu diesem Themenschwerpunkt den Faktor Pflege nicht außer Acht lassen dürfen.

Folgende Public-Relations-Instrumente stehen zur Erreichung eines harmonischen Bildes der Organisation in der Außenwelt zur Verfügung:
- gute Kontakte zu Presse, Rundfunk und Fernsehen
- Abhaltung von Pressekonferenzen
- Einsatz attraktiv gestalteter Geschäftsberichte, Broschüren und Zeitschriften
- Aufstellung von Sozialbilanzen und Verwertung der Ergebnisse in Sozialberichten
- Organisation von Vorträgen und Symposien
- Durchführung von Betriebsbesichtigungen und ähnlichen Veranstaltungen für die Öffentlichkeit (z. B. Tag der offenen Tür)

Pflegende müssen lernen, über ihre Arbeit zu sprechen – vom gesamten Aufgabenbereich, inklusive der medizinischen Aspekte. Pflege ist seriöse Arbeit, aber die Pflegenden präsentieren sie vielfach nicht als solche. Buresh et al. (2006) sind der Meinung, dass der Wille vieler Pflegender still und anonym bleiben zu wollen, ein Kernproblem der Pflege darstellt. Es scheint so zu sein, dass Pflegende mit ihren Freunden und Angehörigen genauso ungern sprechen wie mit den Medien. 1990 wurde in Amerika eine PR-Kampagne mit dem Titel „Nurses of America" gestartet (vgl. Buresh et al. 2006), welche zum Ziel hatte, hochrangige KandidatInnen für die Sache zu gewinnen, um personelle Engpässe für den Pflegeberuf zu kompensieren. Mehr als eine Million Dollar wurde für das Projekt zur Verfügung gestellt, um PR-wirksame Maßnahmen zu setzen. Es wurde die Einstellung der Bevölkerung gegenüber den Pflegenden analysiert und mit Werbung versucht, das Bild in ein günstiges Licht zu rücken.

Pflegepersonen wurden auf öffentliche Medienauftritte professionell vorbereitet, und es wurden Medienevents veranstaltet, um die Berichterstattung über die Pflege zu fördern. Seit wenigen Jahren gibt es auch gezielte Schulungsmaßnahmen für Führungspersonen der Gesundheitseinrichtungen, um auf Medienkontakte entsprechend vorbereitet zu sein.

Buresh et al. untersuchten 1991 im Rahmen dieser Kampagne auch die gesundheitsbezogene Berichterstattung in drei großen Zeitungen, mit dem Wissen, dass in der heutigen Zeit Status und Ansehen (einer Berufsgruppe) in der Öffentlichkeit wesentlich davon abhängen, wie Medien ihre fachliche Kompetenz einschätzen. In der Vorbereitung zur Analyse der drei Zeitungen gingen die Autorinnen von einer eher geringen medialen Präsenz der Pflege aus, das Ergebnis war aber schockierend. Aus 908 Quellen an direkten Zitaten fiel ca. ein Drittel aller

Meldungen auf die Berufsgruppe der Ärzte; nicht auf Platz 2 oder 3 war die Pflege vertreten, sondern an 13. Stelle (das entsprach dem letzten Platz) mit 1,1% der Zitate. Hinzu kommt, dass in öffentlichen Diskussionen meist keine Pflegenden zu Fachfragen Stellung beziehen, sondern sogenannte „Pflegeexperten" – Juristen, Konsumentenschützer, Ärzte („Pflegeombudsmann" Dr. Vogt).

Görres et al. erarbeitete 2009 auf der Basis empirisch gesicherter Daten Empfehlungen für eine Imagekampagne der Pflegeberufe (in der Alten- und Gesundheits- und Krankenpflege) zur Akquirierung von weiblichen und männlichen Schulabgängern. Es wurde dabei u. a. untersucht:

- welches Image Pflegeberufe derzeit bei SchülerInnen und Eltern haben,
- welche Maßnahmen sich insbesondere zur Akquirierung männlicher Schulabgänger aus den Daten ableiten lassen,
- welche Faktoren zur Attraktivität des Gesundheits- und Krankenpflegeberufes sowie des Altenpflegeberufes beitragen,
- welche Strategien sich benennen lassen, die zu einer Attraktivitätssteigerung der Pflegeberufe führen.

Zentrale Ergebnisse daraus sind u. a.:

- Pflegeberufe haben momentan sowohl für SchülerInnen als auch für deren Eltern ein eher negatives Image. Die Motivation zur Wahl eines Pflegeberufes ist dementsprechend äußerst gering ausgeprägt.
- Zentrale Berufswahlhilfen sind die Beratung sowie das Absolvieren eines Praktikums.
- Für männliche Schüler kann die Attraktivität des Pflegeberufes vor allem durch die Hervorhebung des „Spaßfaktors", der Weiterbildungs- und Aufstiegschancen sowie des zukünftigen Technikbezugs erreicht werden.
- Einkommenschancen, die Nachhaltigkeit und Sicherheit des Arbeitsplatzes, die Qualität der Arbeit (interessant und sinnvoll) sowie die Aufstiegsmöglichkeiten zählen zu den zentralen Einflussfaktoren auf die Berufswahl von SchülerInnen.
- Ein frühzeitiger Zugang zu umfassenden Informationen, zielgruppenspezifische Werbematerialien, Stärkung der Zusammenarbeit zwischen Schule und Elternhaus sowie die Bereitstellung von Praktikumsplätzen könnten die Attraktivität des Pflegeberufes positiv beeinflussen (dabei ist inhaltlich vor allem auf eine realistische und differenzierte Darstellung der Aufgabenfelder von Pflegeberufen zu achten, die das Potenzial zu Selbstständigkeit und Vielseitigkeit, die hohe Arbeitsplatzsicherheit und das Soziale des Berufes hervorheben).

In der Öffentlichkeit ist das Ansehen der Pflegenden sehr gut (siehe Abbildung 12). Wenn Pflegende hingegen den Eindruck vermitteln, dass ihre Arbeit nichts Besonderes sei, dann kann nach der öffentlichen Meinung ihre Arbeit auch von Hilfskräften übernommen werden oder ganz wegfallen.

Abbildung 12
Der Ruf des Berufs
(ZDF heute, 25.05.2013)

Welche Berufe das höchste Ansehen haben...

Feuerwehrmann	95%
Kranken-/Altenpfleger	91%
Arzt	89%
Kitamitarbeiter	87%
Polizist	86%
Pilot	83%

... und welche das niedrigste

Gewerkschaftsfunktionär	30%
Manager	29%
Politiker	19%
Mitarbeiter Telefongesellschaft	19%
Mitarbeiter in Werbeagentur	15%
Versicherungsvertreter	11%

Eine gezielte und professionelle Öffentlichkeitsarbeit durch die Pflegenden ist eine große Herausforderung an die Berufsgruppe – es erfordert ein Umdenken und konkrete Maßnahmen wie „Pflege bewegt Deutschland" (vgl. Isfort 2009), bietet aber auch viele interessante Perspektiven. Die Pflegenden vermitteln als primäre und kontinuierliche Kontaktperson den ersten und vor allem bleibenden Eindruck – so werden Erfolg und Image eines Krankenhauses maßgeblich von den Pflegenden beeinflusst. Im Krankenhaus/Geriatriezentrum ist sozusagen **jeden Tag Tag der offenen Tür**. Auch im privaten Bereich treten Pflegende als „inoffizielle RepräsentantInnen" auf. Jede Pflegende hat täglich mit vielen Menschen Kontakt (ca. 20 Personen pro Tag, vgl. Gordon 2008) – jedes Mal besteht die Möglichkeit, das Bild der Pflege zu prägen. Wenn dies bewusst im Sinne der angesprochenen Imagekorrektur geschieht, ist damit die Gelegenheit gegeben, Einfluss auf die Zukunft der Pflege zu nehmen.

Welch positiven Eindruck Pflegende hinterlassen können, zeigte die Reaktion von Popstar George Michael, der sich im Dezember 2007 mit einem Konzert bei den Krankenschwestern des staatlichen Gesundheitsdienstes NHS (National Health Service) bedankte, die seine Mutter vor ihrem Krebstod betreut hatten (Die Schwester/Der Pfleger 2007). 2000 Karten wurden nur für NHS-Schwestern verlost und während des Konzertes bedankte sich der Sänger bei „den Heldinnen" mit den Worten: „die Gesellschaft nennt das, was Pflege bedeutet, Berufung, und dementsprechend ist die Entlohnung – deswegen ist dieser Abend mein Dank an euch."

4.1 Marketing

Unter Marketing versteht man die strategischen Aktivitäten um das „Produkt". Bezüglich des Einsatzbereiches lassen sich kommerzielles und nicht kommerzielles Marketing unterscheiden. Während beim **kommerziellen Marketing** sämtliche absatzpolitischen Entscheidungen auf einen möglichst hohen Gewinn und eine stetige Unternehmensentwicklung abzielen, stehen beim **nicht kommerziellen Marketing**, das Non-Profit-Organisationen (z. B. das Krankenhaus, die Schule für Gesundheits- und Krankenpflege) betreiben, andere, höchst unterschiedliche und nicht primär gewinnorientierte Beweggründe im Vordergrund, z. B. Kostendeckung, Kapazitätsauslastung, Versorgung von Minderheiten oder Verbreitung kultureller Angebote. *Social Marketing*, meist für Verbände, Hilfsorganisationen und gemeinnützige Vereine, geht noch einen Schritt weiter und stellt öffentliche Anliegen in den Mittelpunkt des Interesses.

Social Marketing
zielt auf gesellschaftlichen Bewusstseinswandel ab, z. B. Kampagnen gegen übermäßigen Alkohol- und Tabakkonsum, Aufklärungsarbeit in Bezug auf Randgruppen der Gesellschaft oder Sensibilisierung für die Notwendigkeit des Umweltschutzes

4.2 Sponsoring-Vereine (Stiftungen)

Vereine sind eine im medizinischen Bereich häufige Organisationsform, um Interessen der medizinischen Forschung und Fortbildung zielgerichtet und unter objektiven Bedingungen zu realisieren. Beispiele sind die „Ludwig-Boltzmann-Gesellschaft – Österreichische Vereinigung zur Förderung der wissenschaftlichen Forschung" mit ihren Fachvereinigungen und diverse Vereine zur Förderung der wissenschaftlichen Aktivitäten und Förderung der Fortbildung verschiedenster medizinischer Fachbereiche. Die Finanzmittel sind dem Vereinsziel zu widmen, ihre zweckgebundene Verwendung ist entsprechend dem Vereinsgesetz nachzuweisen.

Weiters haben sich diverse Fördervereine etabliert, mit dem Ziel, die Lebens- und Versorgungsqualität in sozialen Einrichtungen zu optimieren, wie z.B. der Förderverein für Brandverletztenbehandlung (FBVB).

Erwähnt werden müssen auch **Stiftungen**. Im angloamerikanischen Raum betreiben Stiftungen nicht nur Spitäler, sondern finanzieren auch Teilbereiche ausgewählter Gesundheitsorganisationen. Diese Bereitstellung von Drittmitteln hat in unserem derzeitigen Gesundheitssystem eine völlig untergeordnete Rolle. In diesem Zusammenhang besteht auch die Möglichkeit, Betriebsbereiche (Station, Abteilung …) in der Organisation nach dem Sponsor, Stifter oder Förderer zu benennen.

Vertiefung des Lernstoffes

Zusammenfassung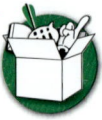

- **Public Relations**
- **Marketing**
- **Sponsoring**
- **Vereine**
- **Stiftungen**

Zum Üben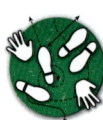

1. Recherchieren und diskutieren Sie die PR-Maßnahmen für den Pflegeberuf der letzten Jahre (z. B. die Kampagne „PflegerIn mit Herz" http://www.pflegerin-mit-herz.at/) – Vorteile/Nachteile.
2. Erstellen Sie selbst geeignete Werbemaßnahmen (Werbeslogan, Inserat ...) für den Beruf des gehobenen Dienstes der Gesundheits- und Krankenpflege.
3. Diskutieren Sie zur Fragestellung „Welches Image hat Ihrer Meinung nach der gehobene Dienst für Gesundheits- und Krankenpflege?"

5 Pflegemanagement

Lernziel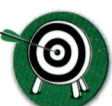

Nach dem Studium dieses Kapitels sollten Sie ...

... unterschiedliche Führungsstile und -konzepte erkennen und bewerten können.

... die Bedeutung von Leitbildern beurteilen können.

„Management ist die Transformation von Ressourcen in Nutzen."
(Fredmund Malik)

5.1 Grundlagen der Führung

In der Literatur wird „Führen" sehr unterschiedlich definiert. Führung als dynamisches Phänomen hängt von Lernprozessen, Erwartungen, Veränderungen, Wert- und Zukunftsvorstellungen der Mitglieder einer Organisation ab und ist damit einer ständigen Veränderung unterworfen.

Führen im Sinne von Menschenführung bedeutet persönliche Beeinflussung in Richtung eines gemeinsamen Zieles – Führen bedeutet letztendlich Macht.

> Führung ist jede zielbezogene, *interpersonelle* Verhaltensbeeinflussung.

Kernaussage

Es kann davon ausgegangen werden, dass es kein optimales, für alle Betriebe oder Situationen stets anwendbares Führungsverhalten oder vielleicht sogar die „ideale" Führungspersönlichkeit gibt. Beeinflussend dabei wirkt jeweils auch das zugrunde liegende Menschenbild – wie das ökonomische oder das entwicklungsbezogene Menschenbild (vgl. Kerres/Seeberger 2005). Wichtige Kriterien von Führung sind: Zielgerichtetheit, Zukunftsorientierung, Vorbildfunktion und Motivation.

interpersonell
= zwischen Menschen

5.2 Führungsstile

Führungsstile treffen Aussagen darüber, wie die Praxis der Führung vollzogen wird. Sie beruhen teils auf wissenschaftlichen Grundlagen, teils sind sie aus praktischen Erfahrungen entstanden. Auch Führungsstile unterliegen dem **Wandel und Trends** – war früher die autoritäre Führungskraft gefragt, so spricht man heute gerne von visionären oder charismatischen Führungspersönlichkeiten.

Insgesamt lassen sich bei allen Führungsstilen bestimmte **Grundtypen** und **-ansätze** erkennen. Im Folgenden werden die Vor- und Nachteile der einzelnen Stilrichtungen einander gegenübergestellt bzw. die charakteristischen Merkmale herausgearbeitet.

Pragmatischer Ansatz

Dieser klassische Ansatz geht auf Taylor zurück – der Geführte wird als *rational* handelndes Wesen gesehen, das bei gerechtem Leistungshonorar die Leistung erfüllt, um den Lohn zu maximieren. Der Führer hat dabei die Verfügungsmacht durch Anweisung, der Geführte erbringt die gewünschte Leistung unter Entlohnung als Folge der Anweisung.

rational
= vernünftig, vernunftbegabt, einsichtig

Eigenschaftsorientierter Ansatz

Dieser Ansatz versucht, Führungserfolg auf angeborene und/oder erworbene Eigenschaften zurückzuführen. Er geht davon aus, dass Führung durch die besonderen Eigenschaften des Führers wie Verantwortungsbewusstsein, Durchsetzungskraft, Initiative, Selbstvertrauen, Urteilskraft, soziale Fähigkeiten, Menschenkenntnis etc. bewirkt wird. Die Persönlichkeit des Führers steht demnach im Vordergrund.

Empirische Untersuchungen ergeben ein uneinheitliches und teilweise sogar widersprüchliches Bild dieses Ansatzes. Obwohl die Gültigkeit dieses Ansatzes nicht begründet nachgewiesen ist, wird er in der Praxis des Managements geschätzt, wie immer wieder an der Formulierung von Stellenausschreibungen für Führungsposition zu sehen ist.

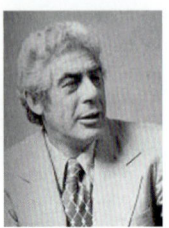

Frederick Herzberg
(1923–2000)
US-amerikanischer Psychologe

Kontent
engl. *content* = Gehalt, Inhalt

Kontext
Zusammenhang

intrinsisch
von innen her

Motivationsorientierter Ansatz

Dieser Ansatz versucht, Führung aus der Sicht der Ursachen für ein bestimmtes Verhalten zu erklären.

Frederick Herzberg und seine Mitarbeiter entwickelten die **Zwei-Faktoren-Theorie**, deren Kernannahme besagt, dass Zufriedenheit bzw. Unzufriedenheit mit der Arbeit von zwei Faktorengruppen beeinflusst wird: Die **Motivatoren** (Leistung, Anerkennung der Leistung, die Arbeit selbst, Verantwortung, Aufstieg und Möglichkeit zum Wachstum) bewirken Zufriedenheit, während **Hygienefaktoren** (Führungsstil, Unternehmenspolitik, Arbeitsbedingungen, Beziehung zu Gleichgestellten, Unterstellten, Vorgesetzten, Status, Arbeitssicherheit, Gehalt und persönliche berufsbezogene Arbeitsbedingungen) Unzufriedenheit auslösen können, aber nicht Zufriedenheit bewirken.

Motivatoren hängen unmittelbar mit dem Inhalt der Arbeit zusammen und werden daher auch als „*Kontent*faktoren" bezeichnet. Hygienefaktoren beziehen sich auf die Arbeitsumgebung und werden deshalb auch als „*Kontext*faktoren" bezeichnet. Während Anerkennung, die Tätigkeit selbst, Verantwortung, Weiterentwicklungs- und Aufstiegsmöglichkeiten *intrinsisch* motivierend wirken und zu Zufriedenheit führen, aber nicht Unzufriedenheit auslösen, können Bezahlung, Führungsstil, Status, Arbeitsumgebung, Beziehungen zu Kollegen, Unternehmenspolitik bei Frustration zu Unzufriedenheit führen.

Menschen sind dann mit ihrer Arbeit zufrieden, wenn sie interessant und herausfordernd ist. Das Management kann also eigentlich die Mitarbeiter nicht motivieren, aber es kann eine Arbeitsumgebung und Arbeitsbedingungen schaffen, die es Arbeitenden erlaubt, sich selbst zu motivieren.

Kernaussage

> Motivation ist mit der Möglichkeit zu persönlichem Wachstum verbunden und basiert auf dem Bedürfnis ständiger Weiterentwicklung.

Situationsansatz

Dieser Ansatz resultiert aus der Beobachtung, dass unterschiedliche Aufgaben auch unterschiedliche Eigenschaften/Fähigkeiten erfordern. Dabei geht man davon aus, dass Führung nicht ausschließlich von Persönlichkeitseigenschaften abhängt, sondern auch oder sogar besonders von speziellen Situationen.

Drei Parameter beschreiben die Führungssituation:
- die Positionsmacht: Inwieweit ermöglicht es die Position dem Führer zu beeinflussen?
- die Strukturierung: Wie ist die Aufgabe strukturiert?
- die Führer-Mitarbeiter-Beziehung: Inwieweit führt die Beziehung zu Zufriedenheit oder Unzufriedenheit?

Klassische Unterscheidung von Führung nach Lewin

Autoritärer Führungsstil: Entscheidungen werden ohne Befragung oder Mitwirkung der MitarbeiterInnen vom Vorgesetzten getroffen.

Vorteile:
- rasche Entscheidung
- eindeutige Rollenverteilung
- höhere Zufriedenheit der autoritätsangepassten MitarbeiterInnen
- bestmögliche Nutzung von Spezialkenntnissen der MitarbeiterInnen

Demokratischer Führungsstil: Beim demokratischen oder partizipativen Führungsstil wird die Mitwirkung der Geführten mehr oder weniger realisiert.

Vorteile:
- qualifizierte Entscheidung durch MitarbeiterInnen
- Fachverständnis
- bei engagierten MitarbeiterInnen höhere Innovation
- Förderung von Führungsnachwuchs

Laissez-faire-Führungsstil: auch passiver Stil genannt – in völliger Passivität überlässt der Führer der Gruppe alle Entscheidungen.

Patriarchalischer Führungsstil: Er wird durch ein hohes Maß an Mitarbeiterorientiertheit und Wertschätzung, aber auch durch Dominanz, Lenkung und Bevormundung bestimmt.

5.3 Führungskonzepte

Hier wird entsprechend der **Zielrichtung** des Verhaltens von Führungskräften unterschieden.

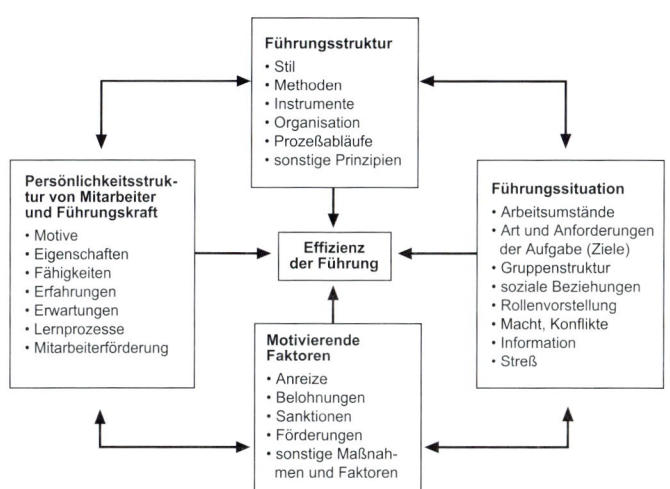

Abbildung 13
Einflussfaktoren auf die Führungskonzepte
(Quelle: Becker 2005, S. 211)

Aufgabenbezogenes Konzept: Das Hauptaugenmerk gilt dem reibungslosen technischen Ablauf der Aufgabenerfüllung und dem geforderten Leistungsergebnis. Einer leistungsmäßigen Lohndifferenzierung stehen „Antreiben", „Überwachen" und „Kontrollieren" gegenüber.

Management by objectives (Führen durch Zielvereinbarung): Im Vordergrund steht, die strategischen Ziele des Gesamtunternehmens und der Mitarbeiter umzusetzen, indem Ziele für jede Organisationseinheit und auch für die Mitarbeiter vereinbart werden.

Mitarbeiterbezogenes Konzept: Persönliche Belange der MitarbeiterInnen sowie Interesse und Hilfe bei Schwierigkeiten (auch außerhalb der Arbeit), individuelle Entwicklung und Sorge für das berufliche Fortkommen stehen im Vordergrund.

Die Bedürfnishierarchie nach Maslow: Maslow teilt die verschiedenen Bedürfnisse in hierarchische Stufen: niedrige, fundamentale und höhere Bedürfnisse. Ein Bedürfnis wird nach Maslow erst dann aktiviert, wenn die in der Rangordnung niedrigeren Bedürfnisse weitgehend befriedigt sind.

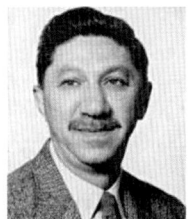

Abraham Maslow
(1908–1970)

Abbildung 14
Maslow'sche Bedürfnispyramide
(Quelle: Kirchler 2005, S. 101)

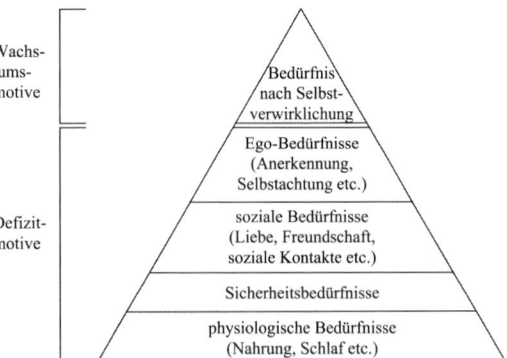

„Consideration" und „Initiating structure": Dieses Begriffspaar stammt aus den Ohio-State-Studien, einem Instrument zur Kategorisierung von Führungsverhalten. Führungspersönlichkeiten können demnach zwei Kategorien zugeordnet werden:

engl. *consideration* = Berücksichtigung, Rücksicht; Erwägung; Überlegung

engl. *initiating structure* = Aufgabenorientierung

Consideration ist – ähnlich wie die mitarbeiterbezogene Führung – gekennzeichnet durch gegenseitiges Vertrauen, Wertschätzung und Unterstützung. Bei Initiating structure geht es um zielbezogenes Verhalten: Der/die Vorgesetzte plant, grenzt ab, regelt und überwacht. Es entsteht eine Mischform aus aufgabenbezogenem und mitarbeiterbezogenem Konzept. Die beiden Kategorien werden als „Paar" begriffen und beliebig zu Führungsstilen kombiniert.

Der Verhaltensansatz: Es geht um Motive und um die Aktivierung durch Anreize, woraus sich ein bestimmtes Verhalten oder Handeln ergibt. Darüber hinaus hängt das individuelle Verhalten von Einstellungen, Kenntnissen und Fähigkeiten der Einzelperson ab.

Leadership: Bis in die 1990er-Jahre dominierten Führungsmodelle, die auf einem sozialen Austauschprozess basierten („du gibst mir und ich gebe dir"). Der Führungserfolg wurde an Kostenminimierung und Produktinnovation gemessen. Erfolgreicher Führung liegt dabei ein sogenanntes „Leadership Motive Pattern" zugrunde. Es geht um ein Zusammenspiel aus ausgeprägtem Machtstreben, mittlerem Leistungsstreben und einer Tendenz zur Selbstüberwachung. Letzteres bedeutet, imstande zu sein, das eigene Verhalten zu kontrollieren und an die Erfordernisse der jeweiligen Situation anzupassen. Dominiert das Leistungsstreben, kann darunter die Delegationsfähigkeit leiden (vgl. Steyrer 2009).

In Österreich wurde die Untersuchung von Steyrer 2008 auch bei Führungspersonen im Krankenhausbereich (Medizin/Pflege) durchgeführt. Es wurden dabei nicht nur die Idealbilder von Führung ermittelt, sondern auch gefragt, inwieweit die Führungskräfte diesem Idealbild entsprachen. Es ließen sich Unterschiede im Führungsstil von Medizinern und Pflegepersonen feststellen. Ärzte werden von ihren MitarbeiterInnen als integer, leistungs- und zielorientierter sowie weniger autokratisch als Führungskräfte in der Pflege wahrgenommen. Erklärungen dazu lassen sich in der organisationalen Struktur finden (Qualifikationen von Führungspersonen sind oft auf fachliche Erfordernisse, nicht auf Managementinhalte fokussiert; auch die Doppelfunktion Fach- und Personalfunktion spielt eine Rolle). Darüberhinaus scheinen aber auch die stark patriarchalisch/matriarchalisch geprägten Strukturen, welche in den Berufsgruppen unterschiedlich gelebt werden, ein Grund für diese Ergebnisse zu sein.

Mittlerweile hat sich ein beständiger Wandel in Unternehmen und Organisationen etabliert. Es ist ein Führungsverhalten gefragt, das die Mitarbeitenden ermutigt und sie zu zusätzlichen Anstrengungen motiviert. Dieses **transformationale** Führungsverhalten – oft mit Charisma oder Soft Skills umschrieben – ist mitverantwortlich für Zuversicht, Schwung und Energie aller Beteiligten und damit für den Erfolg des Unternehmens.

Die GLOBE-Studie (Global Leadership and Organizational Effectiveness Program) untersuchte 1991 in 62 Ländern aller Kontinente ca. 17.000 Personen aus allen Kulturkreisen zur Fragestellung: Welche Idealerwartungen haben MitarbeiterInnen gegenüber ihren Führungskräften und existieren Unterschiede zwischen den Kulturen?
Auf einer 7-stufigen Skala mussten dazu die Befragten Eigenschaften/Verhaltensweisen ankreuzen, welche sie mit einer herausragenden Persönlichkeit verbanden. Es ist der GLOBE-Studie gelungen, eine Art Weltatlas der Führungskulturen zu erstellen, „der aufzeigt, welches Managementverhalten wo akzeptiert und für effektiv erachtet wird und wo nicht" (Braun 2008).

Die Managementforscher Bass und Avolio (Bass/Avolio 1993, S. 112–122) haben Organisationen weltweit untersucht und unterscheiden vier entscheidende weitere Merkmale, über die die besten Leader neben soliden Führungstechniken verfügen:
- **Sie führen individualisierend**: Sie kennen die Stärken und Schwächen ihrer Mitarbeitenden gut. Und sie wissen, was diese brauchen, um an ihrem Arbeitsort ihr Bestes zu geben.

- **Sie führen inspirierend**: Sie haben Ideen – oft auch unkonventionelle – und sind offen für Denkanstöße von anderen.
- **Sie haben eine Idealvorstellung** von der Zukunft ihrer Organisation oder Unternehmung. Und sie kommunizieren diese begeisternd und überzeugend.
- **Sie sind integer:** Sie machen sich und den Mitarbeitern nichts vor und tun selber das, was sie von anderen verlangen.

5.4 Leitbild

Ein Unternehmensleitbild stellt die Erklärung der allgemeinen Grundsätze eines Unternehmens dar, die sich nach innen an die MitarbeiterInnen und nach außen an KundInnen bzw. die gesamte Öffentlichkeit wenden. Es formuliert in knappen und plastischen Bildern die Werte, Ziele und Aufgaben einer Organisation. Besonders im Gesundheitswesen entstand durch den Strukturwandel und die Orientierung am Wirtschaftlichkeitsprinzip das Bedürfnis sowohl des Managements als auch der MitarbeiterInnen nach einem einheitlichen Auftreten der Organisation nach innen und außen. Damit konnten Leistungsprofile sichtbar gemacht und Vergleiche ermöglicht werden, PatientInnen wurde Orientierung geboten. Erfolgreich implementierte Leitbilder haben in der Belegschaft einen hohen Wiedererkennungswert und sind inter- und multiprofessionell erstellt.

Kernaussage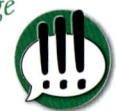

> Leitbilder, die „top down", d. h. von der Leitung „verordnet" werden, sind in der Umsetzung weniger erfolgreich als solche, die „bottom up", d. h. unter Beteiligung der Mitarbeiter erstellt werden.

Corporate Identity
ist das Gesamtbild, das ein Unternehmen seinen Kunden, Zulieferern sowie Angestellten gegenüber vermittelt. Daraus folgt, dass die Corporate Identity sich so genau wie möglich an den Zielen und dem Selbstverständnis eines Unternehmens ausrichten muss.

Corporate Design
einheitliches visuelles Erscheinungsbild, z. B. Logos

Häufig wird der Begriff „Leitbild" mit *Corporate Identity* gleichgesetzt. Die Corporate Identity wird durch das *Corporate Design* noch verstärkt.

Leitbilder ...

- ... **motivieren** Mitarbeiter und Kunden.
- ... **bieten Identifikationsmöglichkeiten**: Die Formulierung von Zielen, Werten und Aufgaben bietet Mitarbeitern und Kunden die Grundlage, sich mit dem Unternehmen/der Organisation zu identifizieren. Dieser Effekt ist umso höher, je mehr sie in die Entwicklung eines Leitbildes eingebunden sind.
- ... **formulieren ein Profil**: Über ein Leitbild entsteht auch eine Abgrenzung zu vergleichbaren Unternehmen/Organisationen, das Besondere und das Profil der Organisation werden deutlicher. Dies ist auch ein Ergebnis des Leitbildentwicklungsprozesses.

- **... stiften Einheit**: Über die Erarbeitung einer gemeinsamen Zielsetzung wird bestimmten Konflikten innerhalb einer Organisation die Grundlage entzogen.
- **... geben Orientierung**: Sowohl auf Management- wie auf Mitarbeiterebene haben Leitbilder die Funktion, Orientierung im täglichen Handeln zu geben. Die Ableitung von Prioritäten in der täglichen Arbeit wird erleichtert. Dies kann unterstützt werden, wenn Leitbilder auf die einzelnen Abteilungen/Einrichtungen einer Organisation bezogen werden und mit Mitarbeitern die Frage bearbeitet wird: „Was bedeutet das Leitbild für unser/-e Station/Schule/Krankenhaus?"

Inhalte von Leitbildern

Was im Einzelnen in Leitbildern beschrieben wird, unterscheidet sich zum Teil sehr stark und ist natürlich vom jeweiligen Unternehmen bzw. der Organisation abhängig. Im Allgemeinen enthalten Leitbilder Aussagen über folgende Punkte:

Wer sind wir, was wollen wir?	Was tun wir wie für wen?
• Wer sind wir, was ist unsere gemeinsame Identität? • Welche Ziele haben wir? • Wie wollen wir die Ziele erreichen, welche Werte sind uns wichtig? • Unsere Vision	• Produkte, Leistungsprofil, Positionierung auf dem Markt • Welche Kunden haben wir, wie gehen wir mit ihnen um? • Rahmenbedingungen/rechtliche Grundlagen • Fachliche Grundlagen/Konzepte
Verhaltensgrundsätze für Führung und Zusammenarbeit	**Unternehmensstruktur**
• Führungsgrundsätze und Führungsstil • Wie treffen wir Entscheidungen? • Was ist uns in der Zusammenarbeit wichtig? • Verantwortung • Mitarbeiter • Weiterbildung/Qualifikation	• Strukturgrundsätze für Verfassung, Organisation und System • Hierarchie • Entscheidungsstrukturen

Tabelle 2
Inhalte von Leitbildern

Stolpersteine beim Erstellen und Einführen von Leitbildern

▶ Unternehmensleitbilder werden von der Unternehmensleitung aufgepfropft
▶ Unzureichende Beteiligung der Mitarbeiter
▶ Fehlende Akzeptanz des Leitbildes durch die Unternehmensleitung
▶ Vernachlässigung von Tradition und Kultur
▶ Unrealistische Formulierungen
▶ Fehlende oder fehlerhafte Organisation
▶ Falsche oder unzureichende methodische Hilfsmittel

▸ Fehlende Maßnahmen der unternehmensinternen und -externen Verbreitung
▸ Fehlende Maßnahmen der Information und Aufklärung

Vertiefung des Lernstoffes

Zusammenfassung

- Führungsstile
- Führungskonzepte
- Leitbilder
- Corporate Identity

Zum Üben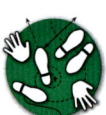

1. Wie würden Sie die „ideale" Führungsperson in der Pflege charakterisieren?
2. Gehen Sie anhand verschiedener Leitbilder die einzelnen Bereiche (Inhalte, Ziele, Zielgruppen …) durch und überlegen Sie, welche Konsequenzen sich für Sie als MitarbeiterIn bzw. Kunde davon ableiten lassen.
3. Ist Ihnen das Leitbild Ihrer Ausbildungseinrichtung (des Rechtsträgers der Ausbildungseinrichtung) bekannt?

6 Personalmanagement

Lernziel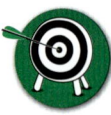

Nach dem Studium dieses Kapitels sollten Sie …
… Hauptfunktionen und Aufgaben des Personalmanagements benennen können.
… Arbeitsplatzberechnungen durchführen können.
… unterschiedliche Formen der Personaleinsatzplanung, die im Gesundheits- und Spitalswesen eingesetzt werden, beschreiben können.
… einzelne Werkzeuge der Personalentwicklung kennen.

Human-Resources-Management bezeichnet jenen Bereich der Betriebswirtschaft, der sich um den planmäßigen Umgang mit dem Produktionsfaktor Arbeit bemüht

Das Krankenhaus ist ein arbeitsintensiver, von der Aufwandseite her gesehen lohnintensiver Betrieb (ca. 56–68 % der Betriebskosten pro Jahr). Aus diesem Grund kommt der Personalplanung eine besondere Bedeutung zu. Strukturelle und auch finanzielle Entwicklungen machen es notwendig, zeitgemäße Managementmethoden für diesen wichtigen Bereich zu etablieren und immer wieder neu anzupassen. Diese Entwicklung geht von der „Personalverwaltung" hin zu einem ganzheitlichen Ansatz der Personalarbeit, dem *Human-Resources-Management*.

Diese Feststellung gilt im Besonderen auch für den Pflegedienst (ca. 40 % des Gesamtpersonalanteils), wo die Qualität der Aufgabenerfüllung ein Mindestmaß an entsprechend qualifizierten Mitarbeitern bedingt. Es gilt, das richtige Maß für die jeweilige Organisationseinheit unter ökonomischen Gesichtspunkten zu ermitteln. Im Krankenanstaltengesetz (und seinen Novellen) haben die Personalplanung (Stellenpläne, Personaleinsatz) und die Qualitätssicherung einen entsprechenden Stellenwert.

6.1 Ziele und Aufgaben des Personalwesens

Folgende Ziele und Aufgaben hat das Personalmanagement zu erfüllen:
- Bedarfs- und zeitgerechte Bereitstellung personeller Kapazitäten in quantitativer und qualitativer Hinsicht zur Erreichung des Unternehmenszieles
- Nutzen und Leistungen sollen mit einem „sparsamen" Personalaufwand (in quantitativer Hinsicht) optimal erbracht werden (ökonomisches Minimalprinzip)
- Erfüllung der Bedürfnisse der Mitarbeiter im Hinblick auf Arbeitsbedingungen, soziale Sicherheit, Entwicklungs- und Karrieremöglichkeiten, Förderung sozialer Kontakte ...

> Zu den **Hauptfunktionen und Aufgaben des Personalmanagements** zählen die Personalbedarfs-, -einsatz-, -ausstattungs- und -entwicklungsplanung. Weitere Funktionen sind die Personaladministration und das Controlling sowie die Personalführung.

Kernaussage

Die Hauptfunktionen sind in unterschiedlicher Ausprägung in den Organisationen des Gesundheitswesens implementiert und von verschiedenen Faktoren beeinflusst, z. B. von gesellschaftlich-politischen Schwerpunkten, dem Arbeitsmarkt, der Zielsetzung des Trägers der Gesundheitseinrichtung und des Managements. Die üblicherweise im Vordergrund stehenden Funktionen sind die **Personalbedarfsplanung** in Verbindung mit der **Personaleinsatzplanung**, dies vor allem aus ökonomischen Sachzwängen. Dabei wird der betrieblich notwendige Personalbedarf, unterschieden in Berufsgruppen und Bereiche, für eine bestimmte Planungsperiode (z. B. das Jahr) in Stellenplänen zusammengefasst (und vom Träger der Gesundheitseinrichtung finanziert). Der Personaleinsatz wird entsprechend dem betrieblichen Bedarf gesteuert und in Dienstplänen dokumentiert.

Das Personalmanagement ist Aufgabe der Führungskräfte in jeder Ebene der Organisation und der Personalabteilung, jedoch mit unterschiedlichen Schwerpunkten. Das *strategische* **Personalmanagement**

strategisch
zielgerichtet, gezielt, planvoll, durchdacht

wird von der oberen Führungsebene wahrgenommen (Direktion). Inhalte sind z. B. grundsätzliche Entscheidungen, längerfristige Personalplanung in qualitativer und quantitativer Hinsicht, Personalkostenanalysen und -optimierung im Abgleich mit den Zielen der Trägerorganisation (Eigentümer).

operativ
konkrete Maßnahmen betreffend

dispositiv
anordnend, verfügend

Das *operative* **Personalmanagement** liegt im Aufgabenbereich der nachgeordneten Führungskräfte, der Bereichsleitung (mittleres Management, Oberschwester/-pfleger) und auf der Ebene der Betriebsstellen (erste Führungsebene, Stationsleitung). Inhalte sind z. B. *dispositive* Aufgaben, Umsetzung von kurz- und mittelfristigen Zielvorgaben und damit verbundene Einzelentscheidungen wie Diensteinteilung, innerbetrieblicher Personalausgleich, individuelle Förderung und Schulung, Beurteilung.

6.2 Personalbedarfsplanung

Primäre Aufgabe der Personalbedarfsplanung ist die Ermittlung der notwendigen Mitarbeiter (Arbeitskräfte), die zur Leistungserbringung in den Gesundheitseinrichtungen notwendig sind.

Die Berechnung des **Soll-Personalstandes** zur Erreichung des jeweiligen Organisationszieles (Krankenhaus, Pflegeheim) stellt somit die quantitative Dimension des Personalmanagements dar.

Die Funktionen der Personalbedarfsplanung können wie folgt dargestellt werden:
- ▶ Sicherstellung der notwendigen Personalressourcen (Stellenplanung – Personalbudget, Personalkosten, Personalcontrolling)
- ▶ Erreichen des Organisationszieles (Sicherstellung der Patientenversorgung auf adäquatem Qualitäts- und Leistungsniveau)
- ▶ Überprüfung der Personalausstattung im Rahmen der Budgetplanung (Personalbudgetverhandlungen), im Besonderen bei Begehren von zusätzlichen Stellen und zur Feststellung des Personalneubedarfs bei Leistungserweiterung

Generelle Berechnungsmethoden sind die Basis der Verfahren zur Bemessung personeller Kapazitäten. Praktisch allen Arten und Methoden der Personalbedarfsplanung liegen Elemente genereller Berechnungsmethoden, im Besonderen der Leistungseinheits- und Arbeitsplatzberechnung zugrunde.

6.2.1 Arbeitszeitberechnung

Bei der Berechnung der Arbeitszeit geht man von der zeitlichen Verfügbarkeit der Mitarbeiter in einem Jahr bzw. in einer bestimmten Periode aus. Basis dafür ist die in Deutschland und Österreich als gesetzlicher Rahmen definierte (Normal-)Wochenarbeitszeit von 40 Stunden bzw. die vertraglich vereinbarte Arbeitszeit (38,5 Stunden, Teilzeit …) – man spricht auch von Vollzeitäquivalent (VZÄ).

Zu den Ausfalls-/Fehlzeiten zählen: Erholungsurlaub, Pflegefreistellung, Mutterschutzzeiten (Beschäftigungsverbot), Sonderurlaube, Dienstreisen, diverse Ausfallszeiten (Arztbesuche, Amtswege ...), Krankheitsabsenz, Kuraufenthalte, sonstige Absenzen, Zeitgutschriften nach dem Nacht-Schwerarbeitergesetz (so sie nicht anders berücksichtigt wurden).

> Arbeitszeit ist eines der wesentlichsten Betriebsmittel in Gesundheitseinrichtungen; die Arbeitszeit macht personenbezogene Dienstleistung erst möglich und garantiert die Verfügbarkeit von Mitarbeitern in Gesundheitsberufen.

Kernaussage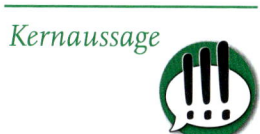

Begriffe zur Arbeitszeit

- **Bruttoarbeitszeit**: die vertragliche Wochenarbeitszeit, berechnet als Jahresarbeitszeit (theoretische Verfügbarkeit eines Mitarbeiters pro Jahr, abhängig vom Arbeitseinsatz – Regelarbeitszeit, Turnusdienst ...).
- **Nettoarbeitszeit**: die um die Ausfalls-/Fehlzeit reduzierte Bruttoarbeitszeit. Die berechnete Jahres-Nettoarbeitszeit ist das Zeitausmaß, in welchem Mitarbeiter zur dienst- bzw. arbeitszeitlichen Disposition zur Verfügung stehen. Die im Rahmen des Personalcontrollings errechnete Fehlzeitenquote beträgt ungefähr 17–24 %; 20 % sind derzeit bei Personalbudgetverhandlungen vereinbarungsgemäß zu kalkulieren.
- **Produktivarbeitszeit**: Darunter versteht man die Nettoarbeitszeit abzüglich „unproduktiver Zeiten" im Rahmen des Arbeitsprozesses (die Mitarbeiter sind am Arbeitsplatz anwesend, erbringen aber keine konkrete Arbeitsleistung im Sinne der sonst üblichen Arbeitsinhalte). Zu unproduktiven Zeiten zählen der persönlich bedingte Arbeitsausfall – **persönliche Verteilzeit** (Ess- und Regenerationspausen, wenn sie Bestandteil der Arbeitszeit sind, Sanitärzeiten, private Gespräche) und auf die Organisation oder Führung zurückzuführende unproduktive Arbeitszeit – **ablaufbedingte Verteilzeit** (Störungen im Arbeitsfluss, unkoordinierte Arbeitsabläufe, unklare Arbeitsanweisungen, Warte- oder Stehzeiten).

6.2.2 Pflegepersonalregelung (PPR)

Die Pflegepersonalregelung ist ein Einstufungsinstrument zur Erfassung des Pflegebedarfes und wurde 1993 in Deutschland (PPR-D) von einer ExpertInnenkommission entwickelt. 1995 modifizierte eine ExpertInnengruppe in Krankenhäusern des Wiener Krankenanstaltenverbundes die PPR-D zu PPR-W (vgl. Dorfmeister 2001). Die Erfassung aus den Bereichen „Allgemeine Pflege" (A) und „Spezielle Pflege" (S) dient der nachvollziehbaren und transparenten Darstellung von pflegerischen Leistungen in jeweils 3 Kategoriemöglichkeiten A1-A3 und S1-S3.

Abbildung 15
Kategorien der PPR

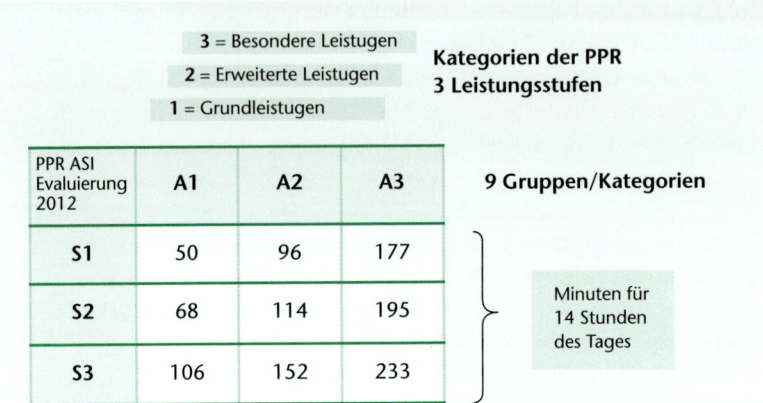

ON-Regel
ON-Regeln sind rasch verfügbare normative Dokumente, die in ihrem Entwicklungsprozess nicht alle Anforderungen an eine „klassische" Norm erfüllen müssen

ASI
Austrian Standards Institute – vormals ON Österreichisches Normungsinstitut

Zusätzlich wird täglich ein Pflegegrundwert und einmalig für Aufnahme von außen u. Ä. ein Fallwert ermittelt. Die Ergebnisse aus der PPR können dem Pflegemanagement zusätzlich als Diskussionsgrundlage für Personalausgleiche, Benchmarking und Personalcontrolling dienen.

Seit 2001 wurde die PPR in eine *ON-Regel* überführt.

Mit 2012 erfolgte am *ASI* die letzte Evaluation (PPR ONR 116150, 2012).

6.2.3 Arbeitsplatzberechnung

Bei der Arbeitsplatzberechnung, der Berechnung der Mindestpersonalbesetzung, wird die tägliche und/oder wöchentliche mindeste Anwesenheit von Arbeitskräften zur Ausführung bestimmter Leistungen festgestellt. Dabei wird davon ausgegangen, dass die als Mindestpräsenz definierte Anzahl von Mitarbeitern dem Leistungsumfang einer Betriebsstelle entspricht oder eine bestimmte Mindestpersonalbesetzung gewährleistet sein muss, z. B. die Mindestpersonalbesetzung in Notfalleinrichtungen, Intensivstation, OP, Kreißsaal, Ambulanz, Telefonzentrale, Portier-, Transportdienst – dieser Sachverhalt wird auch als **Vorhalteleistung** bezeichnet. Die genannten Funktionseinheiten bzw. Betriebsbereiche müssen im Sinne des Versorgungsauftrages betriebsbereit sein (Personal, Räume, Geräte) – ungeachtet des tatsächlichen Arbeitsaufkommens.

Folgende Informationen sind für die Berechnung der Mindestbesetzung einer Betriebsstelle erforderlich (je nach Berechnungsperiode, zumeist eine Woche):

- Anzahl der notwendigen Arbeitsplätze (Station, OP ...)
- Anzahl der notwendigen Arbeitskräfte pro Arbeitsplatz
- notwendige Betriebs- und Arbeitszeiten pro Tag (Anwesenheitszeit)
- Betriebstage pro Woche
- Berücksichtigung des Personalersatzbedarfs (wenn primär mit der Bruttoarbeitszeit gerechnet wird)

Folgende Formel wird zur Arbeitsplatzberechnung angewendet:

$$\frac{\text{MA pro Arbeitsplatz} \times \text{Anwesenheitszeit pro Tag} \times \text{Arbeitstage pro Woche}}{\text{Wochenarbeitszeit}} = \text{PB}$$

MA: Anzahl der Mitarbeiter (MA) pro Arbeitsplatz (Station, Notfallaufnahme, OP...), PB: Personalbedarf

6.3 Personaleinsatzplanung

Konkret bezieht sich die Einsatzplanung auf eine *kapazitäts*orientierte, *dynamische* und auf einen Zeitraum bezogene Personalzu- und -einteilung. Daraus lassen sich Begriffe wie z. B. Diensteinteilung, Schicht- oder Dienstplan ableiten. Die betriebliche Notwendigkeit an den meisten Betriebsstellen einer Gesundheitseinrichtung, auch zu unattraktiven Zeiten wie nachts, sonn- und feiertags den Betrieb zu gewährleisten, stellt eine Herausforderung dar.

Kapazität
Aufnahmefähigkeit, Fassungsvermögen

dynamisch
eine Entwicklung aufweisend

> Bei der Personaleinsatzplanung geht es darum, in jeder Tagesperiode personelle Ressourcen bereitzustellen und dabei die Bedürfnisse und Wünsche der Mitarbeiter möglichst zu berücksichtigen.

Kernaussage

Um diese Sachverhalte zu objektivieren, finden auch Arbeitsanalysen und -studien Anwendung.

Für die Einteilung der Dienste hilfreich und zielführend ist es, wenn nicht nur die Zahl der Mitarbeiter berücksichtigt wird, die zur Leistungserbringung an der Betriebsstelle zur Verfügung stehen, sondern die Arbeitszeit der Mitarbeiter pro Tag (Woche oder Monat) kalkuliert und in Relation zur anfallenden Arbeit gebracht wird (Pflegeminuten, Pflege- und Betreuungsabhängigkeit – abhängig vom Patientenklientel; Soll-Ist-Vergleiche). Sind dazu keine Arbeitszeitstudien oder Patienteneinstufungen als Zeitorientierung möglich, so ist die Expertenmeinung (Erfahrungswerte, Einschätzung der Stationsleitung) ein Faktor zur ökonomischen Personalressourcenplanung. Hilfestellung dabei bieten die in den stationsspezifischen Rahmenbedingungen festgelegten Mindestpersonalpräsenzen und einfache Berechnungen.

Der **Dienstplan**, als konkretes Ergebnis der Personaleinsatzplanung für die einzelnen Mitarbeiter(-Gruppen), ist ein wesentliches Organisationsinstrument im Gesundheits- und Spitalswesen. Ebenso bedeutend ist dieser für die MitarbeiterInnen: Lebensalltag und das Privatleben sind von der beruflichen Arbeitszeit abhängig – die Zeitorganisation des Arbeitsbereichs beeinflusst somit die Zeitorganisation des persönlichen Lebensbereichs. Es ist also nicht verwunderlich, dass hohe Emotionalität das Thema Dienst- und Arbeitszeitgestaltung begleitet.

Die Gestaltung von Dienstplänen ist weit mehr als nur Einteilung und Verwaltung von Arbeitszeit, sie berührt die Themenbereiche der Mitarbeitermotivation, Gesundheitsförderung, Leistung, Produktivität und Qualitätssicherung.

Regelarbeitszeit: Unter Regelarbeitszeit versteht man eine „normale" Arbeitszeit an Wochentagen, bei 40 Wochenarbeitsstunden im Durchschnitt zwischen 8 und 9 Stunden an 5 (Montag bis Freitag) bzw. 6 Tagen (auch Samstag). Die Arbeitszeit kann auch durch eine längere Pause unterbrochen werden (z. B. geteilter Dienst im Pflegebereich oder Mittagssperre im Handel).

Turnusdienst („Touren- oder Radldienst"): Unter Turnusdienst ist eine regelmäßige Aufeinanderfolge von Arbeitstagen (Tag-, Nachtdienste) und freien Tagen zu verstehen, deren Rhythmus sich nach einer bestimmten Anzahl von Tagen wiederholt (z. B. „4er-Radl", „5er-Radl"). Turnusdienste sind im Krankenpflegebereich wohlbekannt und haben eine jahrzehntelange Tradition. Üblicherweise werden Reserve- oder „Springer"-Dienste zum Ausgleich bei Fehlzeiten berücksichtigt.

Schicht-, Wechseldienst: Der Begriff der Schichtarbeit ist inhaltlich nicht eindeutig festgelegt. Sie beinhaltet aber eine Art der Diensteinteilung, bei der sich an einem Arbeitsplatz verschiedene Mitarbeiter nacheinander abwechseln, um den Betrieb zumeist 24 Stunden aufrechtzuerhalten. Die Arbeitsaufteilung erfolgt in gleichmäßigen Zeitabschnitten von üblicherweise je 8 Stunden; Frühschicht 6:00–14:00 Uhr, Spätschicht 14:00–22:00 Uhr, Nachtschicht 22:00–6:00 Uhr. Die Dienstabfolge ist in der Regel nach einem rhythmischen Plan von Arbeits- und Freizeit festgelegt. Im Pflegedienst findet die klassische Schichteinteilung nur im Ansatz ihre Anwendung – mit regionalen Unterschieden und Überlappungszeiten. Häufiger wird der Wechseldienst angewandt: Diese Diensteinteilungsform ist dem Schichtdienst vom Konzept her ähnlich, sie weist aber längere Überschneidungszeiten beim Dienstwechsel auf (meistens ca. 2–3 Stunden).

Flexible Diensteinteilung: Im Sinne der Arbeitszeitflexibilisierung ist die flexible Dienstplaneinteilung (flexDE) ein zeitgemäßes Instrument, um einerseits den individuellen Bedürfnissen der Mitarbeiter und andererseits den Leistungsansprüchen des Dienst-/Arbeitgebers gerecht zu werden. Die Einführung der flexDE an einer Betriebsstelle sollte auf der Basis überwiegend freiwilliger Zustimmung durch die Beteiligten erfolgen.

Klare Zielvorgaben im Sinne der notwendigen Personalpräsenz in den Tagesphasen (Früh-, Spät-, Tag-, Nachtdienste) nach Maßgabe des Betriebes (Arbeitsprofil) ebenso wie die Verteilung und Abfolge von Dienst- und freien Tagen sind wesentlich. Rahmenbedingungen zur flexDE müssen für jede Betriebsstelle definiert werden. Die Dienstplanerstellung soll zwei Monate im Voraus weitgehend abgeschlossen sein. In der Praxis liegt bereits mehrere Monate vorher der „Wunschdienstplan" des entsprechenden Kalendermonats auf. Urlaube, Fortbildungen etc. sind – soweit bekannt – zur Orientierung bereits eingetragen. Auf diesem Dienstplanungsformular planen alle MitarbeiterInnen ihre Dienste selbstständig und notieren spezielle Wünsche (Zeitausgleich, kurzfristige Urlaube …). Es empfiehlt sich, je nach Teamgröße monatlich wechselnde *Prioritäten* zu bestimmen (MitarbeiterInnen, deren Dienstwünsche bevorzugt behandelt werden). Nach Überprüfung durch die Stationsleitung werden eventuelle „Dienstlücken" gefüllt und notwendige Dienständerungen vorgenommen. Zeiten für Teamqualifikation, ein zu hohes Arbeitsstunden-Soll, Zeitausgleich, Abbau von Zeitgutschriften aufgrund des Nacht-Schwerarbeitergesetzes müssen Berücksichtigung finden.

Priorität
Vorrecht, Vorrang

6.4 Skill- & Grade-Mix

Eine angespannte Personalsituation und die Schaffung neuer Berufsbilder tragen zum Entstehen neuer Berufssituationen bei. Es geht darum, Aufgaben neu zu ordnen oder zwischen Berufen anders zu verteilen, statt mit der „alle-machen-alles-Kultur" (vgl. Ludwig, 2009) eine Form der Zusammenarbeit zu etablieren, in der jeder das tut, wofür er/sie am besten geeignet ist. Dabei ist die Berücksichtigung des Pflegebedarfes ein zentrales Anliegen.

> Skill-Mix beschreibt die unterschiedlichen Berufserfahrungen und individuellen Fähigkeiten der Mitarbeitenden – Grade-Mix beschreibt die unterschiedlichen Ausbildungen und Zusatzausbildungen der Mitarbeiter/innen (vgl. OdA Gesundheit beider Basel 2007, S. 5).

Kernaussage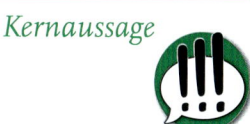

Skill- & Grade-Mix bedeutet damit die Integration neuer Berufsgruppen und eine klare Rollen- und Aufgabenverteilung innerhalb der Berufsgruppen.
Ein optimaler Qualifikationsmix dient dazu, Herausforderungen zu bewältigen, wie Personalmangel und ungleiche Personalverteilung, steigende Kosten der Gesundheitsversorgung oder beruflicher Weiterentwicklung durch die Sicherung einer differenzierten Ausbildung für neue und erweiterte Berufsbilder zu begegnen (vgl. WHO 2008).
 In der Europäischen Region der WHO wird ein optimaler Qualifikationsmix je nach örtlicher Gegebenheit verwirklicht. Die einschlägigen Initiativen wurden manchmal von der Notwendigkeit oder dem Wunsch geleitet, etablierte Berufsbilder zu ändern bzw. neue Berufsbilder einzuführen. In anderen Fällen war die Veränderung dagegen eine Folge

der Notwendigkeit oder des Wunsches, dem Gesundheitssystem eine neue strategische Richtung vorzugeben (vgl. WHO 2008).

Beweggrund/Thema	Mögliche Maßnahmen
Personalknappheit in bestimmten Positionen und Berufsgruppen	• Qualifikationen ersetzen • Vorhandene Qualifikationen besser nutzen • Neue Berufsbilder entwickeln
Bessere Beherrschung der Betriebskosten – insbesondere Personalkosten	• Senkung der Lohnstückkosten oder Erhöhung der Produktivität durch Änderung von Personalmix oder Belegschaftsstärke
Bessere Versorgungsqualität	• Bessere Ausnutzung und Verwendung der Qualifikationen durch optimierten Personal- und Aufgabenschlüssel
Kostenwirksame Nutzung neuer medizinischer Technologien und Interventionen	• Personalschulung • Qualifikationserwerb anbieten • Anderer Personalschlüssel, neue Aufgabenverteilung oder neues Berufsbild
Maximaler gesundheitlicher Nutzen aus Programmen und Initiativen durch adäquat ausgebildetes Personal	• Abschätzung des erforderlichen kostenwirksamen Qualifikationsmixes • Weiterqualifizierung des Personals • Neue Aufgaben einführen
Gesundheitsreformen für u. a. Kostendämpfung, mehr Versorgungsqualität, höhere Leistung und größer Bedarfsgerechtigkeit	• Neues Profil oder neue Struktur geben • Arbeit anpassen • Neue Aufgaben einführen • Neue Berufsbilder einführen
Spielraum für geänderte (oder eingeschränkte) Kompetenzen unterschiedlicher Positionen oder Berufe	• Kompetenzen ändern oder erweitern • Neue Qualifikationen • Neue Berufsbilder einführen
Geänderte rechtliche Rahmenbedingungen, z. B. erhöhte Haftungskosten bei Behandlungsfehlern	

Abbildung 16
Buchan/Dal Poz 2002. In: Grundsatzpapier: Wie kann ein optimaler Qualifikationsmix effektiv verwirklicht werden – und warum? WHO 2008

6.5 Personalausstattungsplanung

Die Personalausstattung stellt die Vernetzung von Funktionen der Personalplanung dar. Das Ziel ist, die den Anforderungen einzelner Betriebsstellen entsprechende Personalressourcenplanung in quantitativer wie qualitativer Hinsicht zu gewährleisten (berufsgruppenübergreifend). **Personalmarketingkonzepte** dienen zur Sicherstellung der benötigten Personalressourcen und können nach innen, also innerhalb der Organisation – z. B. als Informationsschreiben oder Rundbriefe –, aber auch nach außen wirksam werden, etwa in Form von Ausschreibungen in Amtsblättern, Tages- oder Fachzeitschriften.

Elemente sind unter anderem die Personalrekrutierung, Qualifizierungsmaßnahmen (diverse Schulungsmaßnahmen für Mitarbeiter und

Führungskräfte bis hin zur Laufbahnplanung, Förderung und Beförderung), Personalzuteilung und -versetzung und letztlich auch die Freisetzung – hinter dem letztgenannten Begriff verbirgt sich die Tatsache, dass bei einer generellen Leistungsreduktion auch Personal reduziert werden soll/muss, das heißt durch Umschulung, Pensionierung oder Kündigung aus dem unmittelbaren Betriebsprozess ausgegliedert wird.

Einhergehend mit der Globalisierung des Arbeitsmarktes ergibt sich auch ein neuer Aspekt – die Mobilisierung des Gesundheitspersonals. In der Studie „Migrant Nurses Study" (vgl. Trummer/Novak-Zezula 2013) zeigt sich, dass MigrantInnen z. T. nicht oder nur schwer Zugang zum Arbeitsmarkt finden, trotz (akademischer) pflegerischer Ausbildung. Dieses Potenzial ist unbedingt zu nutzen, weswegen Maßnahmen zur Anerkennung der Ausbildung und Attraktivitätssteigerung der Angebote zu setzen sind. Damit können eine erfolgreiche Integration am Arbeitsmarkt und gleichzeitig eine Sicherstellung der Personalausstattung gelingen.

6.6 Personalentwicklungsplanung

Personalentwicklung ist auch im Zusammenhang mit der Organisationsentwicklung zu sehen. Verhaltensbeeinflussende Maßnahmen von Mitarbeitern im Sinne der gesetzten Ziele einer Organisation bewirken eine entsprechende (Ver-)Änderung. Qualifizierungsmaßnahmen und deren Umsetzung – also der (Lern-)Transfer – haben somit Auswirkungen auf die Entwicklung der Organisation. Immer größere Bedeutung erhalten in diesem Zusammenhang auch Maßnahmen zur (betrieblichen) Gesundheitsförderung. Die demografische Entwicklung der Teams machen Überlegungen zu Themen wie altersgerechtes Arbeiten, „gesunde Zukunft für die Pflege" u. a. notwendig (vgl. BMASK 2012 und Abb. 17).

Instrumente der Personalentwicklung sind:
- *Personalauswahl*
- Laufbahnplanung
- Fort-, Weiterbildungsmaßnahmen
- Mitarbeiter-(Orientierungs-)gespräch (MOG)

In Organisationen des Gesundheitswesens ist die Arbeit wesentlich von der Kommunikation zwischen Menschen (Führungskräften – Mitarbeitern, Mitarbeitern – Patienten) beeinflusst. In der täglichen Arbeit gibt es wenig Zeit und Gelegenheit für Gespräche, die über die aktuellen Aktivitäten hinausgehen. Das systematische Mitarbeitergespräch, häufig auch als **Mitarbeiter-Orientierungsgespräch (MOG)** bezeichnet, ist ein Instrument, um strukturierte Kommunikation zu institutionalisieren und kann als Teil der Personalführung und -entwicklung im Rahmen des Personalmanagements gesehen werden.

Personalauswahl
z. B. mittels eines Assessment Centers (AC): systematisches Verfahren zur Personalauswahl, bei dem mehrere Teilnehmer über einen oder mehrere Tage verschiedene Übungen absolvieren. Dabei werden ihre Verhaltensleistungen von mehreren Beobachtern (Assessoren) in Bezug auf vorher definierte Kriterien eingeschätzt.

Abbildung 17
Das Haus der Arbeitsfähigkeit
(nach: Juhani Ilmarinen)

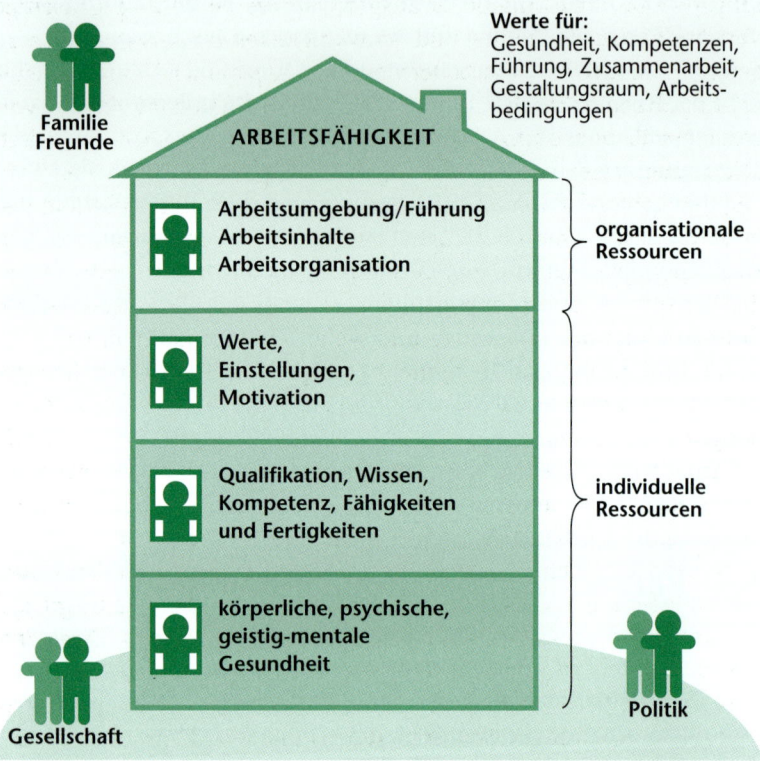

Das MOG ist ein strukturiertes Gespräch zwischen Mitarbeiter und Führungskraft, das in bestimmten Abständen, zumeist jährlich, durchgeführt wird. Inhaltlich bezieht es sich auf die Vergangenheit (was war, wie rde die Arbeitssituation empfunden, Verbesserungsvorschläge etc.), vor allem aber auf die Zukunft (berufliche Veränderungswünsche, Planung von Aufgaben und Arbeitsschwerpunkten, Definieren von Zielen etc.). Als Beratungs- und Förderungsgespräch zum Thema Aufgabenerfüllung, Qualität und Art der Zusammenarbeit, Erwartungen, Reflexion des Fremd- und Selbstbildes, zum Erfassen von Entwicklungsmöglichkeiten, Weiterbildungs- und Schulungsmaßnahmen bietet es die Möglichkeit, die Vertrauens- und Wertschätzungsbasis zwischen den Gesprächspartnern zu fördern.

Kernaussage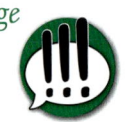

> Das Ergebnis eines Mitarbeitergesprächs ist eine gemeinsam erzielte Vereinbarung zwischen Führungskraft und Mitarbeiter, die beiderseitige Verbindlichkeit erzeugt.

Das MOG bietet die Chance der **Weiterentwicklung**: Der Führungskraft bietet es die Möglichkeit, die Leistungen zu besprechen; die Aufgabenstellung kann besser an Stärken und Schwächen und dem Entwicklungspotenzial der Mitarbeiter ausgerichtet werden. Das gegenseitige Verständnis bei Problemen und Schwierigkeiten im Arbeitsalltag wird gefördert, Motive der Mitarbeiter werden transparenter. Der Mitarbeiter erfährt, ob seine Einschätzung der Aufgabenerfüllung mit der des Vorgesetzten übereinstimmt, Stärken und Schwächen werden thematisiert. Mitarbeiter setzen sich mit den eigenen beruflichen Zielen auseinander, der Kontext zu den Organisationszielen wird dargestellt und diskutiert. Durch Vereinbarungen werden Arbeitsschwerpunkte und Handlungsspielräume klarer, Entwicklungspotenzial wird erörtert und die Benennung besonderer Fähigkeiten, aber auch etwaiger Defizite führt zu Einigungen über Fort- und Weiterbildungsmaßnahmen.

Die Einführung und Implementierung des MOG verlangt Engagement der Führungskräfte und kostet Arbeitszeit. Die Auswahl der Personengruppen, der organisatorischen Einheiten sowie eine entsprechende Information der Beteiligten sind die ersten Schritte. Das MOG kann auf verschiedenen Ebenen eingeführt werden, z. B. interdisziplinär in einer Abteilung (Pflegedienst, ärztlicher Dienst, Betriebspersonal – auf allen hierarchischen Ebenen, vom mittleren Management bis zu den Mitarbeitern) oder nur auf der Ebene der Führungskräfte einer Berufsgruppe (Pflegedirektion, mittleres Management, Stationsleitungen). Diese Entscheidung hängt zumeist von der Unternehmensführung ab.

In der praktischen Anwendung des MOG hat sich gezeigt, dass es sinnvoll ist, rechtzeitig einen **fixen Termin** mit den Mitarbeitern zu vereinbaren. Die Gesprächspartner sollen sich anhand eines **strukturierten Fragenkataloges** auf das Gespräch vorbereiten können – so können sie sich bereits vorher persönliche Notizen zu den jeweiligen thematischen Inhalten machen, z. B. über (fachliche und persönliche) Stärken und Schwächen, allfälligen Entwicklungsbedarf, darüber, was gut funktioniert oder verändert/optimiert werden soll. Wenn das MOG bereits im Vorjahr durchgeführt wurde, wird Bezug auf die damals getroffenen Vereinbarungen genommen, Gründe für deren Erreichen oder Nichterreichen müssen thematisiert werden. Die wichtigsten Gesprächsinhalte und Vereinbarungen über Ziele und Maßnahmen werden schriftlich dokumentiert, unterzeichnet und sind somit verbindlich für beide Gesprächspartner. Der Mitarbeiter erhält auf Wunsch eine Kopie dieser Vereinbarung.

Das Mitarbeiterorientierungsgespräch ist keine Leistungsbeurteilung. Das MOG hat den Anspruch eines Beratungs- und Förderungsgespräches auf partnerschaftlicher Basis, es dient der Potenzialeinschätzung, der Förderung des Dialogs und der Motivation.

Die **Leistungsbeurteilung** ist hingegen als Bewertung der Leistungen des Mitarbeiters durch die Führungskraft zu verstehen. Dabei herrscht eine klare funktionsbedingte Trennung zwischen Führungskraft und Mitarbeiter, das Ergebnis hat zum Teil auch Auswirkung auf die berufliche Zukunft oder auf Anteile des Einkommens.

Die Anwendung des MOG wird zumeist als orientierungsgebend und motivationsfördernd empfunden und birgt Potenzial für Qualitätssicherung und Arbeitszufriedenheit, jedoch ist die Ausarbeitung und Einführung eines noch so guten Mitarbeiter-Orientierungsgespräches noch keine Garantie für eine problem- und störungsfreie Zusammenarbeit und Kommunikation. Konflikte (persönliche/fachliche) und Missverständnisse lassen sich nie generell ausschließen, die Weiterentwicklung und ständige Arbeit an den Maßnahmen und Instrumenten zur Kommunikation und Kooperation sind von großer Bedeutung.

Vertiefung des Lernstoffes

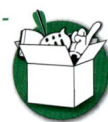

Zusammenfassung

- Personalbedarfsplanung
- Soll-Personalstand
- Arbeitszeitberechnung
- Arbeitsplatzberechnung
- Personaleinsatzplanung
- Dienstplan
- Personalausstattung
- Personalentwicklung
- Mitarbeiter-Orientierungsgespräch

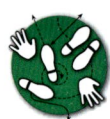

Zum Üben

1. Wenden Sie folgendes Beispiel zur Arbeitsplatzberechnung an:

    Montag bis Freitag sind folgende MA notwendig:

    2 MA Frühdienst (je 8 Stunden), 1 MA Frühdienst (8 Stunden), 2 MA Tagdienst (je 12,25 Stunden), 2 MA Nachtdienst (12,25 Stunden)
    Wie viele Stellen an Personalbedarf sind zu berechnen?
    (Ergebnis: ≈ 9,1 Planstellen Personalbedarf)

    Samstag bis Sonntag sind folgende MA notwendig:

    3 MA Tagdienst (je 12,25 Stunden), 2 MA Nachtdienst (12,25 Stunden)
    Wie viele Stellen an Personalbedarf sind zu berechnen?
    (Ergebnis: ≈ 3,1 Planstellen Personalbedarf)

2. Welche Dienstplanformen haben Sie bisher kennengelernt? Was sind die Vorteile und Nachteile?
3. Sammeln Sie beeinflussende Faktoren bezüglich der Diensteinteilung.
4. Wie sollte Ihrer Meinung nach das Stationsteam (hinsichtlich Skill- & Grade-Mix) zusammengesetzt sein, um eine effektive und effiziente Arbeitsgestaltung zu ermöglichen?
5. Analysieren Sie die Stellenangebote in Fachzeitschriften hinsichtlich der Zielsetzung, Zielgruppe und ob Sie sich persönlich davon angesprochen fühlen.
6. Führen Sie mit Ihrer Kollegin/Ihrem Kollegen ein MOG (mit Rollenwechsel) durch. Überlegen Sie bereits vorher, welche Bereiche sich in der Gesprächsführung als schwierig erweisen könnten.

Literaturverzeichnis

Aiken, L./Clarke, S./Douglas, M./Sochalski, J./Silber, J. (2002): Hospital Nurse Staffing and Patient Mortality, Nurse Burnout, and Job Dissatisfaction. JAMA. The Journal of the American Medical Association, Oct. 23-30; 288 (16): 1987-93

American Nurses Asociation (2004): Nursing. Scope and standards of practice. Washinton DC.

Bass, B. M./Avolio, B. J. (1993): Transformational leadership: a response to critiques. In:

BMASK: http://www.bmask.gv.at/cms/site/attachments/9/7/0/CH2081/CMS135607863 5988/empfehlungen_der_reformarbeitsgruppe_pflege.pdf

Becker, M. (2005): Planung, Steuerung und Kontrolle im Funktionszyklus. Stuttgart: Schäfer-Poeschel.

Chemers, M.M./Ayman, R. (Hg.): Leadership Theory and Research: Perspectives and Directions. San Diego: Academic Press.

Donabedian, A. (1980): The definition of quality and approaches to its assessment. Explorations in quality assessment andmonitoring. Ann Arbor/Michigan:Health Administration.

Dorfmeister, G. (1999): Pflege-Management: Personalmanagement im Kontext der Betriebsorganisation von Spitals- und Gesundheitseinrichtungen; theoretische Grundlagen und Beispiele aus der Praxis. Wien: Maudrich.

Dorfmeister, G. (2001). Personalplanung für Allgemeinpflegestationen, PPR Wien und PPR Deutschland. Was ist eine ONR (Österreichische Normungsinstituts-Regel)? ÖPZ –Österreichische Pflege-Zeitschrift. 1/01. S. 22–25.

European Federation of Nurses Associations: About EFN. http://www.efnweb.org/version1/en/about.html (20.06.2007).

Fahey, V. A. (2000): Vaskuläre Pflege im 21. Jahrhundert. In: Kozon, V./Fornter, N. (Hg.): Gegenwart und Perspektiven der Pflege. Wien: ÖGVP, S. 25–32.

Position des Fachhochschulrates Guk-Ausbildung im FH-Sektor: http://www.fhr.ac.at/fhr_inhalt/00_dokumente/Dokumente/GuK_PositionFHR.pdf

GÖG (2010): Arbeitshilfe für die Pflegedokumentation (2., überarbeitete Auflage 2010) Wien.

Görres, S. et al. (2010): Imagekampagne für Pflegeberufe auf der Grundlage empirisch gesicherter Daten – Einstellungen von Schüler/innen zur möglichen Ergreifung eines Pflegeberufes – ERGEBNISBERICHT, Bremen 2010.

Herzberg, F./Mausner, B./Bloch-Snydermann, B. (1959): The motivation to work. New York: Wiley. International Counsil of Nurses: ICN Advancing Nursing and Health World Wide 1899–2007. http://www.icn.ch/ (20.06.2007).

ICN/International Council of Nurses (2008): Nursing Care Continuum Framework and Competencies. ICN Regulation Series. International Council of Nurses, Genf.

Isfort, M.: Akademisch oder nicht? – Welches Pflegepersonal brauchen wir? Die Schwester Der Pfleger 2008, 47. Jahrg. 02/08, S. 114.

Isfort, M.: Pflege in den Medien. Die Schwester Der Pfleger 2009, 48. Jahrg. 07/09, S. 1–4

Kirchler, E. (Hg.) (2005): Arbeits- und Organisationspsychologie. Wien: WUV.

Levitt, T.: Marketing Success Through Differentiation of Anything. In: Harvard Business Review, 1.1.1980.

Manthey, M. (^{2}2005): Primary Nursing: Ein personenbezogenes Pflegesystem. Aus dem Amerikanischen übersetzt von Gerhard Kelling, hg. von Maria Mischo-Kelling. Bern: Huber.

Maslow, A. H. (^{2}1970): Motivation and personality. New York u. a.: Harper & Row.

OdA Gesundheit beider Basel (2007) „Der richtige Mix bringts" – Handbuch für Projekte zu Skill- und Grademix im Bereich Pflege und Betreuung, www.oda-gesundheit.ch

Pflegekonsilium: http://www.fa-gesundheitsberufe.at/gruendung-des-pflegekonsiliums.html
https://www.patientensicherheit-online.at/startseite.html

Rappold, E. (2011): Kompetenz anstatt Tätigkeitsorientierung. Wie sieht ein zukünftiger Skill- und Grademix im Pflegebereich aus? Konsensuskonferenz 26.9.2011. http://www.goeg.at/cxdata/media/download/wende_rappold_vortrag.pdf

Reiter, A.: Das wird alles kein Spaziergang. Im Gespräch mit Renate Graber. In: Der Standard, 28.12.2004.

Statistik Austria: Gesundheit im Überblick 2011. https://www.statistik.at/web_de/statistiken/gesundheit/gesundheitsversorgung/personal_im_gesundheitswesen/index.html (25.5.2013).

Trummer, U./Novak-Zezula, S. (2013): Dringend benötigt. ÖKZ. Österreichische Krankenhauszeitschrift. 54. Jahrg. 03, S. 28–30.

Weiss-Faßbinder, S./Lust, A. (Hg.) (^{6}2010): Gesundheits- und Krankenpflegegesetz: idF 2009. Wien: Manz.

Weltgesundheitsorganisation: World Health Organisation. http://www.who.int/en/ (Download: April 2013).

WHO Regionalbüro für Europa (2008): Wie kann ein optimaler Qualifikationsmix effektiv verwirklicht werden und warum? http://www.euro.who.int/__data/assets/pdf_file/0004/76423/E93413G.pdf
http://www.heute.de/Berufe-Feuerwehrmann-top-Manager-flop-27880670.html

Sachregister

A
Ablauforganisation 163, 166, 168 f., 172 f.
AC (Assessment-Center) 207
Achtung 20, 23, 35, 37, 52, 56 f., 60 f.
Aggression 61
AKH (Wiener Allgemeines Krankenhaus) 99, 125, 127 ff., 140
Aktion 120, 125, 158
Anamnese 80, 83, 154, 173
Antike 24, 25, 40, 79 ff., 85, 88, 95
Arbeitsplatzberechnung 200, 202 f.
Arbeitszeit 108 f., 115, 127, 167, 200 ff., 209
–, -berechnung 200
–, Brutto- 201 f.
–, Netto- 201
–, Produktiv- 201
–, Regel- 201, 204
ärztliches Ethos 30, 54, 55
Asklepiades von Bithynien 83
Asklepios/Äskulap 80
ASPE (Allgemeine Selbstpflegeerfordernisse) 82
Aufbau- und Ablauforganisation 163–174
Aufklärung 34, 93,
– der Patienten 55, 198
Aulus Cornelius Celsus 83,
Autonomie 22, 35 f., 38, 49, 55 f., 58 ff., 64, 68, 122
–, -prinzip 30
Autorität 17, 54 f., 104, 110

B
Bader 89, 98
„Ballastexistenzen" 119
Barmherzige
–, Brüder 95, 126
–, Schwestern 96, 104, 126
Bedürfnishierarchie nach Maslow 194
Beginengemeinschaften 90, 91
Benedikt von Nursia 88
Berufsbild 110 f., 122, 131, 147 ff., 151, 153 f., 178, 205 f.
Berufskodizes 20, 44 ff., 51 f., 54 f.
berufspolitische Aspekte 147
Berufsverbände 52, 115, 130, 157 f.
Bezugspflege s. Primary Nursing
Billroth, Theodor 128
Bioethik s. Ethik
„Blutschutzgesetz" 119
BO (Berufsorganisation der Krankenpflegerinnen) 109
bürgerliche
–, Frau 103 f., 111 f., 125
–, Krankenanstalten 88, 91, 95

C
Care-Ethik (Fürsorgeethik) s. Ethik
Caritas 84, 88, 91
Christentum, frühes 83 f., 103
Clementinenstift 109
Corporate Design/Identity 196
Corpus Hippocraticum 80, 83

D
Dekubitusprophylaxe 110
Deontologie (Pflichtethik) 33 f., 38
Dethardingen, Georg 98
Diakonie 84, 103 f.
Diakonissen 104 f., 109, 125
–, evangelische 102
Diätetik 81 f., 100
Dieffenbach, Johann Friedrich 102
Dienst
–, -einteilung, flexible 204
–, -plan 203 ff.
–, Schicht- 204
–, Touren- 204
–, Turnus- 201, 204
–, -verträge 115
–, Wechsel- 204
Dilemma 58, 65
Dinge gegen die Natur (res contra naturam) 81
Diplom 37, 130
Dunant, Henry 105, 107

E
EFN (European Federation of Nurses Associations) 158 f.
Elementenlehre 81
Elisabethinen 126
Empathie 23, 42, 59 f.
Entscheidung, ethische 33, 51, 58, 64, 66, 73
Entscheidungsfindung 63 ff., 67, 69 ff.
Erasistratos von Keos 83
Ergebnisqualität s. Qualität
Erste Genfer Konvention 107
Erster Weltkrieg 109, 114 f., 125, 130
Ethik
–, -beratung 70 f.
–, Bereichs- 46
–, Bio- 39, 54, 58
–, Care- (Fürsorge-) 59 ff.
–, feministische 59
–, -kommissionen 70 f.
–, konsequenzialistische s. Teleologie
–, Medizin- 46
–, medizinische 46, 54
–, Pflicht- s. Deontologie

–, Prinzipien- 56
–, Tugend- 34–43
ethische Theorien 22, 27, 33 f., 46, 56
European Federation of Nurses Associations s. EFN
Euthanasie 30, 39, 114, 118 ff., 131

F

flexible Diensteinteilung s. Dienst
Fliedner, Friederike/Theodor 103 ff.
Fortbildung, innerbetriebliche s. IBF
Fort- und Weiterbildung 14, 46, 69, 71, 147, 150, 160 f., 167, 179, 183
Fort-, Weiterbildungsmaßnahmen 207, 209
Französische Revolution 89, 100, 103
freiberufliche Pflegende 108
freie Schwesternschaften 102
Freiheit 35, 38, 49, 58, 90, 109
Führungskonzepte 193
Führungsstil 190 ff., 197
Funktionspflege 170, 172
Funktionsprinzip 170
Fürsorge (Care) 22, 54, 56 ff., 64, 84, 91

G

Galen aus Pergamon 81
Ganzheit 62, 170
Gehorsamkeit 122
Gerechtigkeit 22, 34, 41 f., 55 ff., 68
Gesundheitsversorgung 99, 153, 205
Gewalt 61, 110
Gewerkschaften 115, 128, 130, 157
Gewissen 13 (Einleitung), 15, 17 f., 30, 47 ff.
Gleichberechtigung 19, 104
„Gnadentod" 120
GuKG (Gesundheits- und Krankenpflegegesetz) 149 f., 153 ff., 160 f., 177

H

Häresie 90
Hartheim bei Linz 102
Heilig-Geist-Spitäler 89
Helm, Theodor 128
Heroisierung 119
Herophilos von Chalkedon 83
Hexen 92 f.
–, -hammer 92
–, -verfolgung 89, 92, 95
Hilgenfeldt, Erich 116
Hippokrates 80 ff.
Holismus 169,
Hospital 85, 88, 91 f., 95 ff., 105, 108, 185
–, St. Thomas 106
Syphilis- 98
Hospitalität 95

Hôtel-Dieu 91
Humoralpathologie 80
Huppertz, Karin 116
Hygieia 80

I

IBF (innerbetriebliche Fortbildung) 160
ICN (International Council of Nurses) 52, 109, 148, 158
ICN-Ethikkodex 21, 52 f., 57
Inkubation 80
Interessenvertretungen 147, 157, 160

J

Johannes von Gott 95
Johanniter 91

K

Kaiserswerth 103 ff.
Karll, Agnes 109, 116
kategorischer Imperativ 22, 34, 36 f.
„Kinderfachabteilungen" 119
Kloster 85, 88 f., 91
–, Frauen- 89
Krankenpflege 21, 37, 79, 81, 84 ff., 88 f., 98, 103–112, 115 ff., 123–133, 147, 149–155, 157 f., 160 f., 185, 187, 189
–, St. Gallen 88
Kompetenz 17, 27, 48, 53, 71, 149, 152, 163, 165, 167, 171, 186, 206, 208
–, moralische 17 f., 27, 41 f., 48
konsequenzialistische Ethik s. Teleologie
Konsiliare 92, 98, 100
Kontentfaktoren 192
Kontextfaktoren 192
Krankenpflegeschule 50, 100, 125, 128, 130 f., 133, 140
Kriegskrankenpflege 105, 114, 118, 130
Krimkrieg 105

L

„Lady with the lamp" 105
Leadership 195
Lebensbornheime 118
Leitbild 196 f.
Leprosorien 88
Lohnwärtertum 102
Lohnwärter/innen s. Wärter/innen
Luftinjektionen 120

M

Management by objectives 194
Marillac, Louise de 96
Marketing 189
Maslow 194
May, Franz Anton 100, 104
Mengele, Josef 115

Menschenrechte 37, 40, 52, 53
Menschenwürde 20, 22 f., 37 f.
Mittelalter 81, 87 ff.
MOG (Mitarbeiter-Orientierungsgespräch) 207 ff.
Moral 15 ff., 24 ff., 28 ff., 34, 40, 44, 59
–, -kodex 17, 27
–, -prinzip, oberstes 36, 56
Moralität 18, 26, 30, 60
Mutterhaus 96, 104, 108 f., 125

N

Nahrungsentzug 120 f.
Narrenturm 99
Nationalsozialismus 114–118, 120
Nightingale, Florence 50 f., 105, 107 ff., 158
Normen 15 ff., 21–30, 33, 36, 47, 49, 51 f., 68, 71, 183
Notes on Nursing 105
NSV (Nationalsozialistische Volkswohlfahrt) 116
NS-Schwesternschaft 116 ff., 123
Nutzenmaximierung 34, 38, 41

O

Oberkrankenpfleger 127
Obrawalde 121
Öffentlichkeitsarbeit 184, 188
ÖGB 157
ÖGKV 157
Ordensgemeinschaften 88 ff., 103, 126
–, geistliche 88
–, katholische 102, 126 f.
–, weltliche 89
Orem, Dorothea 82, 132
Organigramm 164 ff.
Organisation des Pflegedienstes 163, 176

P

paternalistisch 56 f.
patriarchalischer Führungsstil s. Führungsstil
Personalausstattungsplanung 164, 206
Personalbedarfsplanung 199 f.
Personaleinsatzplanung 199, 203
Personalentwicklungsplanung 207
Personalmanagement 198 ff., 207
Pflegeforschung 54, 154
Pflegemanagement 46, 54, 73, 160, 166, 190, 202
Pflegenotstand 152
Pflegeorganisation 104, 169, 179
Pflegeprozess 67, 154, 179 f., 183
Pflegequalität 161, 174, 176 f., 179
Pflegesysteme 169, 172, 174
Pflegevisite 178–183

Pflicht 33 ff., 48, 54, 58, 90, 95, 105, 119 f., 155
Pilgerreisen 91
Polybos 81
Präventivmaßnahmen 99
Primary Nursing 170, 173 f.
Prinzipien 18, 22, 26, 28, 30, 33 f., 36, 41, 46, 51, 55 f., 58 ff., 68 ff.
Professionalisierung des Pflegeberufes 106
professionelle Pflege 48, 59, 62, 182, 185
Prognose 83, 99
Prozessqualität s. Qualität

Q

Qualität 19 ff., 28, 37 ff., 48, 68, 81, 99, 161, 165 f., 169 ff., 176, 178, 182 f., 185, 187, 199, 208
–, Ergebnis- 175 f.
–, ethische 28, 48
–, moralische 37 ff.
–, Prozess- 175
–, Struktur- 175, 179
Qualitätsmanagement 174, 181 f.
Qualitätssicherung 175, 178, 181 ff., 199, 204, 209

R

Radldienst s. Dienst
Rassen
–, -hygiene 119
–, -lehre 115
Rationalität 34, 60
rational-wissenschaftliches Konzept 80
Rau, Amalie 116
Recht 15, 21, 29 f., 44, 52, 54 f., 59 f., 68, 71, 90, 96, 104, 127 f., 165
rechtliche Grundlagen 149
Rechtsnorm 29
Regimen Sanitatis Salernitanum 88
Regula Benedicti 88
res contra naturam (Dinge gegen die Natur) 81
res naturales (natürliche Dinge) 81
res non naturales (nicht natürliche Dinge) 81
Restituta, Maria 122
Ritterorden 91
Rollenverständnis der Pflegenden 155
Rotes Kreuz 107, 116, 118
Rotkreuzmutterhäuser s. Mutterhaus
Rudolfinerinnen 128 f.

S

Säftefehler 81
Schichtdienst s. Dienst
Scholtz-Klink, Gertrud 116 f.

Schwangerschaftsabbruch 20 f., 39, 55
Schwester 43, 86, 89 ff., 96, 100, 103 ff., 108 f., 112, 114, 116–122, 126, 128–132, 171 ff., 185, 188
–, blaue 116, 129
–, „Braune -" 116 f.
–, „Die deutsche -" 116, 177
–, Hilfs- 114
–, -mangel 119, 132 f.
Selbstbestimmung 35, 49, 55
Selbstlosigkeit 84, 111, 122
Sieveking, Amalie 103
Sitte 15, 25, 30, 34, 36, 53
Sittlichkeit 18, 27
Solferino, Schlacht von 107
Sonderausbildungen 150, 154, 161
Soranos von Ephesos 83
Sozialdarwinismus 115
Sozialisation, berufliche 147
Sponsoring 189
Stellenbeschreibung 163 f., 166 ff.
Straßburger Spital 96
Strukturqualität s. Qualität
Studium der Medizin 88
St. Thomas Hospital s. Hospital
Syphilishospitäler s. Hospital

T
Tätigkeitsbereich
–, eigenverantwortlicher 47, 67, 149, 154
–, interdisziplinärer 48, 150
–, mitverantwortlicher 48, 150
Taylorismus 170, 172
Teleologie (konsequenzialistische Ethik) 33, 34
Temperamentenlehre 81
Tertiare 89
theurgisches Konzept 80
Thüringen, Elisabeth von 89
Tötung 39, 119 ff.
Tourendienst s. Dienst
Tugend 40 ff., 54, 58, 61, 84
Turnusdienst s. Dienst

U
Universitäten, Anfänge der 89
Utilitarismus 33 f., 38 ff.

V
Valetudinarien 83
„Vater der Medizin" 82
Vaterländische Frauenvereine 104
Verantwortung 17 f., 22, 47 ff., 51, 53, 58 ff., 64, 69 f., 117, 122, 151, 165 ff., 168 f., 183, 192, 197
Vergasung 120
Verhaltensansatz 195

„Verhütung erbkranken Nachwuchses" 119
Vernunft 17, 34 f., 59 ff.
Verpflichtungsverträge 161
Verweiblichung der Pflege 111
Viersäftelehre 80 f.
Vinzentinerinnen 96
Vinzenz von Paul 95 f.
Volksgesundheitspflege 115, 117 f.
Vorhalteleistung 202

W
Wärter/innen 99 f., 103, 112, 126 ff.
–, -ausbildung 100
–, Kranken- 98, 100, 103, 126
–, Lohn- 99, 102
Wechseldienst s. Dienst
Weiblichkeitsideologie 112
Werte 15–28, 33, 40, 42, 49, 51 f., 55, 58, 65, 68, 79, 85, 196 f., 208
–, -konflikt 20 f.
–, -skala 19
–, -system 17, 19 f., 27, 29, 182
–, -vorstellungen 20, 30, 41, 51, 53, 56, 61, 65
–, -wandel 20, 42
WHO (World Health Organisation) 133, 158 f., 205 f.
Wiener Allgemeines Krankenhaus (AKH) (siehe AKH)
Wiener Medizinische Schule 99, 127
Willensfreiheit 21
World Health Organisation s. WHO

X
Xenodocheion 85

Z
Zimmerpflege 170 ff.
Zuständigkeit 17, 47, 116